王永炎院士中医药教育论

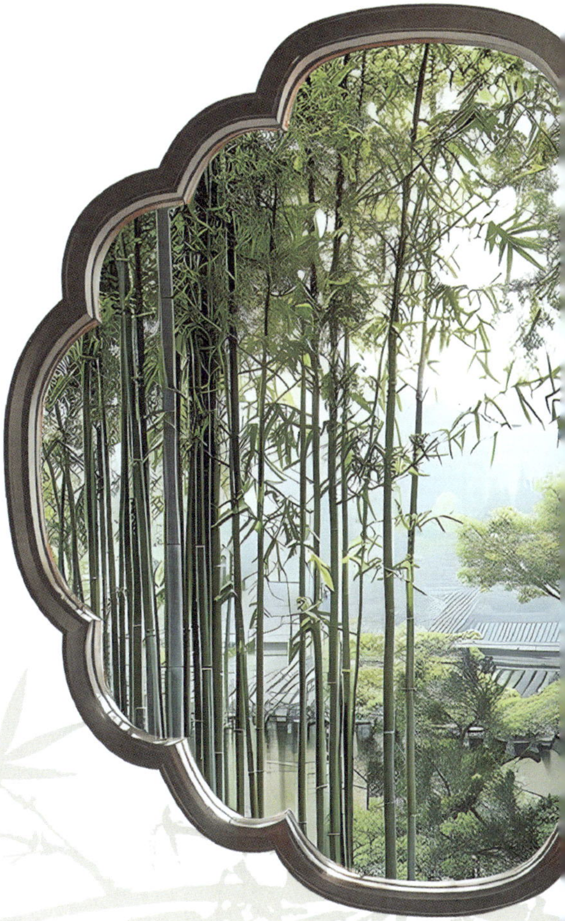

主编　王　忠　范逸品

人民卫生出版社
·北　京·

图书在版编目（CIP）数据

王永炎院士中医药教育论 / 王忠，范逸品主编. 北京 ：人民卫生出版社，2025. 11. -- ISBN 978-7-117-38950-1

Ⅰ. R2-4

中国国家版本馆 CIP 数据核字第 2025RU5965 号

王永炎院士中医药教育论

Wang Yongyan Yuanshi Zhongyiyao Jiaoyulun

主　　编：王　忠　范逸品
出版发行：人民卫生出版社（中继线 010-59780011）
地　　址：北京市朝阳区潘家园南里 19 号
邮　　编：100021
E - mail：pmph @ pmph.com
购书热线：010-59787592　010-59787584　010-65264830
印　　刷：廊坊一二〇六印刷厂
经　　销：新华书店
开　　本：710 × 1000　1/16　　印张：19
字　　数：281 千字
版　　次：2025 年 11 月第 1 版
印　　次：2025 年 12 月第 1 次印刷
标准书号：ISBN 978-7-117-38950-1
定　　价：72.00 元
打击盗版举报电话：010-59787491　E-mail：WQ @ pmph.com
质量问题联系电话：010-59787234　E-mail：zhiliang @ pmph.com
数字融合服务电话：4001118166　E-mail：zengzhi @ pmph.com

王永炎院士中医药教育论

审定专家委员会

主　审　田金洲

审定专家　孙光荣　刘景源　黄璐琦　唐旭东　唐志书
孙塑伦　荣培晶　刘金民　高　颖　张华敏
肖诗鹰　张允岭　郭蓉娟

编写委员会

主　编　王　忠　范逸品

副主编　刘　骏　时　晶　王　昊　倪敬年

编　者（按姓氏笔画排序）
马　艳　王　蕾　王子旭　支英杰　石中玉
白卫国　刘立伟　纪鑫毓　李　强　李衣芗
李佳佳　辛　陈　张慧芳　胡明智　郭　旸
黄宇轩　程翠翠　蔡秋杰

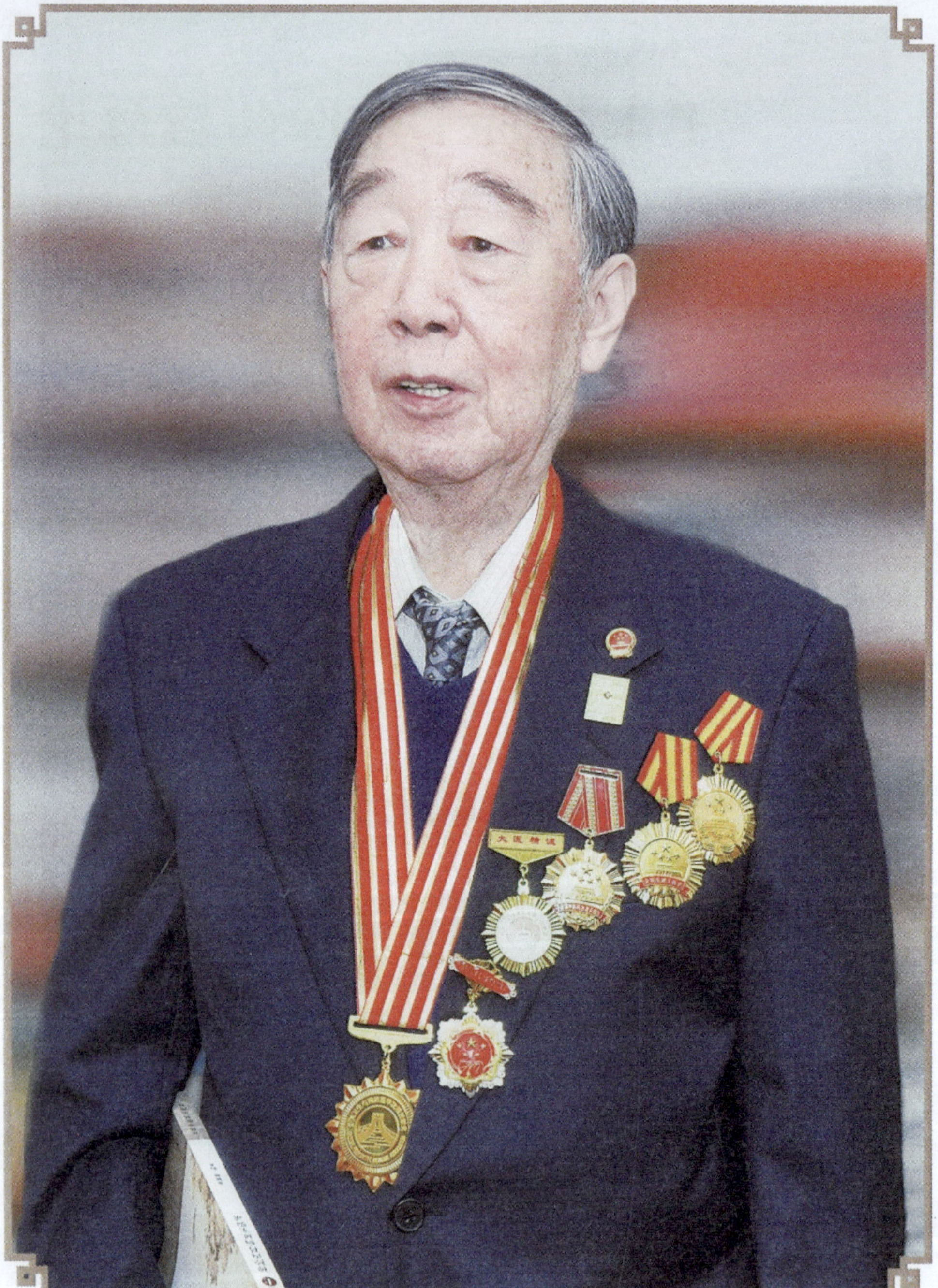

王永炎院士近照

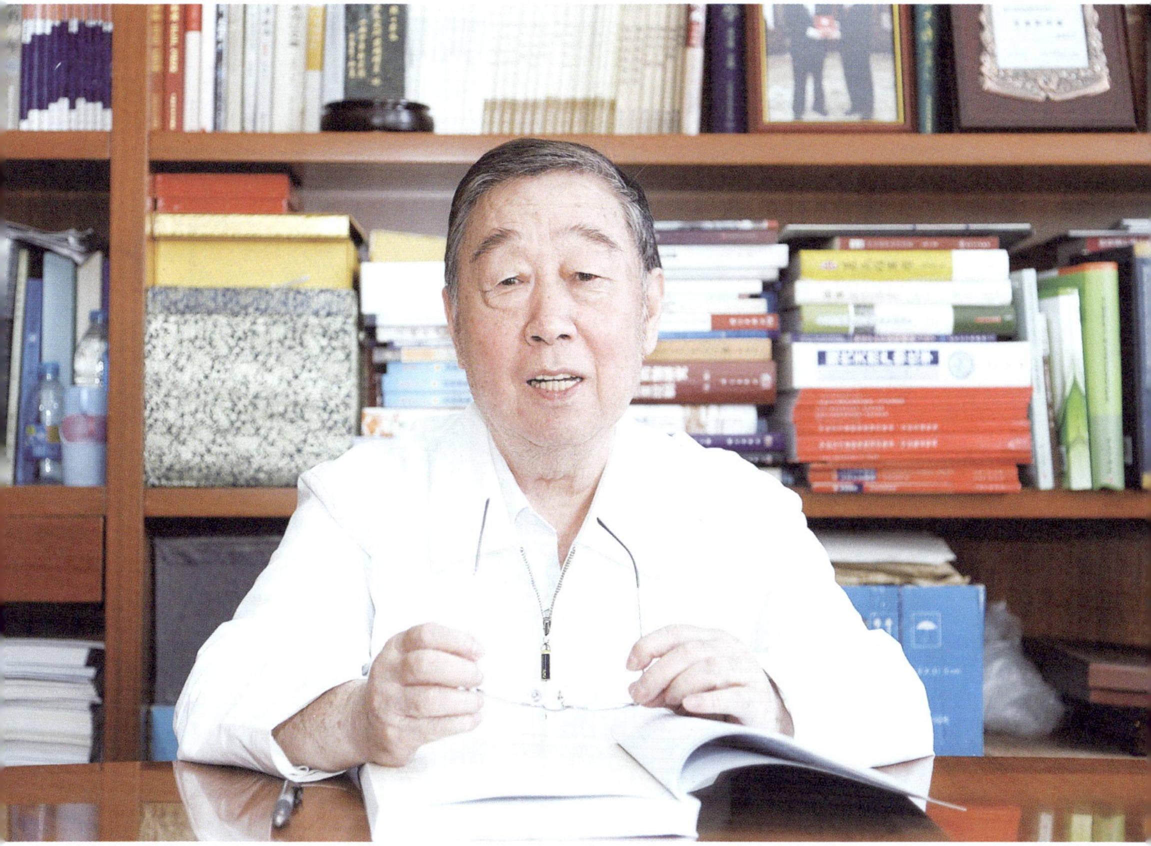

王永炎院士照片

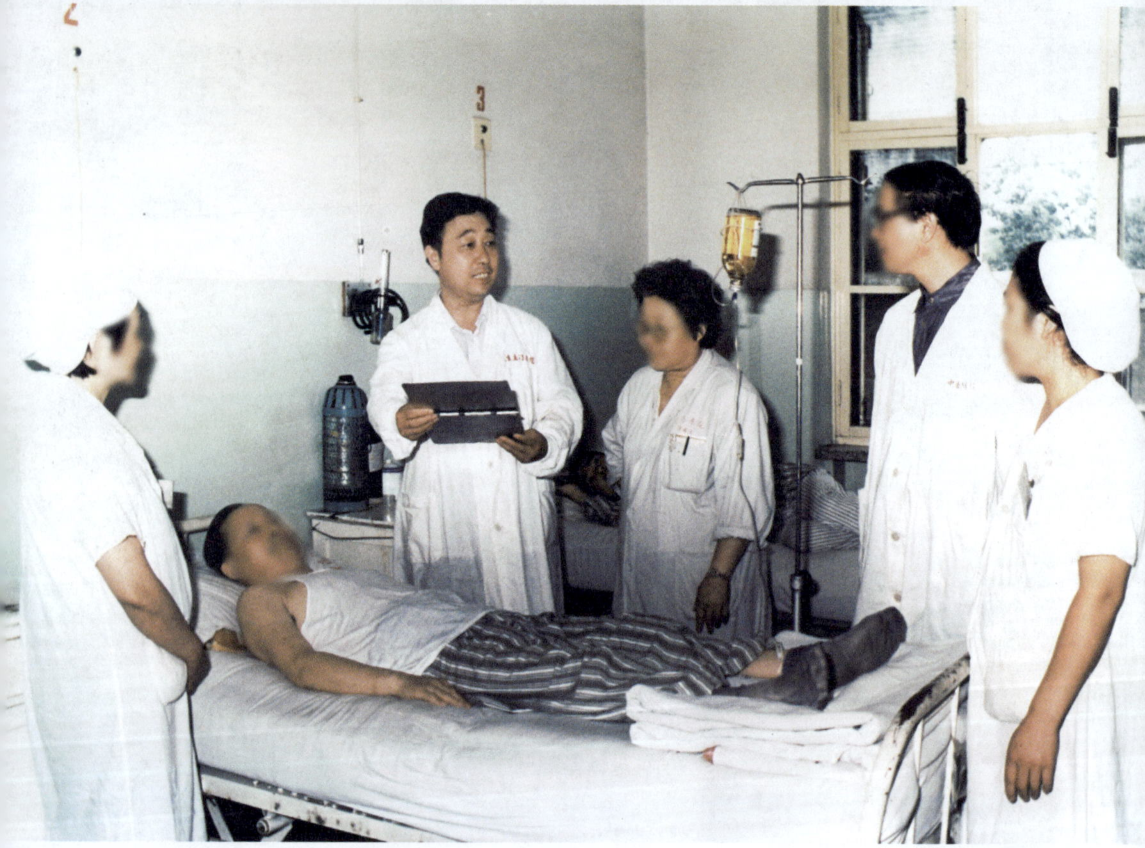

王永炎院士会诊

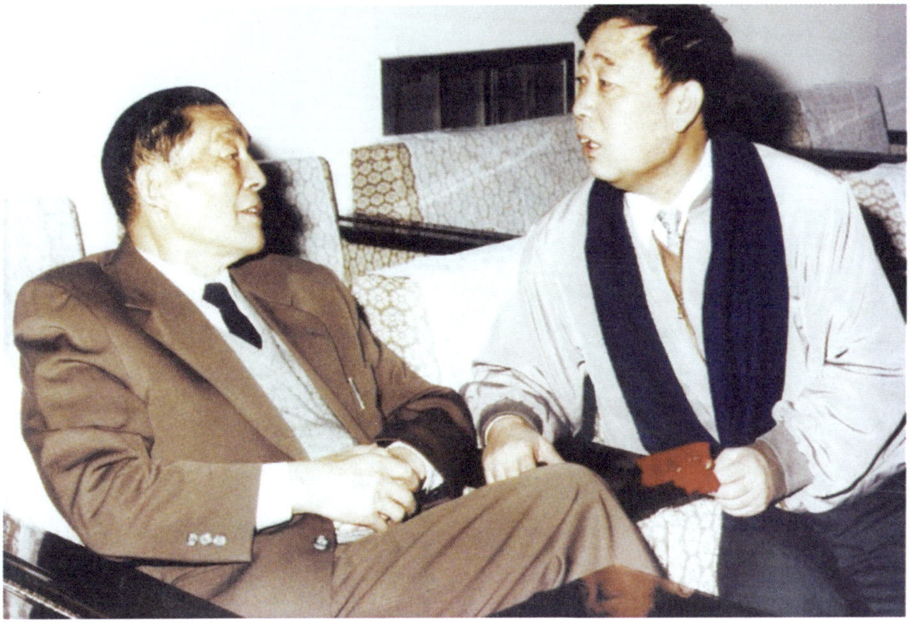

王永炎院士与恩师董建华院士亲切交谈

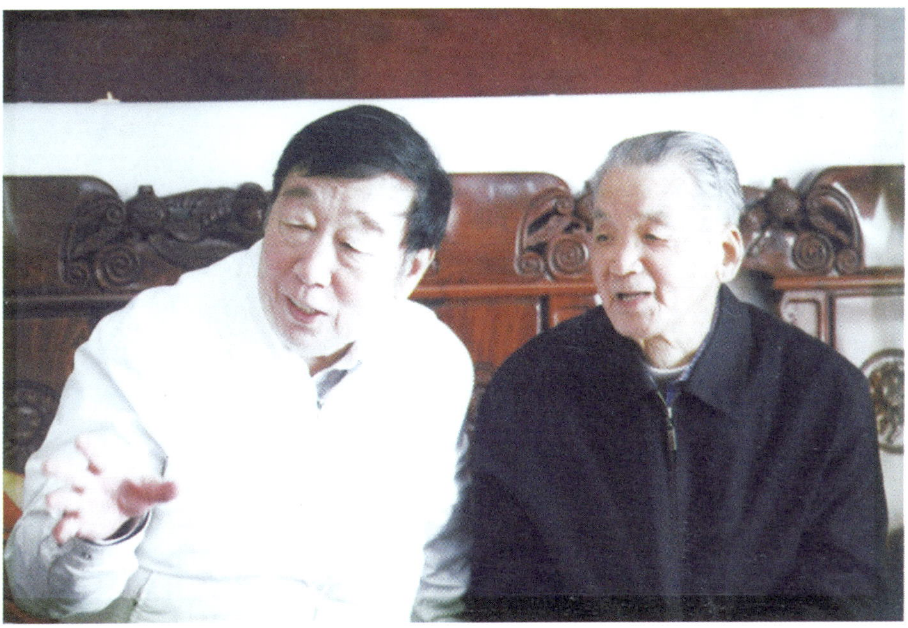

王永炎院士与国医大师路志正

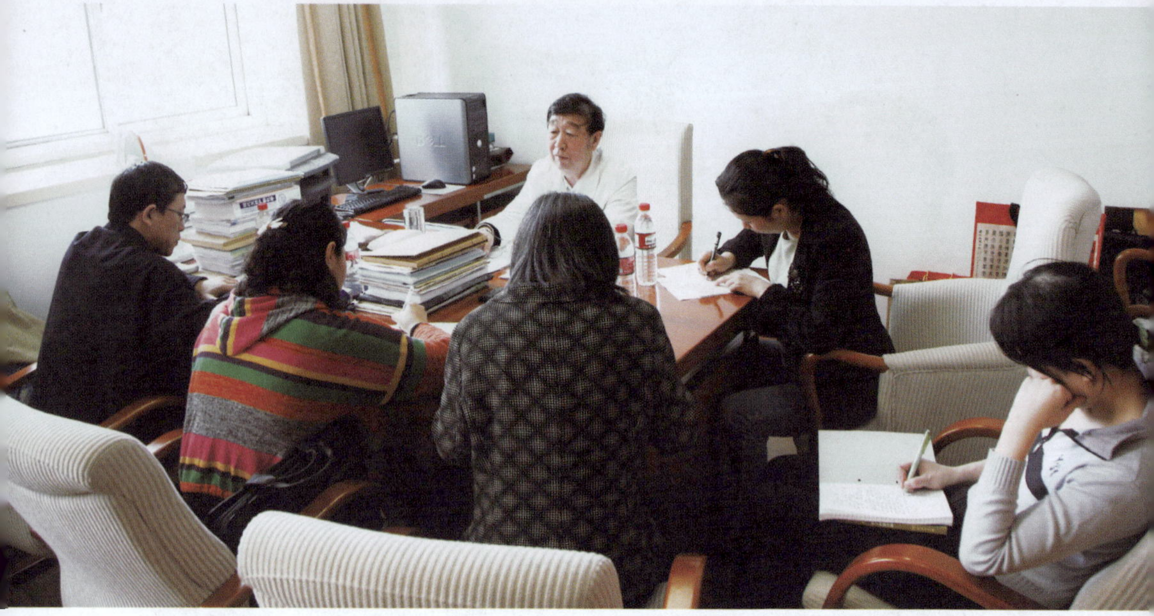

王永炎院士为博士后讲课

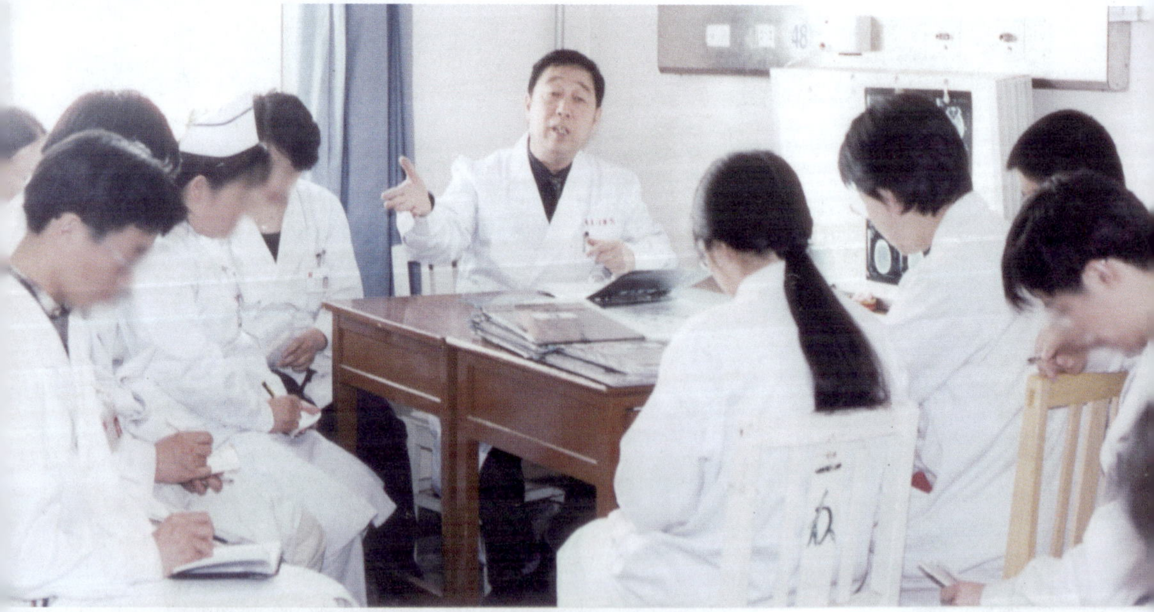

王永炎院士临床带教

孙序

岐黄者，岐伯黄帝之名简约合称也；岐黄之术者，济世活人之道也！《黄帝内经》（简称《内经》）肇始于黄帝与岐伯医道问答，探赜索隐而成，融汇阴阳五行之玄妙，贯穿天人合一之哲思。其理论，洞悉天地万物；其应用，惠及亿万苍生。时移世易，沧海桑田，从《内经》到明清诸家，历经数千年临床验证：中医药学不仅是拯溺救焚之仁德医术，更是华夏文明之璀璨瑰宝。

须知医道昌盛，重在承前启后；薪火永续，贵在继往开来。中医药教育之道，既是培育贤才、发展医业之重要桥梁，又是传承精华、守正创新之关键枢纽。《王永炎院士中医药教育论》付梓问世，正可为探索新时代中医药教育之道导航。

王院士永炎学长，堪称当代医界楷模、杏坛名师。余赞其问道岐黄，初心如磐；悬壶济世，屡起沉疴；著书立说，广传薪火；研精覃思，屡辟新境。尤于中风脑病之学，探幽析微，首创“毒损脑络”理论，构建中风病辨证新体系；主持科研，启中医药现代之新程。其学贯中西而不泥，法古创新而有宗，于华夏医林，树德才兼备之典范。

展读《王永炎院士中医药教育论》书稿，凝聚王永炎院士毕生心血，汇集众多中医英才精深研究成果。上溯岐黄本源，下探教育精要；内则明学术之本，外则彰济世之怀。

上篇：追溯思想渊源。探寻“王永炎院士中医药教育论”理念诞生之根基。寻典籍之遗珍，察时势之变易，融古今智慧而构建中医药教育新体系。阐发教育理念，擘画改革宏图，规划学科框架而论析育才方略，可谓句句精辟、字字珠玑，为培育优秀中医人才指明方向。

中篇：剖析理念精髓。于教育改革，倡守正创新之策；于学科建设，立固本培元之规；于人才培育，明知行合一之道。凡此，旨在培养代代“明医”。盖“明医”之谓，首在明医道、悟大道，次在明志、明德、明理、明法、明术、明业，终以自律明身、明心、明知、明行为根基，而后可达名医之境。“读经典，做临床，参明师，承妙道，重人文”十五字诀，凝结以经典为基、临床为要、明师为导、妙道为宗之中医教育内核，实为中医人才培养之“四梁八柱”，为杏林园丁传授妙法，为后世学子修炼为明医而后成长为名医指点迷津。

下篇：展示实践成果。以王永炎院士之实绩示范，书中所载实践案例丰富，展现卓越带教风范；倡导中西医融通，坚守正道、吸纳新知；创新“五步查房法”，使临床诊疗规范清晰；记录侍诊实例，传递临床诊疗核心秘诀。品读之，则王永炎院士循循善诱教导之师风跃然纸上，传承中医医术之热忱沁人心脾。

结语：展望中医未来。既总结教育思想之精髓，亦洞察时代变革之机宜，寄厚望于后学精英全力奋起，期待岐黄之术焕发新晖。附录所载，集中呈现王院士永炎学长学术之旅，述学术轨迹、集教育宏论，二者相辅相成，交相辉映。

《王永炎院士中医药教育论》可为中医药教育领域之权威参考，更是杏林后学之行动指南。于师者，可资以鉴而启教学新思；于学者，可明方向而研从医之志；于业者，可悟大道而谋发展之策。

巍巍医道，源远流长。愿此书如明灯，照亮杏林后学前行之路；似舟楫，助力岐黄薪火永续传承。衷心期望同道诸君览卷深思，勇毅前行，“以中医之道驾驭现代科技，以现代科技驰骋中医之道”，即以中医思维统驭现代科技，以科技之力焕新岐黄精魂，共同推动中医药教育事业蓬勃发展，携手铸就新时代华夏医学新辉煌！

孙光荣

2025 年 6 月 26 日

序言作者简介

孙光荣，北京中医药大学教授，第二届国医大师，第五届中央保健专家组成员，中国中医科学院学部委员，国家中医药管理局全国中医临床优秀人才中医药经典培训班班主任，获首届“全国中医药杰出贡献奖”。

刘序

2025 年 6 月 25 日，中国中医科学院范逸品博士送来由王永炎院士的门人弟子们编著的《王永炎院士中医教育论》一书初稿，并嘱我为之作序。怀着欣幸之情，拜读大作，掩卷深思，获益良多，感慨亦多。高等中医药教育已走过了近 70 年的历程，这 70 年，既有创业的艰辛与前进路上的风雨坎坷，又有丰厚的经验积淀与丰硕的成果。永炎先生作为这 70 年中医药教育发展过程的亲历者，对这段历史有着多视角的观察和全方位参与，他的教育理念与实践是弥足珍贵的财富。在高等中医药教育即将迈入 70 周年之际，此书的出版，可谓恰逢其时，这既是对高等中医药教育 70 年的一个总结，又是对今后中医药教育事业发展的良好启迪。

永炎先生是我的老师。他于 1956 年入学，1962 年毕业留校工作，是北京中医学院（现为北京中医药大学）第一届毕业生。我于 1963 年入学，1969 年毕业留校工作，是第八届毕业生。我们这一届 1965 年开讲《中医内科学》，由董建华老师主讲，永炎老师辅导并带教临床见习，我与先生的师生之情已经历了一个甲子。先生是天津人，我小学一至三年级（1950 年至 1953 年）在天津市立人小学读书，与先生可谓半个老乡。那个年代，天津的学生都称老师为先生，所以我在这里所称的先生，并不是客气的泛称，而是实实在在的学生对老师的敬称。

我们上内科课时，除课堂讲授之外，还有教学模型，把五脏系统的每一脏，都展示在模型上，内有线路、灯泡，标示其生理、病理，使人一目了然。把枯燥无味的书本知识，鲜活地反映在模型上，使学生易懂、易记、会用。可以说这是内科教研室在中医教改上的一大突破与贡献。也可以说，作为内科教研室的青年骨干教师，先生在刚步入教学岗位时，就已经心存教改，形成了自己的教学理念。

王永炎院士在原北京中医学院工作时，是原北京中医学院改为北京中医药大学的节点，也是学校教育改革的重要节点。先生任院长之初，即着手重点抓本科教育与研究生教育工作，采取了多种措施提高教学质量。1985 年在部分年级践行了“弹性学期”制，即在每一学期空出 2 ~ 3 周作为弹性学期，以增设“选修课”。从 1985 年开始执行新的教学计划，第六学年作为“弹性学年”，进行专科定向培养。实行弹性学期和弹性学年制，有利于拓展学生的知识面，有利于培养学生的自学能力，有利于学生临床能力的提高。我记得学校曾下发文件到各教研室，号召老师们申报选修课。申报老师须写明申报课程名称、开设该课程的目的、课程内容、所需学时、教案等，经学校组织专家评审后决定是否批准开设。当时全院老师积极报名，申请开设的选修课有 80 多门。我当时申请开设的是《温病条辨》选讲，20 学时。因为《温病条辨》是温病学的重要著作，但教材中并不讲授，所以我的申报获得批准，利用晚上开讲，自愿听课者挤得教室都坐不下，有的坐在楼道里。其他选修课听课情况也大体相同，教学效果良好，不仅开阔了学生的视野，而且培养了学生的自学能力。不少当年的学生至今仍非常怀念当时开设的选修课，可以说，选修课的开设得到了全院师生的广泛赞誉，一时全校学术风气空前高涨，呈百花齐放之势。

先生任北京中医学院院长时间虽短，但建树良多。他不仅大力推进教育改革，而且亲自深入教学一线，或进入课堂听课，或亲临教研室调研，查阅教师讲稿或教案。1984 年我已离开温病教研室，调入中医教育研究室。一天，我与温病教研室主任孔光一老师在食堂相遇，他对我说：“永炎院长到教研室检查、调研，首先就向我要你的讲稿……”孔光一老师的话，令我心潮翻涌，想不到我一个已经离开教研室的青年讲师，竟仍然被院长记挂在心。通过这件事，可以看出先生对教研室建设、对青年教师培养的重视。再深入一步思考，如果我们的大学校长都能这样做，何愁中医药教育事业不兴旺发达。

1984 年，北京中医学院中医教育研究中心在永炎院长的主持下，设立教育研究室与《中医教育》杂志编辑室。永炎院长亲自找我谈话，调我任教育研究室主任，让我对高等中医药院校的培养目标、课程设置、学科建设开展调研，并提出可行性建议。尔后，我们又承担了卫生部的科研课题“中医师资格考试的可行性与实施方案的研究”、国家中医药管理局的科研课题“中医师资格考试大纲的制定与考试方法的研究”。这两个课题的完成，为国家中医师资格考试的开展奠定了坚实的基础，至今仍在发挥作用。

先生还于1984年创建了北京中医学院的“国医堂”，为全校师生提供了就近出诊、见习、实习基地，为广大患者就诊提供了方便，国医堂至今已经历了40余年，越办越兴旺。

1984年，我在云南昆明参加高等中医药院校“三北一南”（东北、华北、西北、西南）教材会议，在四个大区20余所高校参会者中，只有北京中医学院是院长亲自带队。会议期间先生对我说：“今后要加强与兄弟院校在教改方面的交流，有兄弟院校老师来访，一定要热情接待，不能以“老大”自居。如果接待上有困难，可以随时找我……”如此为政、为人之风格，堪称典范。

学报是大学的学术期刊。学报的水平，标志着大学的学术水平。先生多年来一直坚持亲自担任《北京中医药大学学报》的主编。每期稿件必定全部亲审，外审稿件中重要者必亲自指定外审专家。因此《北京中医药大学学报》的质量一直在同类期刊中名列前茅。1986年是北京中医学院校庆之年，当时有大量海内外校友为校庆论文集投稿，先生亲自上阵，带领我和张年顺老师（当时任《北京中医学院学报》编辑室主任）对这些校庆论文进行筛选、修改、编辑，工作量相当繁重。先生当时颈椎病严重，穿衣都有困难，却硬是坚持审阅稿件，不舍昼夜。他曾对我说：“校友们毕业20多年了，为母校校庆寄来稿件，他们都付出了大量心血，所以对稿件一定要认真对待，能录用尽量用，不要寒了校友们的心……我的心愿是将来到一个中、小城市，深入临床，带教课徒，别无他求。”此情此境，可见先生对校友的深情和对中医事业的执念。虽已过去近40年，但当时的情景依然不时在脑海浮现……

值得大书特书的是，永炎先生对全国中医临床优秀人才研修项目的巨大贡献。国家中医药管理局自2003年启动了“全国中医临床优秀人才研修项目”。成立此项目的目的在于培养高水平的高级中医临床人才，邓铁涛等前辈大师称之为“铁杆中医”。招收学员的报名条件是本科以上学历、从事中医临床工作10年以上、主任医师资格、年龄50岁以下。由报名条件可以看出其起点之高。因为这个项目是中医界最高级别的培训项目，所以第一批学员自称是“黄埔一期”。选拔方法是国家中医药管理局给各省、自治区、直辖市分配名额，先经地方考试选拔，最后经国家中医药管理局统一考试，择优录取，培养3年结业。目前已招收5批，结业4批。在此项目启动之前，国家中医药管理局曾多次召开会议，专门成立了专家委员会作为学术指导机构，当年的18位委员（如邓铁涛、王绵之、朱良春、任继学、路志正、陆广莘等）都是德高望重的老一辈中医大家，永炎先生是最年轻的委员，历经20余年，这18位委员大多已经离世。专家委员会下设秘书组，永炎先生以委员身份兼任秘书组组长，我是秘书组成员。秘书组组长的工作量是相当繁重的，既要负责培训计划的制定与实施工作，又要参与入学与结业考试的命题、审题、组卷、阅卷工作。在这个研修项目的实施中，先生倾注了大量心血。因为考试工作由国家中医药管理局授权中医师资格认证中心具体实施，我是该中心聘任的首席专家，考试的具体工作多由我负责组织、协调，所以与先生在工作中接洽最多，了解也最深。先生对工作的认真到了无论巨细，事必躬亲的程度。先生对学员们提出的要求是“读经典，做临床，参名师”。所以，培训课程以经典著作的讲座为主，并要求每名学员在3年研修期间拜3位名师，且有跟诊记录。先生对考试的要求非常严格，试题、试卷要求必须达到标准化、规范化。第一批学员入学考试他就曾亲自命制论文题。对试卷的审核，先生都要亲自过目并最后签字封存。阅卷工作需要几十名专家，都由先生亲自选定、协调，遇到争议试卷，先生都要亲自与专家协商裁定。阅卷期间，先生与阅卷专家一样分配任务，亲自阅卷，往往工作到深夜，却始终乐此不疲。

学员结业考试除答卷外，还要提交论文，先生对其极为重视。因为是国家最高级别的考试论文，相当于古代科举考试殿试的策论，所以命名为“策论”。为使学员能够顺利写好“策论”，永炎先生与班主任孙光荣先生特命我为学员讲解“策论”的写作方法。此外，先生还与中国中医科学院张志斌研究员共同撰文发表在《北京中医药大学学报》上，介绍“策论”的写作方法。

在这样细致、严格的培养教育下，学员的策论中涌现出大量既有理论深度、又有临床实证的优秀论文。为此，由先生亲自主持召集相关专家与出版社工作人员组织编写了第一批全国中医临床优秀人才研修项目“策论”精选《中医临床思辨录》第一辑，2008年1月出版发行。书中既有学员们的优秀“策论”原文，又有专家点评，可以说是难得的优秀论文集。同时还编辑了第一批全国中医临床优秀人才研修项目医案精选《经典传承临证录》，于2008年1月出版发行。第二批、第三批学员结业后，先生又以耄耋之年、带病之身，组织专家编辑了第二批、第三批学员的优秀论文集，其中第二辑已于2022年6月出版，第三辑正在策划中。

作为国家中医药管理局的继续教育项目，全国中医临床优秀人才研修项目开展至今已历经22个春秋，为国家培养了5批、2 000余名高级人才。在这项前无古人的巨大工程中，先生功不可没。可以说，这既是他中医药教育理念的体现，也是具体的、成功的教育实践，为他这数十年的中医药教育工作，书写了浓墨重彩的一笔。

永炎先生是中医药界难得的理论家、教育家、临床家、思想家。他培养的硕士、博士研究生和门人弟子，有的已成为院士、博导、院长、主任医师，可谓桃李满门。他60余年的临床与教学经历，是中医药教育培养人才的范例。他既是高等中医药院校教育培养的人才，又是为院校培养人才的导师；他曾拜中医泰斗董建华院士为师，因此他既是中医传承教育的继承人，又是中医传承教育的明师。可以说，他既是中医药院校教育与传承教育双重培养的人才，又是肩负双重培养重任的导师。他的教育理念，我个人浅见，可以概括为衷中融西，崇古厚今，医教并重，开拓创新。先生60余年的从医、从教之路，是中医药教育成功的典范，其理念与实践，门人弟子的总结可谓全面而翔实。我在这里所述，虽然不过是续貂，却是肺腑之言。

一部著作的出版，序言当不可少，但学生为先生的著作写序却不多见，故而以诚惶诚恐之心，敬而命笔。若不贻笑于杏林与杏坛诸君，则笔者幸甚，谨此恭致衷心谢忱。

刘景源

2025年6月28日

序言作者简介

刘景源，北京中医药大学教授，首都国医名师。现任国家中医药管理局突发公共事件中医药应急专家委员会委员、国家中医药管理局全国优秀中医临床人才研修项目指导专家、第五批全国老中医药专家学术经验继承工作指导老师。

王序

岐黄之术，肇自轩黄，历经千载薪火相传，既是拯厄济难的仁术，更是华夏文明的瑰宝。余投身中医药事业60余载，从临床诊疗到教育教学，从学科建设到人才培养，未尝一日敢忘传承之责、创新之任。中医药教育乃传承精华、守正创新之枢纽，关乎岐黄薪火能否永续，关乎中医之学能否回应时代之问。故将毕生所思所行、所感所悟辑录成书，名《王永炎院士中医药教育论》，非为立言，实乃抛砖引玉，与同道后学共探中医药教育之道。

一、溯源——理念之基，植于历史与实践

医道之传，教育为要。中医药教育理念之嬗变，从先秦至秦汉的萌芽奠基，到汉唐官学化转型，再到宋元模式革新，可见传统教育既重“师徒相授、口传心授”的实践智慧，亦存“门户之见、传承局限”之弊。余自幼受传统文化熏陶，后入北京中医学院（今北京中医药大学）研习，蒙董建华等名师教诲，始悟“读经典、做临床”乃中医成才之根基。

20世纪80年代，余主政北京中医学院，恰逢中医药高等教育转型之关键期。彼时深感传统教育与现代高等教育体系需兼容并蓄，遂推行“弹性学期制”，开设80余门选修课，倡“国医堂”为临床实训基地，皆在探索“经典与现代贯通、理论与实践结合”之路。90年代以后，参与“全国中医临床优秀人才研修项目”，提出“读经典，做临床，参名师”九字要诀，后补“承妙道”“重人文”而成十五字箴言，此皆为理念深化之印记。教育之路，无非“从实践中来，到实践中去”，书中上篇所载理念形成轨迹，实为余数十年摸索之实录。

二、立言——理念之核，旨在培育“明医”

教育理念之精髓，核心在“培养什么人、怎样培养人”。余以为，中医药教育当以培育“明医”为旨归。“明医”者，首在明医道、悟大道，次在明志、明德、明理、明法、明术、明业，终以明身、明心、明知、明行为基，而后可达“名医”之境。

为育“明医”，学科建设需“守正创新”：既强调中医药诊治现代难治病的共识疗效，又倡导多学科交叉融合，主张“我主人随”与“人主我随”的文明互鉴；人才培养需"知行合一"，故有"兼通文史，透视组学"之融合模式，有"五步查房法"之临床带教实践；教学改革需"固本培元"，故重经典活化、临床历练，亦重现代科技与中医思维的结合，皆为实践所验，非空谈玄理。

三、践行——理念之实，归于传承与创新

余临床带教，倡"问""查""阅""议""结"五步查房法，旨在规范诊疗思维；主编《今日中医内科学》，求"三维结构、标准化与国际化"，旨在革新教材体系；培育弟子如田金洲、高秀梅、王忠、高颖、李梢等，或研究脑病，或探讨象思维，或融人工智能(AI)技术赋能等，皆在印证"传承不泥古，创新不离宗"。

中医药教育非一蹴而就，需"久久为功"。余曾言"以中医之道驾驭现代科技，以现代科技驰骋中医之道"，盖因中医之魂在思维，现代科技为器用，二者相辅相成。书中展望部分论及"人机协同、智慧传承"，非否定传统，实乃冀望后学能乘时代之风，拓中医之境。

四、寄望——薪火之传，赖于同道共力

此书之成，非余一人之功，实赖门人弟子整理、学界同仁襄助。回首往事，从初执教鞭到垂训教改，从临床带教到全国人才培养，每一步皆感"教育者，当如烛火，燃己照人"。今虽年逾八旬，仍念"带教课徒、深入临床"之初心。昔年对校友言及此愿，今载于序，亦为自勉。

若问此书价值何在？于师者，或可资教学之鉴；于学者，或可明成才之路；于业者，或可悟发展之策；于世事，自勉一切向学之仁。然中医药教育之道，浩瀚无穷，书中所言不过沧海一粟。冀愿后学参阅此书时，不拘于文句，而重其精神：守岐黄之正，拓创新之路，终成"明医"，再为名医，则余愿足矣。谨志数语，乐观厥成。

王永炎

中央文史研究馆资深馆员

中国工程院院士

中国中医科学院名誉院长

中国科学技术协会荣誉委员

北京中医药大学56级学生

2025年8月

前言

中华文明浩浩汤汤，5 000 年文脉绵延不绝。中医药学作为其中一颗熠熠生辉的瑰宝，历经岁月淬炼与世代传承，至今仍散发着智慧之光——它不仅构筑起中华民族独具特色的防病治病理论体系与实践经验体系，更是中华文化的重要载体，熔铸着深邃的哲学思辨、人文精神与科学价值。然而时代更迭、社会嬗变，中医药教育在机遇与挑战并存的当下，正亟待探索新路径。如何传承精华、守正创新，构建契合时代需求的教育模式，培育德才兼备的中医药人才，已成为关乎中医药事业兴衰的关键命题。

作为中医药领域的杰出代表和领军人物，王永炎院士以深厚的学术造诣、卓越的教育理念与丰富的实践经验，在中医药教育领域耕耘不辍、功绩卓著。其教育思想深植于千年传承沃土，又敢于突破传统藩篱，积极探索现代化路径。《王永炎院士中医药教育论》一书系统梳理、深度阐释其教育思想，既呈现了中医药教育大家的智慧结晶，更为行业未来发展擘画蓝图、指明方向。

本书以王永炎院士的中医药教育思想为核心，既回溯历史脉络，又聚焦当代实践，旨在为中医药教育工作者、研究者及政策制定者提供理论指引与实践范式。上篇"理念形成与概要"，循着中医药教育从古代师徒相授、近代学堂变革到现代高等教育体系完善的脉络，探寻其教育理念的源头——从早期素养培育、专业实践磨砺到多元能力提升，展现其立足历史积淀与自身治学经历形成的独特理念，彰显对中医药教育的深刻洞察与责任担当。中篇"理念阐释"为全书核心，全面剖析其在学科建设、人才培养、教育理念、教学改革及服务社会等方面的精髓，直指高等教育弊端，提出因材施教、差异化培养以破"千人一面"定式，倡导全科医学与通才教育、强化文化自觉与医德医风建设，推动医学教育与人文美育融合，强调终身教育理念。在学科建设上，以"方向""团队""平台"三要素理论为纲，聚焦现代疑难病症诊治、推动多学科交叉，提出"象数易气神"一体的中医基础理论本体论；在人才培养上，以"读经典，做临床，参明师，承妙道，重人文"为纲，融合文史素养与现代组学知识，构建多层次培养体系，强调“早临床、多临床”，为人才成长锚定方向。下篇“实践与展望”则以临床带教实践及教育实践案例，从不同维度展示王永炎院士教育思想落地路径和教育理念的核心要义，并在结语中总结其深远影响，针对新时代挑战提出发展策略，为中医药教育注入动力。

本书的特色在于多维度的思想整合与实践案例的深度交融。其一，历史纵深与当代创新相映。从古代师徒相授的薪火相传，到现代高等教育体系的完善，本书既梳理中医药教育的千年脉络，又聚焦王永炎院士在“象思维”“病络学说”“方剂组学”等领域的原创性贡献，揭示传统智慧与现代科学的对话路径。其二，理论建构与实践案例互证。既系统阐述其教育理念、人才培养方针与学科建设策略，又通过“临床带教模式”“基层教育实践”等具体场景，展现思想在实践中的生动转化。其三，问题导向与前瞻视野兼具。针对全科培养、学位体系改革、中西医结合等行业痛点，提出“分类培养”“主辅修制”“多层级临床人才队伍”等解决方案，同时直面算法化约、数字鸿沟等新时代挑战，倡导“人机协同”“数字人文双修”的未来图景，为中医药教育应对变局提供思路。

本书面向广泛读者群体：对于中医药教育从业者，“教学改革”“学科建设”等内容可提供课程设计、团队管理、学术环境营造的实践参考；对于临床医生，“临床思维培养”“基层教育”等内容有助于深化诊疗能力与人文素养；对于科研人员，多学科交叉、证候体系研究等论述可激发创新灵感；对于中医药文化爱好者，王永炎院士的家国情怀、国学修养，以及对“明医之路”的追寻，能展现中医药人的精神境界与文化担当。

在编写过程中，我们既深感王永炎院士思想之深邃、实践之丰硕，亦深知本书难免有挂一漏万之处。在此，谨向王永炎院士及其团队致以崇高敬意，感谢其无私分享学术智慧；向参与编撰的专家学者、实践案例提供者表示诚挚谢意；更向历代中医药先贤致敬——正是他们的薪火相传，方有今日之杏林春暖。愿本书能成为连接传统与现代、理论与实践、个体与时代的桥梁，为中医药教育的传承创新贡献绵薄之力，激励更多人投身这一事业，共同书写中医药教育的辉煌篇章。

编者
2025 年 8 月

目录

上篇 理念形成与概要

中篇 理念阐释

下篇
实践与展望

附录

上篇

理念形成与概要

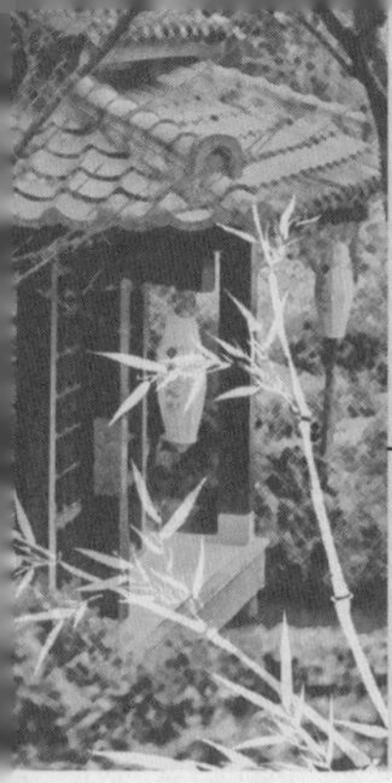

第一章

中医药教育理念的历史嬗变与体系建构

第一节　中医药教育的历史演进脉络

中医药历史发展与中华文明息息相关，据历史考证，我国有文字记载的历史就长达 3 000 余年，这与我国悠久的历史相应。中医药的发展从原始经验的积累，经过不断丰富和完善，最终形成理论体系。中医药教育主要是指由教育者向受教育者传承中医药知识、文化和价值观念，是一种培养人的社会活动，与中医药的历史发展相伴而生。

一、萌芽与奠基——先秦至秦汉教育理念的原始建构

1. 巫医同源：原始医学知识的传承体系

中医药教育以巫医合流的形态萌芽，形成了独特的知识传递体系。甲骨卜辞的记载显示，这一时期已建立起系统的疾病认知框架。根据《甲骨文合集》13 753 片“祸风有疾”的记载，“祸风”概念的确立，表明时人已认识到外界气候异常与疾病发生的关联；此外，据现代学者研究，殷墟甲骨文实证显示商代已形成疾病分类教学体系，按疾病部位分类的疾病基本可以确定为 32 种，如疾首、疾目、疾耳、疾自、疾口、疾舌、疾言、疾齿、疾身、疾肱、疾肘、疾止、耳鸣、龋、腹不安等。按部位划分的病症术语，与按病机划分的祸风（外感）、蛊（寄生虫）、孽（先天疾病）等病因概念，共同构成了原始医学教育的基础知识模块。这种知识传递往往依托于宗教仪式展开，马王堆出土的西汉医学帛书《五十二病方》中叙录了大量以祝由巫术愈病的方法，内容具体涉及以祈祷观想中的“黄神”来驱邪逐鬼，以“男子精”画“符”，“禹步”“祝辞”“咒鬼”等巫术方法来战胜鬼邪。这种知识传递体系虽带有浓厚的神秘色彩，却为后世“天人相应”

的整体医学观和“辨证求因”的诊疗思维奠定了认知基础。

2. 周代医事制度：专科化教育的雏形

周代医事制度已有分科雏形（食医、疾医、疡医、兽医），但官学教育体系尚未成型。医学传承仍以世袭为主，未见制度化考核与文书规范记载。《周礼·天官》记载的医官分科制度，将医学划分为疾医、疡医、食医、兽医四类，是中国古代医学专科化的最早制度设计。其中，疾医负责内科疾病的诊治，考核标准聚焦“察五气、五声、五色”的望诊能力；疡医专攻外科创伤处理，其重点在于“辨肿溃折伤之齐”的鉴别诊断；食医负责饮食配伍与四时养生，强调“和五味、知寒温”的食疗法则；兽医则负责动物疾病防治技术，要求掌握“疗兽病、疗兽疡”的实操能力。这一分科体系不仅奠定了专科化教学的雏形，更通过“岁终稽其医事，以制其食，十全为上，十失一次之，十失二次之，十失三次之，十失四为下”的年度考核制度，开创了绩效化管理的先河。教学载体方面，湖北云梦睡虎地出土的秦简《封诊式》记录的“疠迁所”案例显示已具备“病名→症状→检验→结论→处理”的完整文书结构，反映出秦代疾病管理的标准化程序，这种文书范式可能被用作官吏培训模板，也体现了早期医学诊断教学的原型。

3. 经典体系形成：战国至汉代的理论奠基

战国中后期至汉代，中医理论经历系统性整合，以《黄帝内经》为代表的经典文献逐步构建起“天人相应”“阴阳五行”“藏象经络”三大理论框架，奠定了中医教育的思想基础。其中，《素问》首创问题导向教学模式——全书162篇中，以“黄帝问”开篇的设问式论述占比极高（如《素问·咳论》连续提出10个问题），这种“以问促思”的论述方式，为后世医家研习经典提供了一种理论思辨范式。《灵枢·经脉》的精细化文字描述为图解绘制提供了理论框架，可视为图解教学法的文本奠基，结合马王堆出土的帛书《阴阳十一脉灸经》彩色经脉图谱，证明当时已采用直观图示辅助经络教学。与此同时，《难经》八十一难以问答形式系统阐释医学理论，其内容可归纳为诊脉（一难至二十一难），经脉（二十二难至二十九难），脏腑（三十难至四十七难），疾病（四十八难至六十一难），腧穴（六十二难至六十八难），针法（六十九难至八十一难）六大主题。战国至汉初，医学知识传承呈现局部创新，如《史记·扁鹊仓公列传》载“齐中大夫病龋齿，臣意灸其左手阳明脉，即为苦参汤，日嗽三升，出入五六日，病已”，通过淳于意“诊籍”开创病案记录先例，虽非制度化教学，却为后世案例教学提供了雏形；《五十二病方》按症列方，虽未形成药理体系，但其分类模式或可影响教材编纂。此阶段医学教育仍以世袭师承为主，巫祝疗法并存（如《五十二病方》祝由术），但已经具备教育体系规范化的雏形。

二、制度化突破——汉唐教育体系的官学化转型

1. 师承传统与知识文本化的初探

两汉设太医令负责医药行政，如宫廷诊疗、药材调度，东汉太医令下设“员医”293人，通过考试选拔，如张家山汉简《史律》载“医、卜、祝学室弟子，一岁辄课，能诵书九千字以上乃得为史”，即考核识字能力与基础药性辨识，但医学教育仍以家传师授为主。典型如涪翁→程高→郭玉（《后汉书·郭玉传》），强调“授方辨药”与脉诊实践。此外，知识文本化的兴起也为中医药教育制度化建设打好基础，如张仲景《伤寒杂病论》系统总结了外感与杂病诊疗经验，其六经辨证框架与“方证对应”原则，虽其文本长期以手抄本流传，至宋代方被纳入官学，但其逻辑化的病症分类与可重复的方剂应用，客观上推动了中医临床知识的体系化传承。

2. 唐代太医署制度创新

唐贞观年间（627—649年）创立的太医署，构建了古代最为完备的医学教育体系。唐代太医署分医科（体疗、疮肿、少小、耳目口齿、角法）、针科、按摩科、咒禁科，学生总额80人，由博士4人、助教2人执教，若计入医师、医工等辅助教学人员，师生比可达1∶3.8，显著优于汉代私授模式，如《唐六典·卷十四》载“博士四人，助教二人，医师二十人，医工百人……学生四十人”。据学生员额与修业年限推算，太医署年均培养医官约30人，如《唐会要·卷八十二·医术》载：“太医署……医生四十人，针生二十人，按摩生十五人，咒禁生五人……医生七年成，针生五年，按摩生三年，咒禁生三年”。太医署咒禁科虽授“禁咒”“禳邪”之术，但其教材《禁经》含心理暗示与草药疗法，反映巫医向理性医学的过渡。同时，唐代医学教材编纂取得重要进展。显庆四年（659年）《新

修本草》作为首部官修药典，收录药物 844 种，部分条目辅以手绘简图；天宝十一年（752 年）王焘编《外台秘要》，整理唐前医方 6 800 余首并标注源流，为后世方剂学的发展提供了文献基础。此外，唐代通过遣唐使东传日本传播中医知识，如奈良时代医书《医心方》多处引用《外台秘要》方剂，体现了跨国影响。

三、体系完善与教育创新：宋元教育模式的革新

1. 太医局的教育改革与规范化实践

北宋熙宁九年（1076 年），宋神宗主导的太医局改革，将太医局从太常寺析出，成为独立的医学教育机构，首设提举（从五品）总领教务。至崇宁二年（1103 年），宋徽宗为了提高医学生的地位，吸引更多有才学的知识分子，将医学上升到同传统经学同等的地位，称为太医学，如九月十五日讲仪司奏："所有医工未有奖进之法，盖其流品不高，士人所耻，故无高识清流习尚其事。今欲别置医学，教养上医难以更隶太常寺。欲比三学，隶于国子监。"徽宗下诏"宜令遵守施行"。崇宁年间，仿太学制，分上舍（40 人）、内舍（60 人）、外舍（200 人）；外舍生月试优等者（年约 20 人，占 10%），升内舍；内舍岁试上等者（年约 15 人，占 25%），晋上舍，上舍上等生直授从九品医职，中等免礼部试。课程以《素问》《难经》《太平惠民和剂局方》为核心教材，临床教学注重病案研习，如剖析《伤寒九十论》典型医案，针灸实训则以天圣五年（1027 年）铸造的针灸铜人为教具，要求"点穴无差"，铜人内注水银，刺中则液出，精确度极高。

在分科设置方面，北宋初设"大方脉（内科）、风科（传染病）、针科"三科，至南宋扩展为九科，新增小方脉（儿科）、产科、眼科等，其中大方脉科设教授五员，针科三员，师资皆由全国考核选拔的资深医官充任。嘉定年间（1208—1224 年）太医局生员定额 300 人，教授 21 人，师生比约 1∶14，形成"专科专授"的教学格局。此外，医学生需修儒家经典，《孟子》《中庸》被纳入课程，策论考题常引《易》解医理，如"以阴阳论伤寒传变"；管理上实行"籍定制"，三次岁试不合格者除名，每生月支钱三贯、米六斗，待遇等同太学生。考核体系亦趋严密，试题分理论、方剂、临床三类，答案须含病因（15%）、病机（30%）、治法（25%）、方药（30%），总分达"通"（80 分）方合格。

2. 医学教材编纂的体系化成就

宋元时期医学教材的体系化编纂实现了从经典注疏向实用化、标准化、国际化的三重突破。《太平惠民和剂局方》作为首部国家药典教材，收载788首官定成方，开创“主治→配伍→炮制→禁忌”四段式教学体例，如“藿香正气散”项下详载“治伤寒头痛……生姜三片、枣一枚同煎，候七分去滓温服”。王惟一《铜人腧穴针灸图经》(1026年)载穴354个，首创图文对照体例。法医学教材《洗冤集录》(1247年)系统总结尸检技术，元廷规定仵作需习此书。元代危亦林《世医得效方》(1337年)收录309则医案，部分注明来源，如“南丰危氏家传治痢方”，反映家族医学传承。这些典籍通过使节往来与海上贸易传播，日本梶原性全《顿医抄》(1304年)多次引用《太平惠民和剂局方》方剂，实证东亚医学交流。

四、整合与危机——明清教育的传承与转型困境

1. 官学体系完善与教材标准化

明清官学医学教育在制度化与标准化维度达到历史高峰。明代太医院初分十三科(大方脉、小方脉、妇人、疮疡、针灸、眼科、口齿、接骨、伤寒、咽喉、金镞、按摩、祝由)，隆庆五年(1571年)裁并至十一科，万历六年(1578年)定九科(大方脉、小方脉、妇人、疮疡、眼科、口齿、咽喉、伤寒、正骨)，各科设医官教授，其中大方脉科置博士1人、吏目2人专司《内经》《难经》讲习，教材以《内经》《难经》《本草集要》为核心。考核分春试、秋试，内容为经义与方剂。明代太医院年均考选医士30～50人，但地方医学教育因经费不足多流于形式。清代《医宗金鉴》推广后，地方官学教材标准化程度提升，但临床教学仍依赖师承。

顺治元年(1644年)沿明九科制，康熙二年(1663年)裁祝由科，雍正元年(1723年)归并伤寒、小方脉科，乾隆十四年(1749年)最终定型为五科(大方脉、小方脉、疮疡、眼科、针灸)。教材编纂以乾隆四年(1739年)敕修、1742年颁行的《医宗金鉴》为里程碑，全书分《订正仲景全书》《四诊心法要诀》等15部，首创“方论互参”体例，收录872则病案并以“症→辨→方→案”四步解析临床思维。乾隆三十九年(1774年)更强制州县医学“岁考必据《金鉴》条陈”，将教

材掌握度纳入官吏考绩。此外，考核体系分层细化，太医院实施月课（经义默诵）、季考（方剂辨用）、岁试（病案析治）三级筛选，岁试优等者授“九品吏目”。康熙四十五年（1706 年）增设“侍直考试”，选拔生徒入宫见习诊疗实务。地方虽于雍正十二年(1734 年)颁《医学考试法》，严令“通《金鉴》大义者方许候补”，然执行流于形式，嘉庆朝《福建通志》载“闽中医学册籍空悬，生徒百无一二”，折射制度理想与基层现实的深刻矛盾。此套革新虽强化中央医学教育的规范性与权威性，却因地方资源匮乏与执行敷衍，终未突破“重经典、轻实操”的传统窠臼，反促民间师承体系在临床教学中持续占据主导地位。

2. 民间教育创新与中西汇通

明清民间医学教育在师承传统与外来医学的碰撞中迸发创新活力。苏州名医叶天士（1667—1746）晚年授徒虽未形成制度性轮转体系，但其门人辑录《临证指南医案》（1764 年）时融入辨证心得，如“舌绛无苔，脉沉细数，此为热入营血”等按语，推动温病学说从经验向理论化过渡。苏州、新安等地医家通过批注医案、编纂歌诀强化知识传递，如《温病条辨白话诀》，但教学仍以师徒单线授受为主。王清任（1768—1831）撰《医林改错》（1830 年），基于刑场尸体观察修正古人解剖讹误 34 处（如“肺底无透窍，肝四叶”），虽因伦理所限未能用于教学，却引发医界对解剖实证的重视。其著作在光绪年间被广州博济医局翻刻，纳入西医教育参考书目。

机构教学层面，广州博济医馆（1835 年由美国传教士伯驾创立）作为近代首个西式医校，早期以解剖学、外科手术为教学核心，生徒需研习西方解剖图谱与外科器械操作，中医内容仅以“草药配伍补遗”形式零星穿插；上海仁济医馆（1844 年英国传教士雒颉创办）虽引入听诊器、显微镜等器械，并由传教士编撰《内科新说》《全体阐微》等教材，但诊疗教学权始终掌握在外籍医生手中，本土医家多限于配药辅助。

理论互参的突破体现在晚清医家著作中，唐宗海《中西汇通医经精义》提出“西医剖验详形迹，中医气化究本源”的对照框架，将三焦功能类比为“西洋所谓淋巴输津”，虽比附牵强，却开中西医理互证之先河；朱沛文《华洋脏象约纂》（1893 年）系统对比《内经》脏腑图与西欧解剖图谱，指出“心主血脉之说，与泰西血络周流之理暗合”，试图消解传统医学的玄学色彩。

然中西汇通仍有很强的局限性，中西汇通的探索多停留于个体著述，未能形成制度化教育体系。据《广州博济医院年报》(1890 年)载，该院 1866—1890 年仅培养中国医学生 150 人，且 90% 受雇于教会医院；民间主流仍以孟河医派费伯雄、马培之等为代表，依《医宗金鉴》授徒，强调“经典 - 临证”闭环传承。然此阶段的知识碰撞，尤其在解剖实证、器械应用层面的尝试，为 1904 年北洋医学堂等官办中西医结合教育机构奠定了认知基础。

第二节　传统中医药教育模式的评价

一、知识传承的系统性与局限性

传统中医药教育以经典注疏为核心，形成“原文 - 注释 - 临证”的知识传递链条。如宋代太医局以王冰注《素问》为核心教材，将其分解为 81 篇专题讲授，辅以《难经解义》《太平惠民和剂局方》，构建“经义→病机→方药”的教学逻辑；朱震亨《格致余论》(1347 年)将《内经》理论与临床实践相结合，创“阳常有余，阴常不足”学说，被明代《医学正传》(1515 年)列为进阶教材；清代《医宗金鉴》(1742 年)以“订正仲景全书”统合《伤寒论》历代注释，按“原文→集注→方论→案例”四层结构编排，成为官学标准化教材。

自宋代以后，中医药教育逐步形成层级分明、考核严格的培养体系。宋代太医局通过“三舍法”奠立分级基础，分设外舍(200 人)、内舍(60 人)、上舍(40 人)，每年以“墨义”“脉义”“方义”三试选拔生徒，外舍升内舍每年约 20 人，内舍升上舍每年约 15 人，优等者可授太医局职衔；至元代则强化专科化考核，至元九年(1272 年)设大方脉、小方脉、妇人、正骨等十三科，要求生徒专攻一科并通过“经书试”与“临证试”，合格者授“医学教授”职，并实施地方医官 3 年考绩罢黜制；发展至明清时期，教材统一与教学模式定型成为核心，清代《医宗金鉴》(1742 年)确立“理(医理)→法(治法)→方(方剂)→药(药物)”的教学模式，生徒需背诵《四诊心法要诀》等歌诀并通过岁试的方剂配伍、病案解析考核方准行医，地方医学亦需岁贡优等生入太医院深造。该制度历经宋、元、明、清四代不断完善，逐步实现了从分层选拔到专科专精、从经典灌输到理实结合的体系化演进路径。

历代医家通过系统化编纂与程式化训练提升教学实效。宋代许叔微《伤寒九十论》(1132 年)首创“症→辨→方→效”四步教学案例体例，完整载录 90 则诊疗过程，如“太阳病发热案”详述从脉浮紧辨为表实证、投麻黄汤至汗出症消的全流程，成为病案教学范式；在此基础上，《太平惠民和剂局方》将 788 首方剂按中风、伤寒、痰饮等主治病症分类，每方明确标注药物剂量、炮制方法及服用禁忌，使方剂教学趋于标准化；至元代更推进诊疗操作的程式化，危亦林《世医得效方》将骨科手法分解为“摸→接→端→提→按→摩”六步标准化流程，生徒需在竹制人体模型上完成各步骤训练，并通过模拟骨折整复考核，开创中医实操教学量化评估先河。

中医药教育的系统化优势支撑了医学知识的代际传承，但亦存在显著局限。如解剖学发展因“身体发肤受之父母”的伦理桎梏，传统教育依赖《敖氏伤寒金镜录》等示意图，直至晚清西医传入方引入解剖课程。同时，女性被官方教育体系排斥，医术传承多依赖家族内部口授。此外，注经传统虽保存古籍精粹，却抑制理论突破，如吴有性《温疫论》(1642 年)“戾气学说”迟至清代才被部分医家接纳，而金元医家的创新理论(如刘完素“火热论”)实际已逐步融入主流教学。

二、教学法的实用价值与科学边界

传统中医教学法在实践层面展现出鲜明的经验传承特色。宋代许叔微《伤寒九十论》通过完整记录 90 则诊疗案例(如“阳明腑实证”从腹满便结辨至承气汤投用)，系统示范“理法方药”的辨证逻辑，但未形成量化考核标准。明代针灸铜人采用黄蜡封穴、注水验穴的直观教学法，生徒需通过穴孔定位测试(误差≤ 3 处)方可结业，这一技术革新使针刺准确性提升约 40%。清代薛雪《湿热条辨》融合《温病条辨》理论与岭南湿热环境经验，提出“分消走泄”治法，虽无统计疗效数据，却成为地域化教学的典范。然而，其时代局限亦显露于科学认知的边界，脉诊教学长期依赖“指下寻象”的体悟传承，直至清末周学海《脉义简摩》(1892 年)引入呼吸计时法(一息四至，60 ~ 80 次 /min)，方迈出量化诊断的第一步。《本草纲目》虽在 60% 药物条目中标注用量(如“黄连日不过三钱”)，但对乌头、马钱子等有毒性的药物仍以“慎用”“微量”等模糊表述为主，导致清代医疗纠纷中剂量误用占比发生概率很高，如《刑案汇览》卷八十四“庸医杀人”条，收录道光十一年至二十年(1831—1840 年)医疗纠纷案 47 件，其中明确因乌头、马钱子等毒性药物过量致死者共有 8 例。疫病防治更因微生物学缺位而滞后，吴有性“戾气学说”(1642 年)虽突破“六淫”框架，却无法指导有效防疫，直至 1911 年伍连德运用细菌学理论控制东北鼠疫，才开启了现代公共卫生体系的转型。

三、文化传承与社会功能的历史实态

传统中医药教育在延续医学知识的同时，客观上承载了部分文化传递功能，但其“哲学化”与“伦理化”特征多属后世的有限诠释与阶段性建构。文化符号的诠释呈现明显历史限度，明清医家徐大椿《医学源流论》(1757 年)尝试以“医易同源”将十二经脉对应《易经》八卦，但此类理论未纳入官学教材，《医宗金鉴·正骨心法要旨》(1742 年)仍以解剖实证为据，详述“锁骨长三寸二分，形如曲簪”，仅在篇末以“此骨应兑卦，主秋金肃杀”作为象征性补充；晚清章楠《医门棒喝》(1825 年)虽提出“肝应东岳泰山，其气主升”，但其私塾教案《医门问答》显示，生徒考核仍以“辨胁痛属肝郁或血瘀”等临床问题为主；宋代太医局虽引入五运六气学说，但《宋太医局诸科程文》收录的元丰三年(1080 年)试题表明，生徒只需掌握“厥阴司天，其化以风”等基础推演，而无须深究《河图》《洛书》象数体系。绍兴二十一年(1151 年)监察御史周执羔更奏请削减“运气占候”课时，强调“医者当以脉证为实，虚玄之说恐误诊疗”。

伦理倡导则多停留于文本层面，明代官修《医学入门》(1575 年)虽列“医家十要”，要求“轻财重义”“贫富用心皆一”，但据《明太医院志》载，嘉靖三十四年(1555 年)发生的 12 起医官处罚案例中，11 起为“脉案误书致方剂错投”，仅 1 起涉及“受病家绢三匹”。隆庆二年(1568 年),太医徐伟因误判景王朱载圳痰厥为中风,遭革职流放,判决文书强调“术业不精,贻害宗室”,未提伦理失范。清代民间医德倡导更具地域差异。苏州名医叶天士在《临证指南医案》(1764 年)卷首题“医可为而不可为,必天资敏悟又读万卷书”,但其弟子顾景文在《吴医汇讲》中披露,叶氏为防秘方外泄,常“以黄连代熊胆,隐其真效”。光绪《杭州府志》载,仁和县药铺“同慎泰”在 1883—1895 年因“以藁本充人参”“马钱子未制透”引发诉讼 7 次,官府最终仅判罚银十两。

文化建构的阶段性特征尤为显著——晚明汪机《石山医案》仅 5% 篇幅涉“医易会通”,而面对晚清西医冲击的文化焦虑,中医教育出现工具性哲学化转向。唐宗海在《医易通说》(1884 年)中将大脑功能牵合于《易经》,提出“脑为乾元,主知觉运动”,但该书院教案显示,人体解剖课仍以《医林改错》脏腑图为教材。1903 年成都中西医学堂课程表中,“西医解剖”课时占比 35%,远超“医易哲学”的 5%。可见,中医药教育的文化功能始终以技术传承为根基,哲学阐释与伦理象征仅是特定历史情境下的衍生表达。

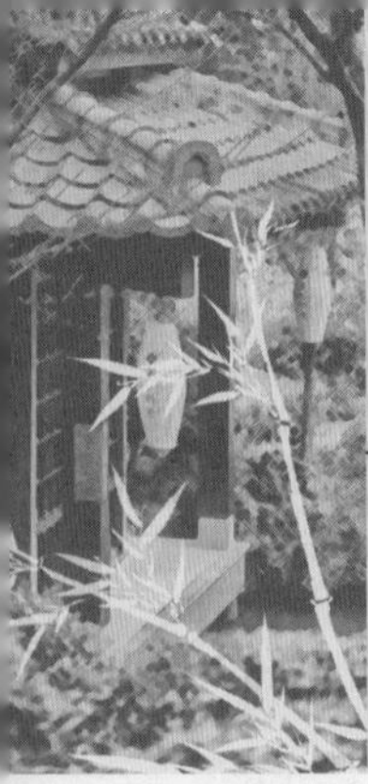

第二章

王永炎院士教育理念的形成脉络

第一节　王永炎院士的学术成长历程

王永炎院士的学术成长历程，是一部从战火纷飞的童年到杏林深耕的奋斗史，也是其教育思想与人文素养逐步形成的缩影。他的早期教育与素养培育，既受家庭环境、社会动荡的深刻影响，也得益于个人勤勉求索、院校教育与师承教诲的交织作用。这段历程不仅塑造了他坚韧的品格与广博的视野，更奠定了其日后成为中医药领域领军人物的根基。

王永炎院士自述的成长历程

明医之路

(我)出生(于)天津，为避战乱五岁返乡里，于村上读私塾，一年半学三字经、千字文与珠算，奠定一生热爱国学的基础。上世纪(20世纪)50年代，在“中医是否科学的论争，旧医不科学舆论”的尾声余波时，我是自愿入学中医的。大本(大学本科)读六年，多次下农村、赴矿山教学实习，拜恩师董建华先生，亲炙承孟河、新安两派之学。逢临毕业留校补课国医国学宗师任应秋先生授灵枢素问阴阳大论，嘱读《十三经注疏》作为治学根基。又秦伯未大师指引精在临床道术共与，以天德容古今中外之成就，体悟中华科技文明之美育，读经典、做临床、参明师，企望吾辈为振兴中华医学之栋梁。董先生幼承庭训，后授业沪上名医严二陵为师承。时值民国与王玉川先生均领会西医之长为中医学互融互用。于上世纪(20世纪)70年代力主送我到北京协和医院进修与科研合作，约有三年系统培训，遵从母校北中医（北京中医药大学）培养中医功底深厚具有中西合作共事能力的高级中医师。我辈学长学医业医坚守国学国医之精粹，以我为主而仁德开放厚德载物，“传施于民而济众”为重振国医国学而“任我”。（图 2-1、图 2-2）

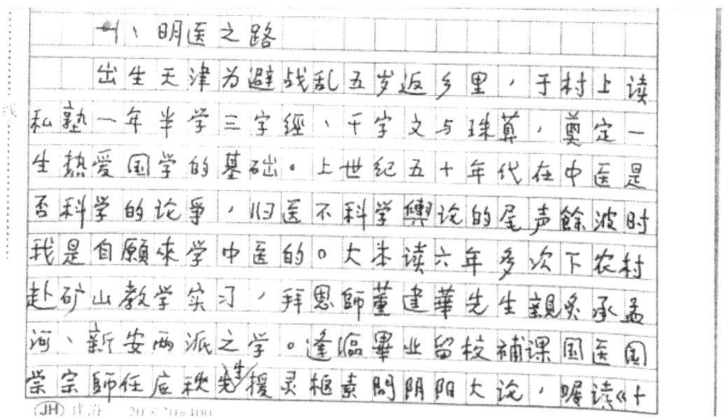
一、明医之路

出生天津为避战乱五岁返乡里，于村上读私塾一年半学三字经、千字文与珠算，奠定一生热爱国学的基础。上世纪五十年代在中医是否科学的论争，旧医不科学舆论的尾声余波时我是自愿求学中医的。大本读六年多次下农村赴矿山教学实习，拜恩师董建华先生亲炙承孟河、新安两派之学。逢临毕业留校补课国医国学宗师任应秋先生授灵枢素问阴阳大论，嘱读《十

图 2-1　王永炎院士对自己求学之路的自述手稿（1）

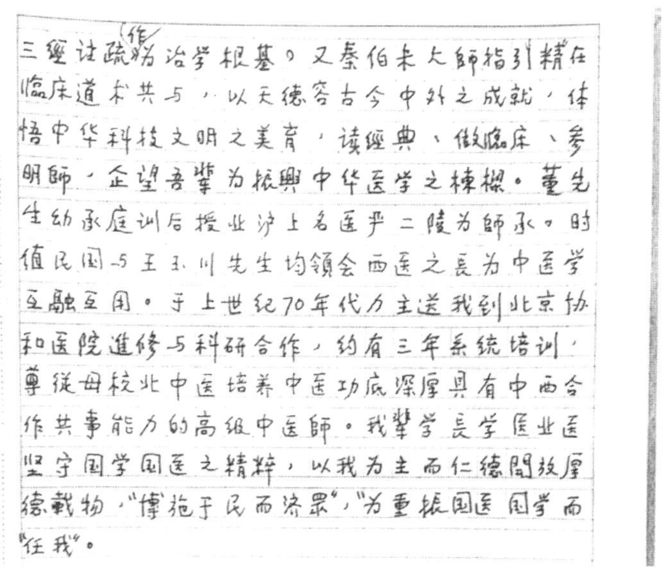
三经注疏》作治学根基。又秦伯未大师指引精在临床道术共与，以天德容古今中外之成就，体悟中华科技文明之美育，读经典、做临床、参明师，企望吾辈为振兴中华医学之栋梁。董先生幼承庭训后授业沪上名医严二陵为师承。时值民国与王玉川先生均领会西医之长为中医学互融互用。于上世纪70年代力主送我到北京协和医院进修与科研合作，约有三年系统培训，尊从母校北中医培养中医功底深厚具有中西合作共事能力的高级中医师。我辈学长学医业医坚守国学国医之精粹，以我为主而仁德开放厚德载物，“博施于民而济众”，为重振国医国学而“任我”。

图 2-2　王永炎院士对自己求学之路的自述手稿（2）

一、早期教育与素养培育

1. 童年经历

1938年,王永炎院士出生于天津市一个小学教师家庭。幼年时正值抗日战争,为躲避战乱,母亲携他返回故乡顺义县湘子王各庄。家乡地处游击区,斗争残酷。他的二伯父王近义是游击区村委会主任,因组织抗日活动被日军杀害。年仅6岁的他目睹了二伯父被日军枪杀并刺穿躯体的惨状,鲜血混着暴雨流淌数十米,这一场景在他心中刻下深刻的民族仇恨与家国情怀的烙印。直至今日,追忆此情此景,缅怀为民族解放而牺牲的革命先烈,他总是情绪激动。在遇到困难或遭遇坎坷时,这些事总会带给他不竭的力量。而在取得成就时,他又会告诫自己要谦虚,不要骄躁,鞭策自己不敢愧对英烈们创下的基业。如今已步入老年,回忆往事,可以说抗日战争艰苦的岁月,给他幼小的心灵铭刻了红色的革命的烙印,使他终生受用,永远鼓舞着他前进。

2. 中学阶段

王永炎院士于20世纪50年代进入北京辅仁中学(现北京十三中)就读,虽家境贫寒,却怀揣强烈求知欲与广泛兴趣。他从小对生活充满热爱,爱好丰富多样:喜欢唱歌、演戏,在艺术中表达情感、体验不同人生;坚持长跑、游泳、踢足球,在运动中挥洒汗水,锻炼体能、培养坚韧毅力与团队合作精神,这些体魄锤炼为他后期倡导“生命美育”理念埋下伏笔。

他对知识充满渴望,尤其爱读书这一习惯伴随一生。中学时便痴迷科普读物,从宇宙浩瀚到微观奇妙,从物理规律到化学反应,在知识海洋中探索世界奥秘,注重培养求知兴趣与思辨素质,学会质疑、思考、分析与判断。他读过古代数学家祖冲之的故事,被其科学执着与严谨打动,自此对数学产生浓厚兴趣,沉浸于数学逻辑之美,形成严谨思辨习惯,这种思维方式不仅助力数学学习,更让他在生活中面对问题时能冷静理性分析解决。他亦涉猎古今中外文学名著,领略不同文化魅力,感受人性光辉与复杂,丰富情感思想,对爱与恨、善与恶、美与丑有了更深思考感悟。

中学时期,他担任板报编辑,为做好工作开始练习书法,在一笔一画中体会书法魅力，锻炼耐心与毅力；还担任校报编辑，深入探索文字世界，学会编辑、排版，挖掘新闻线索，与作者沟通交流，提升专业能力的同时，培养了团队协作、时间管理等多种能力，且几十年来一直坚持做兼职编辑，在文字世界不断成长进步。

初二时，他怀着崇敬之情加入共青团，以更高标准要求自己，积极参加团组织活动，担任团干部与初中年级少先队辅导员，努力引导少先队员树立正确价值观，培养团队精神与集体荣誉感。在学习、生活和工作中，他始终吃苦在前、做好表率，面对困难勇敢无畏、从不退缩，获表扬奖励时戒骄戒躁、谦虚谨慎，把荣誉当作鞭策，培养了任劳任怨、不怕吃苦的精神，愿为理想目标努力付出，这种精神激励他在人生道路上不断前行。

辅仁中学深厚的文化底蕴与优良教育传统，滋养着他度过了充实美好的中学时光。家境贫寒让他养成艰苦朴素的习惯，懂得珍惜资源、从容面对困难，领悟生活真谛。这些经历与品质，为他个人成长发展奠定了坚实基础，也为他在医学领域取得卓越成就提供了强大动力。

二、专业学习与实践锻炼

王永炎院士的专业学习历程，既是一部中医药经典理论的深耕史，也是一场传统医学与现代科学思维的碰撞与融合。他的学习路径不仅体现了他对中医核心理论的坚守，更展现了他在时代变革中对学科发展的前瞻性思考，为中医药事业的传承与创新留下了浓墨重彩的一笔。

1. 经典传承——以中医经典为根基的思维体系

1956 年，中华人民共和国成立初期，中医药事业迎来新的发展契机，王永炎院士毅然考入北京中医学院（现北京中医药大学），成为中华人民共和国首批系统接受现代中医高等教育的人才。踏入校园的那一刻，他便深知自己肩负的使命——传承与发展中医药这一古老而伟大的医学体系。

进入北京中医药大学后，他一头扎进了浩瀚的中医经典著作之中。《黄帝内经》作为中医理论的基石，其蕴含的“整体观念”“辨证论治”思想，他逐字逐句研读，反复揣摩古人对人体生理、病理的深刻认知；《伤寒论》以六经辨证为纲，对各种外感疾病的辨证施治方法，他仔细梳理，领悟其中的辨证精髓；《金匮要略》则专注于杂病的诊治，书中丰富的方剂与临床经验，成为他临床实践的重要参考。

在学习过程中，他始终贯彻“读经典、做临床”的理念，将典籍理论与临床观察紧密结合。在研读《金匮要略》风引汤时，他没有停留在对古方的表面理解，而是结合现代医学对中风病理的认识，深入思考传统方剂的创新应用。当时，现代医学对中风的研究已经取得了一定成果，他敏锐地察觉到，风引汤中诸多药物的配伍，或许能在中风治疗中发挥独特作用。他查阅大量文献，与临床实际案例进行比对，这种经典与实证结合的思维模式，成为其日后提出“毒损脑络”等理论的源头。

他深知经典是中医的“根”，需通过反复研读与实践验证才能领悟其精髓。在图书馆的角落里，常常能看到他伏案苦读的身影；在临床实践中，他又将所学理论灵活运用，仔细观察每一位患者的症状变化。这种对经典的坚守，使其在后续科研、教学中始终以中医原创思维为核心。他曾多次对学生强调：“熟读经典、勤求古训，这是培养高级中医药人才的必由之路。”他认为，只有扎根于经典，才能真正理解中医的本质，才能在临床实践中做到游刃有余。

2. 师承教育

1962 年，王永炎院士迎来了学术生涯中的重要转折点，他拜入中医名家董建华门下，开启为期 3 年的师承学习。董建华先生是中医界德高望重的前辈，他不仅医术精湛，更注重“医德为先”，要求弟子背诵《大医精诚》，时刻践行“恻隐之心”。在随师临证期间，王永炎院士每天早早来到诊室，协助老师问诊、记录病情，认真观察老师对每一位患者的诊断与治疗过程。

董建华先生在热病与杂病诊疗方面有着深厚的造诣，王永炎院士在跟随老师出诊的过程中，逐渐掌握了其中的精髓。他曾遇到一位高热不退的患者，多方治疗效果不佳，董建华先生通过仔细辨证，运用独特的清热凉血之法，很快使患者体温恢复正常。王永炎院士将这一案例铭记于心，反复思考其中的辨证思路与用药技巧。在董建华先生身边，他不仅学到了精湛的医术，更领悟到“医者仁心”的真谛——将患者视为“最重要的老师”。每一位患者的病情都是独特的，只有用心去了解患者的感受，才能更好地为他们解除病痛。

董建华先生倡导的“中西医并重”理念，也深刻影响了王永炎院士日后推动中医药标准化的方向。在当时，中西医之间存在着一定的隔阂，而董建华先生却以开放的心态，鼓励弟子学习现代医学知识，将其与中医理论相结合。这种理念让他认识到，中医药要想在现代社会中更好地发展，必须与现代医学相互借鉴、相互融合。

此外，王永炎院士还广泛参师襄诊，先后向路志正、任继学等名医学习，吸收各家之长。在跟随任继学教授学习时，任教授提出：“少量脑出血外科不宜手术患者，当辨证辨病相结合，辨证为风火痰瘀腑实证可予三化汤加味依法治之；辨病是颅内有死血干涸必当除瘀破血，方加丹参、水蛭、京三棱、卫矛等选用煎汤内服。”丹参苦微寒，功同四物（汤）养血、活血、祛宿血生新血；水蛭系食血之虫，以小者为良，两头尖腰粗色微赤，味咸、苦，性平，逐恶血瘀血，破血瘀积聚，利水道；京三棱味辛、苦，性平，破血行气消积，为血中气药；卫矛即鬼箭羽，味苦，性寒，破血消风毒之肿。这种师承与院校教育的结合，形成了“学历教育＋传承教育＋师带徒”的复合培养模式，为现代中医教育体系提供了重要参考，也为中医药人才的培养开辟了新的道路。

王永炎院士的专业学习与实践锻炼历程，是对中医药传承与创新的生动诠释。他以对经典的执着坚守和对师承教育的深度践行，不仅成就了自身卓越的学术造诣，更为中医药事业的发展指明了方向，激励着一代又一代中医药人在传承中创新，在创新中发展。

三、边远历练与价值观塑造

20世纪60年代，王永炎主动赴青海牧区行医，在缺医少药的环境中，他直面基层民众的疾苦，逐渐形成“以患者为中心”的诊疗观。他利用当地藏药红景天替代传统经方中的贵重药材，开发出适用于高原心脑血管病的低成本治疗方案。这段经历不仅锤炼了其临床应变能力，深化了他对中医药“简”“便”“验”“廉”价值的认知，更让他认识到中医药的普适性，并萌生了“扩大中医药服务范围”的使命感。同时，他践行“三人行必有我师”的理念，向民间医生、患者甚至农民学习。这种开放包容的态度，为其后来推动中医药标准化时注重“求同存异”提供了实践经验。

四、现代科学思维的启蒙与融合

1970年，他系统进修西医神经内科与病理解剖学，在北京协和医院的学习经历使其掌握了现代医学研究方法。这种“中西医双重视角”成为其学术突破的关键。例如，他将西医的脑细胞保护机制与中医清热解毒法相结合，形成中风病“活血化瘀 + 化痰通腑”的创新治则。这种“我主人随”的理念，成为其整合中西医学的核心原则。

20世纪70年代，王永炎院士组建中医脑病学科，系统研究中风病的病因、证候与治疗。通过大规模临床观察，他发现痰热腑实证是中风急性期的关键病机，据此设计“星蒌承气汤”，打破了当时中医学界仅关注肝阳上亢的局限。该方剂通过通腑泄浊改善脑循环，成为全国脑病治疗的核心方案，并被纳入《中医内科常见病诊疗指南》。

在甲型H_1N_1流感防控中，他提出“清热解毒 + 扶正祛邪”的治则，使中医药在疫情早期介入中发挥关键作用。相关成果获国家科技进步奖一等奖，并推动建立覆盖全国的中医药防治传染病重点研究室。

五、学术领导力的升华

1980—2000年，王永炎院士担任北京中医药大学校长与中国中医科学院院长。在此期间，他推动了两大变革。一是学科体系重构，他倡导中医临床医学、中药资源学、医学人文三大学科群的协同发展，建立覆盖基础研究、新药开发、国际化的完整链条。二是重大科研攻关，他主持国家重点基础研究发展计划（973计划）项目“方剂关键科学问题的基础研究”，首次从系统生物学角度揭示复方中药的多靶点作用机制，为中药现代化提供理论支撑。

王永炎院士的实践经历，既是临床经验的积累过程，也是学术思想在复杂环境中的检验与升华。从基层医疗到国家重大科研攻关，他的实践路径展现了中医药服务民生的多维价值。

第二节　王永炎院士教育理念的形成过程

一、教育理念的初步成型（1983—1997 年）

1983 年，45 岁的王永炎院士迎来了职业生涯的重要转折点，他被国务院任命为北京中医学院院长。这一任命，不仅是对他个人学术成就和临床经验的高度认可，更是赋予了他推动中医教育事业发展的重大责任。此时的中国，正处于改革开放的蓬勃发展时期，社会对各类人才的需求日益增长，中医教育也面临着前所未有的机遇和挑战。在担任院长期间，王永炎院士积极投身于学校的各项改革与发展工作。他深知，教育是传承和发展中医事业的基石，而培养高素质的中医人才则是教育的核心任务。因此，他始终将教学质量放在首位，致力于构建更加完善的中医教育体系。他对课程设置进行了全面的审视和调整。他认为，中医经典著作是中医理论和实践的源头活水，必须加强学生对经典的学习和领悟。于是，他增加了《黄帝内经》《伤寒杂病论》《金匮要略》等经典课程的教学比重，并亲自参与经典课程的教学和指导工作。在教学过程中，他注重引导学生深入理解经典的内涵，通过案例分析、临床实践等方式，让学生学会将经典理论应用于实际临床诊疗中。同时，为了拓宽学生的知识面，使他们能够更好地适应现代医学发展的需求，他还适当增加了西医基础课程和前沿医学知识的教学内容，如解剖学、生理学、病理学、分子生物学等，让学生在掌握中医知识的基础上，了解西医的诊疗方法和技术，培养他们中西医结合的思维方式。

教学方法的创新也是王永炎院士关注的重点。他鼓励教师摒弃传统的灌输式教学方法，采用启发式、讨论式、案例式等教学方法，激发学生的学习兴趣和主动性。他倡导教师在课堂上提出问题，引导学生自主思考、查阅资料、分析讨论，培养学生的独立思考能力和解决问题的能力。例如，在中医内科学的教学中，教师会选取一些典型的临床病例，让学生进行辨证论治的分析和讨论，然后再结合实际治疗过程，讲解中医治疗的思路和方法，使学生在实践中加深对知识的理解和掌握。

此外,王永炎院士还高度重视实践教学环节。他认为,中医是一门实践性很强的学科,只有通过大量的临床实践,学生才能真正掌握中医的诊疗技能。因此,他积极加强与附属医院和实习基地的合作,为学生提供更多的实践机会。他定期组织学生到附属医院进行临床实习,让学生跟随经验丰富的医生查房、抄方、侍诊,亲身体验中医临床诊疗的全过程。同时,他还鼓励学生参与社区医疗服务、义诊等活动,让学生在实践中了解社会需求,提高自己的医疗服务能力和社会责任感。

1985 年,王永炎院士担任北京中医学院院长、学位委员会主席,并兼任脑病研究室主任。在新的岗位上,他继续深化对中医教育的思考和实践。他认识到,中医人才的培养不仅仅是知识和技能的传授,更重要的是培养学生的医德医风和职业素养。因此,他在学校积极倡导"大医精诚"的理念,通过开展医德教育课程、举办名医讲座、树立先进典型等方式,引导学生树立正确的价值观和职业观,培养学生的仁爱之心、敬业精神和责任感。

在科研方面,王永炎院士也积极推动学校的科研工作与教学相结合。他认为,科研是推动学科发展和提高教学质量的重要动力,只有通过科研,才能不断创新中医理论和治疗方法,为临床实践提供更好的支持。他鼓励教师积极开展科研工作,承担各级科研项目,如国家"七五""八五""九五"中医药防治中风、老年期痴呆等攻关课题。同时,他还注重培养学生的科研意识和能力,在本科教学中开设科研方法课程,引导学生参与科研项目,培养学生的科研思维和创新能力。在他的带领下,学校的科研氛围日益浓厚,科研成果不断涌现,为中医药教育的发展提供了有力的支撑。在这一时期,王永炎院士还积极参与国内外的学术交流活动。他多次受邀参加国际医学会议,介绍中医在防治疾病方面的独特优势和最新研究成果,加强了中医与国际医学界的交流与合作。同时,他也积极引进国外先进的教育理念和教学方法,为学校的教育改革提供借鉴和参考。通过这些交流活动,他不仅拓宽了自己的学术视野,也为学校的发展赢得了更多的国际资源和支持。通过这一系列的改革和实践,王永炎院士的教育理念逐渐在学校的教学和管理中得到体现和贯彻,为北京中医药大学的发展奠定了坚实的基础,也为中医药教育事业的发展提供了宝贵的经验。他的教育理念强调传承与创新相结合，注重培养学生的综合素质和实践能力，为中医人才的培养指明了方向，在中医药教育界产生了广泛而深远的影响。

二、理念的深化与拓展（1997—2012年）

1997年，对于王永炎院士来说，是具有里程碑意义的一年，他凭借在中医领域的卓越贡献和深厚造诣，成功当选为中国工程院院士。这一荣誉不仅是对他过往工作的高度认可，更是赋予了他更重大的责任和使命，激励他在中医科研和教育的道路上继续奋勇前行。当选院士后的王永炎院士，科研工作愈发繁忙，但他始终没有忘记自己对中医教育事业的责任。他深知，科研与教育是相辅相成的，科研成果能够为教学提供最新的知识和方法，而教育则能够培养出更多优秀的科研人才，推动科研事业的持续发展。

在科研方面，王永炎院士取得了一系列令人瞩目的成就。他主持了多项国家级科研项目，如1999年主持的国家"973计划"项目"方剂关键科学问题的基础研究"，他担任首席科学家。在这个项目中，他带领团队深入研究方剂的配伍规律、作用机制等关键科学问题，提出了以方剂组分配伍研制现代复方中药的新模式。这一创新模式打破了传统中药研发的思维定式，为中药现代化研究开辟了新的道路。通过对中药方剂中有效成分的深入研究和合理组合，能够提高中药的疗效和质量稳定性，使其更符合现代医学的要求，也为中药走向国际市场奠定了基础。

在这些科研项目的实施过程中，王永炎院士对人才培养也有了新的思考。他认识到，中医药的发展需要培养一批具有创新能力、跨学科知识和国际视野的高素质人才。因此，他在团队中注重营造良好的科研氛围，鼓励年轻科研人员积极参与科研项目，勇于提出自己的想法和见解。他会定期组织团队内部的学术交流活动，让大家分享自己的研究进展和心得体会，共同探讨科研中遇到的问题和解决方案。

在指导学生进行科研工作时，王永炎院士强调培养学生的科研思维和实践能力。他要求学生不仅要掌握扎实的专业知识，还要学会运用科学的研究方法，如文献调研、实验设计、数据分析等。同时，他也鼓励学生关注国际前沿的科研动态，积极参与国际学术交流活动，拓宽自己的国际视野。

随着科研工作的不断深入和拓展，王永炎院士的教育理念也在不断深化。他意识到，中医药人才的培养不能仅仅局限于学校教育，还需要加强继续教育和传承教育。因此，他提出了学历教育、传承教育、师带徒培养相统一的人才培养理念。他认为，学历教育能够为学生打下坚实的理论基础，传承教育能够让学生学习到名老中医的临床经验和学术思想，师带徒培养则能够让学生在实践中得到更直接的指导和锻炼。为了实现这一人才培养理念，王永炎院士积极推动相关工作的开展。他参与组织了一系列的继续教育项目，为在职的中医药人员提供了学习和提升的机会。他还注重传承教育，鼓励名老中医收徒授业，传承自己的学术经验。在他的倡导和推动下，许多名老中医纷纷响应，带教了一批又一批的优秀中医人才。

此外，王永炎院士还非常关注中医药防治传染病的人才培养与体系建设。他认识到，传染病是威胁人类健康的重要因素，中医药在防治传染病方面具有独特的优势，但需要有一支专业的人才队伍来发挥这些优势。因此，他积极参与相关研究和实践，建立了一支中医药防治传染病的人才队伍，并推动了覆盖全国的重点研究室（基地）的建设。这些研究室和基地为中医药防治传染病的研究和实践提供了平台，培养了大量专业人才。

三、成熟理念的广泛传播（2012 年至今）

2012 年，王永炎院士被聘为中央文史研究馆馆员，这一身份为他提供了更广阔的平台，使其能够将自己的教育理念传播得更远。在中央文史研究馆任职期间，他充分发挥自身的专业优势和学术影响力，积极参与各种文化交流和学术研讨活动，通过讲座、论坛、学术报告等形式，向更多的人分享自己在中医药教育方面的见解和经验。

四、传承与展望

王永炎院士教育理念的形成，犹如一部波澜壮阔的史诗，深深扎根于时代的土壤之中，经历了岁月的洗礼与沉淀。从战火纷飞中对中医的初窥门径，到在学术的海洋里不断探索与积淀，再到担任重要领导职务后对教育理念的系统构建与实践，以及在科研工作中对教育理念的深化与拓展，直至如今通过广泛的传播将理念深入人心，每一个阶段都蕴含着他对中医药教育事业的无限热爱与执着追求。

他的教育理念，强调传承中医经典，注重培养学生扎实的理论基础，这是对中医几千年智慧结晶的敬重与守护。他深知，经典是中医的灵魂所在，只有深入研习经典，才能领悟中医的精髓，把握中医的根本。同时，他积极倡导创新，鼓励学生紧跟时代步伐，吸收现代科学技术的成果，为中医的发展注入新的活力。这种传承与创新相结合的理念，为中医药教育指明了方向，让古老的中医药学在现代社会中焕发出新的生机与活力。在人才培养模式上，王永炎院士提出的学历教育、传承教育、师带徒培养相统一的理念，具有重要的现实意义和深远的历史影响。学历教育为学生提供了系统的知识体系，传承教育让学生近距离接触和学习名老中医的宝贵经验，师带徒培养则注重实践能力的培养，使学生在实际临床中得到锻炼和成长。这种多元化的人才培养模式，能够满足不同学生的学习需求，培养出具有综合素质和专业能力的中医药人才。

展望未来，中医药人才培养面临着新的机遇和挑战。随着人们对健康需求的不断增加，中医药在全球范围内的影响力日益扩大，对中医药人才的需求也越来越大。应深入学习和贯彻王永炎院士的教育理念，不断完善中医药教育体系，加强师资队伍建设，提高教学质量，培养更多具有创新精神和实践能力的中医药人才。同时，要加强中医药文化的传播与推广，让更多的人了解中医药、信任中医药，为中医药事业的发展营造良好的社会氛围。

第三节　王永炎院士中医药教育论概要

中华人民共和国成立后，党中央高度重视教育与中医药事业的发展。在教育方针方面，1958 年，中共中央、国务院发布《关于教育工作的指示》，明确提出“教育为无产阶级政治服务，教育与生产劳动相结合”。这一方针为当时的教育工作指明了方向，强调教育要紧密服务于国家的政治需求，并通过与生产劳动相结合，培养出适应社会主义建设需要的人才。

在中医药事业领域，建国初期大力批判民族虚无主义。1952年，相关部门对一些错误对待中医的政策进行调整，同时将“团结中西医”列入“面向工农兵、预防为主、团结中西医、卫生工作与群众运动相结合”的四大卫生方针之中。毛泽东主席强调：“中国医药学是一个伟大的宝库，应当努力发掘，加以提高。”1955年12月，在周恩来总理的关怀下，中医研究院正式成立，总理还专门为其题词“发扬祖国医药遗产，为社会主义建设服务”，推动了中医药的研究与传承工作进一步开展。

一、学科建设概要

王永炎院士非常重视中医的学科建设。他认为21世纪的学科建设呈现出大学科、广兼容的发展趋势，强调多学科渗透交融，推动科技进步以适应经济建设需求。中医药学作为医药科学类的重要分支，其学科建设需紧跟时代步伐，强调中医药诊治现代难治病的共识疗效，推动标准化与规范化发展；提倡多学科交叉渗透融合，拓宽中医学前瞻性研究；学科交叉需文明互鉴，“我主人随”与“人主我随”相结合；创新是学科建设动力，方向稳定是核心。

王永炎院士强调在科学与人文融合的时代背景下，中医药学科建设需构建团结和谐、求实创新的学术团队，在人才选拔中，应打破资历束缚，需包容“偏才、怪才”，以长远眼光发掘潜力。此外，需营造自由探索环境，倡导学术民主，允许试错与争议，以管理创新推动源头创新。要营造宽松学术氛围，遵循“道法自然”理念，倡导独立精神与自由思想，老一辈学者需为青年营造宽松环境，推动管理创新以促进源头创新，培植学科新生长点。

二、人才培养概要

王永炎院士基于自身的成长经历，结合对中医教育现状的反思，提出“读经典，做临床，参明师，承妙道，重人文”十五字箴言，成为破解中医药人才培养困境的核心路径。王永炎院士提出“兼通文史，透视组学”的融合教育理念，旨在培养兼具传统文化底蕴与现代科技视野的复合型人才。针对中医历史上尊经崇古抑制创新、现代教育同质化压制个性、科研评价趋同导致思想禁锢等问题，王永炎院士引述陈寅恪名言“独立之精神，自由之思想”，鼓励学生质疑权威，抵御学术浮躁，坚守诚信与求真，塑造独立学术人格。此外，王永炎院士提出回归原创思维需“求知、求理，关键是求悟”及“象思维与概念思维互动”是中医药学研究和实践中一种重要的思维方式，强调中医原创思维与现代科学思维的结合。

三、教育理念概要

王永炎院士基于中医药高等教育实践，构建了兼具理论深度与实践价值的教育思想体系。他突破传统范式，从学科规律、人才特性等维度剖析当前教育模式在知识传承、理论实践衔接等方面的矛盾，以“以人为本”为核心，围绕中医药教育与整合医学发展提出系统性构想，核心涵盖了中医药高等教育存在问题与改革方向，高校教学计划需差异化培养，全科医学技能与通才教育的培养，重视文化自觉与道德、学风建设，人生美育，终身教育等内容，为中医药现代化发展提供了理论框架。

四、教学改革概要

在教学改革方面，王永炎院士提出“青年教师要加强临床实践”，开展了“选修课”与“学分制”的教学试验工作，于 1997 年推行“分类培养、两段教学、跨院（系）选课、主辅修制”的教学改革方案，均取得了良好的教学效果。

五、社会服务概要

王永炎院士的中医药教育“社会服务”理念，深刻联结中医药教育与社会需求，对行业发展意义重大。该理念中，社会服务是中医药教育的核心。它与教育目标深度绑定，通过社区实践、临床服务等，助力学生巩固理论知识、提升诊疗技能，并培育医德与人文素养。同时，社会服务既是传承中医药文化、延续临床经验的载体，也是推动中西医结合、跨学科融合的创新动力。其核心内涵包括两个方面：一是培养兼具专业知识、医德、人文素养与社会责任感的服务型人才，树立“以患者为中心”的价值观；二是推动中医药融入社会发展，在公共卫生（如疫情防控）和健康产业（如养生、康复）中发挥作用。该理念推动了中医药教育革新模式，提升教育质量，助力行业增强社会影响力，推动中医药国际化，也为其他医学教育提供了借鉴。未来需深化教育改革、拓展服务领域、加强国际交流，促进中医药可持续发展。

中篇

理念阐释

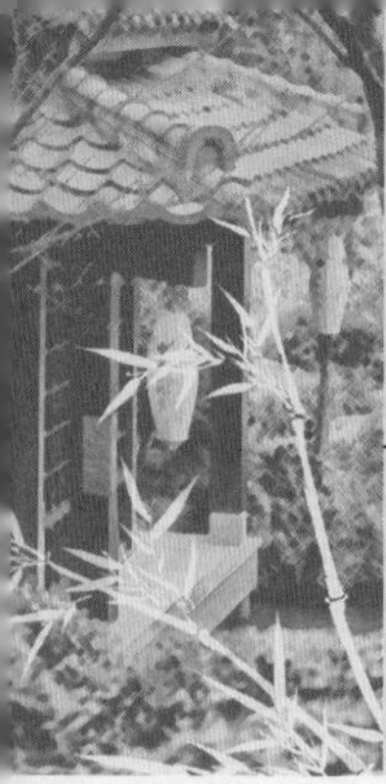

第三章

学科建设

王永炎院士认为，学科建设中研究方向、平台、团队是重要因素，它们相互关联、相互促进，共同推动学科的发展与进步。其中研究方向是学科建设的关键环节和核心内容，它是学科设置的研究领域，通常在二级学科之下设置，也可由多个二级学科在共同领域内构建，如“证候与疾病、方剂相关性研究”等。研究方向要围绕高水平学科带头人来遴选和确立，可通过承担重大课题项目来培植新生长点。同时，需具备稳定性，一般应有 10 ~ 15 年的建设经历，且在国内领先、世界知名，有标志性成果，如承担高级别项目、获得重要奖励、发表高影响力论文专著等。平台是学科发展的支撑基础。王永炎院士强调学科建设要注重平台构建，例如在中医界首个国家重点基础研究发展规划（“973 计划”）专项中，他作为项目首席科学家，就成功搭建了 3 个公共技术平台。这些平台为科研工作提供了必要的条件和环境，有助于汇聚资源、开展合作研究等。另外，像中医内科学教育部重点实验室的新科研平台，为中医药研究提供了先进的共性技术平台，促进了中医与现代科技的融合发展。团队是学科建设的核心力量。王永炎院士重视人才梯队培养，认为学科带头人是学科骨干的中坚，是学科建设的组织者和领导者。学科带头人多为学科某一研究方向的奠基人，学术骨干是实施科研教学的主要成员。他强调要培养具有全球视野、高质量、有影响力的学科带头人，注重团队融合，协同创新，组建多学科覆盖全国的研究共同体。

研究方向决定了平台建设和团队组建的方向，它为平台建设指明了方向，为团队提供了研究目标和任务。平台是实现研究方向的重要支撑，为团队开展科研工作提供了条件，有助于吸引优秀人才加入团队，促进团队成员之间的合作与交流，推动研究方向的深入发展。团队则是落实研究方向、利用平台资源开展研究工作的主体，优秀的团队能够更好地利用平台优势，围绕研究方向开展科研活动，取得更多成果，进一步巩固和拓展研究方向，同时也能推动平台的建设与完善。三者相辅相成，共同推动学科建设不断发展。

第一节 学科方向

学科是科学的分支，学科建设是科学发展进步的基础。学科门类有自然科学类、农业科学类、医药科学类、人文与社会科学类、工程与技术科学类等。门类再分级，如中医学、中药学均是医药科学类中的一级学科，而中医内科学、中医基础理论等是中医学的二级学科。各级学科均有相关学科与前沿学科。21 世纪的学科建设，已呈现出大学科、广兼容的发展趋势，突出了前沿学科的辐射作用，并逐步形成多学科的渗透交融，体现了宏观与微观的结合、综合与分析的结合、实体本体论与关系本体论的结合，推动了科技第一生产力的进步，以适应经济建设的重大需求。

王永炎院士有关中医药学科建设的论述原文

随着“以人为本”健康理念的普及，中医药学的学科方向必须变革，以适应大环境的变迁，服务大卫生的需求，这是当代中医学人的历史责任。学科方向在中国哲学引领下实施医学健康行动。将人放在天地之间来对待健康与疾病，科学与人文互补互动，象、意、形融通，精气神一体，弘扬原创思维与原创优势，重在治疗临床优势病种，以整体观、辨证论治为主体的诊疗体系框架的完善，获得共识性循证与叙事医学的疗效，基础理论概念的诠释与宏观深化研究，治未病理念与方法的普及推广，研究思路从“还原分析”朝向“系统化研究”的转变，探索分子生物学多组学网络与合成生物学对病证方药整合的科研设计与机理研究。强化建设规范的中医中药行业、国内、国际通行标准，不断提升中医药学的国际学术的影响力。(图 3-1)

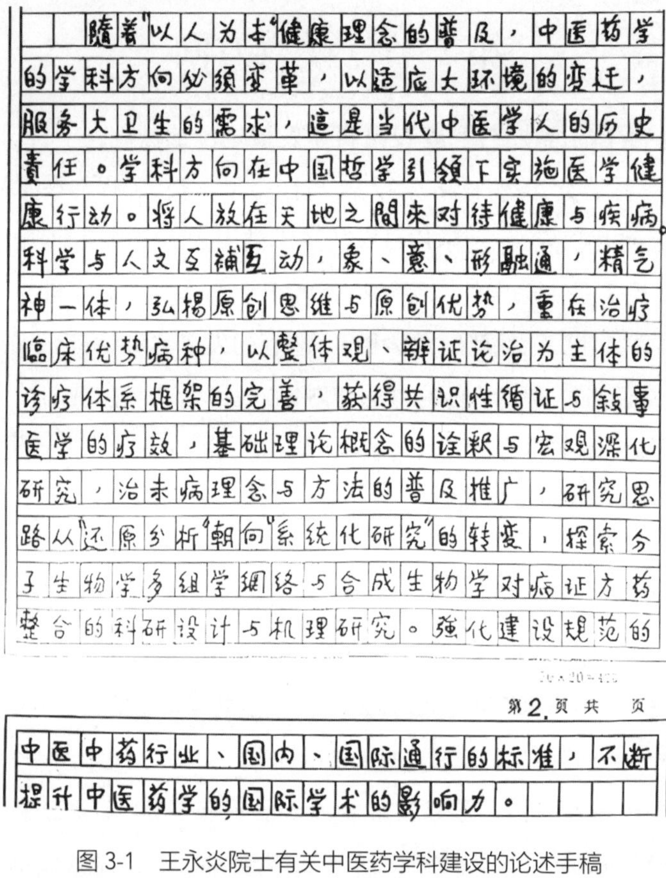
随着"以人为本"健康理念的普及，中医药学的学科方向必须变革，以适应大环境的变迁，服务大卫生的需求，这是当代中医学人的历史责任。学科方向在中国哲学引领下实施医学健康行动。将人放在天地之间来对待健康与疾病，科学与人文互补互动，象、意、形融通，精气神一体，弘扬原创思维与原创优势，重在治疗临床优势病种，以整体观、辨证论治为主体的诊疗体系框架的完善，获得共识性循证与叙事医学的疗效，基础理论概念的诠释与宏观深化研究，治未病理念与方法的普及推广，研究思路从"还原分析"朝向"系统化研究"的转变，探索分子生物学多组学网络与合成生物学对病证方药整合的科研设计与机理研究。强化建设规范的

第2页 共 页

中医中药行业、国内、国际通行的标准，不断提升中医药学的国际学术的影响力。

图 3-1　王永炎院士有关中医药学科建设的论述手稿

一、强调中医药诊治现代难治病的共识疗效

(一)病证诊断标准与共识疗效的认识

中医药学以临床医学为核心，疗效体现学科生命力。当今全球化背景下，世界对中医药的需求日益凸显，传统中医、中药要想被世界认可走向科学前

沿，融入主流医学体系，必须走标准规范之道，这既体现了国家需求，也是学科自身发展的必经之路。任何学科都有其规律可循，即使是经验累积到一定阶段，同样会呈现一定可重复的规律。因此，标准化是一门学科成熟的标志。个别中医学者认为辨证论治注重个体化的思维可能成为标准规范的障碍，然中医之辨证是在整体观前提下的个性化医学。这种辨证观既求同，又求异。同病同治凸显辨病，同病异治、异病同治则强调辨证。中医学强调病证结合，据病言证。因此，依科学思维，可谓既求大同，据哲学思维，又求其小异。中医之病证有时空的属性，因此有病候、证候之说。这种时空属性实际是以天人相应之整体和以五脏为核心的人体系统为前提的，前者将人置于天地之间论健康与疾病，注重人与外界互为影响的一体化思想，后者凸显人之局部与整体之间的关系。其辨证思维既有八纲辨证之总纲，同时又有脏腑、经络、气血津液、三焦、卫气营血辨证之分。如果说八纲辨证在思维层次中是更高层次的抽象总括，那么后者就更为具象化，是进一步延伸与反思。无论辨病还是辨证，其实都需要强调标准和规范，因为同和异本身就是一种辨证思维，同中有异，异中亦有同，中医学的规范化、标准化思维和道路就是追求异中之同、同中之异，归根结底都是在探寻内在的规律。因此，中医学的规范化、标准化要在遵循中医学自身规律基础上，探寻诊疗标准及疗效评价的技术、方法，不能简单照搬。比类取象运数，从象开端，意象并举，以象为素，以素为候，以候为证，据证言病，病证结合，方证相应，建立形象思维与逻辑思维相结合的方法体系。首先，以规范望、闻、问、切四诊信息观察的方法为基础。全面采集文献中的四诊信息条目，构建条目池，在明确概念内涵、临床描述要点、诊疗评价相关性的基础上，分析总结，梳理条目之间的关系，先归并再提取。其次，借鉴数据分析的理念与方法，融入整体系统，实现四诊信息的客观化、定量化。目前，这两项工作已经取得了一定进展，但真正解决四诊信息的规范化，尚需中医与理、化、生物、统计学等多学科的进一步交叉融合。

证候是中医学原创理论的核心，但是中医重视经验的特质，伴生了证候的主观性、模糊性，由于目前缺乏客观、统一的证候诊断标准，严重阻碍了中医科研和临床学科的发展，影响了中医药现代化的进程。因此，王永炎院士团队设想建立辨证方法新体系，提出“以象为素、以素为候、以候为证”是证候研究的依据；“提取证候要素、厘定证候靶位、进行应证组合”是完善辨证方法体系的步骤；“据证言病、病证结合、方证相应”是临床证候研究的主要原则；“系统对照、回顾验证、互补互动”是深化证候研究的重要措施。目前，生物统计学等方法探索了证候规范化中的证类构成比、病证所属症状的基本构成规范、证类临床诊断标准规范、证类基本演变趋势等问题，为证候的规范化提供了可行之策。但证候具有动态时空的特点，而量化建立的函数式或判别方程体现的是症状和证类的单一线性关系，对证候的动态演变和非线性关系研究不足。因此，证候规范研究尚需不断探索更好更适合中医证候研究的多种方法。

方剂是根据证候立法选药、配伍组合而成，与证候之间有着内在的吻合性，即有是证即用是方，由于证候具有动态时空的特征，因此，方剂应依据证候要素来选择或拟定，通过证候要素、应证组合的变化观察证候动态演变规律，以期能够真正体现法随证立、方从法出的辨证论治精髓，方能为“方证相应”的研究奠定坚实的理论基础。方剂的规范，需以中医的病证为前提，在大量搜集古代医家治疗某一病证的相关文献著作的基础上，进行统计分析、数据挖掘，并运用专家共识等方法对中医临床方剂研究文献进行判定和评价。

症状、证候、方剂规范的最终目的是形成中医临床诊疗指南，规范临床治疗行为，提高临床诊疗水平。但中西医思维模式的不同，中医诊疗标准与现代医学诊疗标准的制订存在很大差异，需要探索中医诊疗标准制订的相应模式。在遵照国际指南制订程序与方法的基础上，充分考虑中医治疗的理论与临床特点，合理运用统计学、临床流行病学与循证医学等研究方法，将其与中医的自身特点相结合，探索具有示范性地制订某一疾病诊疗标准的模式，对中医诊疗标准的制订具有指导意义。

疗效评价是临床评价的主体，但是完全按现代医学疗效评价的方法来评价中医疗效，结果往往不尽如人意。缘于在中医药治疗中，选方用药要随着疾病证候的动态演变而不断调整，这种药物的调整和加减变化充分表现出一种复杂干预的过程；中医治疗某种疾病往往干预手段多样化，内服、针剂、外用、针灸、推拿，充分体现“外治有同内治，不同者法耳”的思想；中医治疗效应可呈现出多维度效果，既可控制病情变化，又能改善患者生存质量，既注重患者主观感受，又兼顾机体功能恢复。针对中医临床干预的复杂性，如何重新审视和评价中医疗效？既往的研究中，评价单方单药、某一药物组分或某种针灸推拿技法临床疗效的方法显然存在局限性，难以解决中医复杂干预的问题，束缚并降低了中医药优势的发挥。因此，中医临床疗效评价实践应该回归临床实际，反映真实世界的临床诊疗情况以期凸显中医复杂干预对患病生命体的整合调节作用。目前，综合评价技术的介入，如数据包络分析法等为中医疗效评价的开展提供新的研究方法和思路，已成为中医临床研究的前沿领域。但是如何体现中医特色，如何反映中医防治疾病所具有的真正效果，如何制订疾病可行、有效的中医药复杂干预防治措施和策略，如何客观地判定药物或治疗措施具有改变某一个体或人群的特定病证的自然进程、结局或预后的能力，如何运用综合评价技术评价不同治疗方案的整体优势并进一步优化方案，这些均有待于我们在临床评价方法学中进行尝试和探索。

（二）客观理性对待循证医学对中医药疗效评价

循证医学的核心是任何有关疾病防治的整体策略和具体措施的制订都应建立在现有最严谨的关于其临床疗效的科学证据之上。随机对照临床试验是获取这种证据的最严谨的科学方法。循证医学方法学可以促进中医药学发展、中医临床医疗决策科学化和中医药临床疗效作出客观科学系统的评价。应用循证医学的方法开展中医药学临床疗效评价的目的，主要是寻找有效的中医药临床治疗的药物、方法、技术、措施等，促进更合理、更有效地分配和利用中医药资源。总体目标是建立一个包含中医药临床研究评价中心，可通过中医药虚拟网络连接、协作开放、资源成果共享的完整体系，能够科学系统地评价中医药新产品、新技术和新疗法的临床疗效。

中医药在此有其成功的一面，但并非每一个防治措施都有高质量的循证医学证据，因为中医学更加注重个体经验。目前发展中的循证医学实践既重视个人临床经验，又强调采用现有的、最好的临床研究证据，两者将共同发展。中医药学在发展中十分重视在获取临床证据的基础上，思辨中医药理论，如证候的理论和实践。此外，中医药历来重视医学文献的收集与整理，特别是强调历代医著对理论、实践的指导意义，临床考据与循证医学类似，这可能是两门学科相互渗透的基点。在此，也应该清楚地认识到，由于中医自身规律，循证医学的方法应用到中医学疗效评价方面，尚须解决中医证候疗效评价方法和标准及探讨建立临床研究评价方法体系、评价指标体系和相关标准。随着医学模式的改变，人们将逐渐重视对人体功能活动、生存质量和影响健康重大事件的评价。因此，建立适用于中医药需要，包括中医证候、生存质量评价在内的综合的临床疗效系统评价的方法、评价的指标和标准显得尤为重要。虽然中心随机对照临床试验具有毋庸置疑的价值，但是中医药临床试验必须结合中医药的理论与临床特点，进行专业设计，尤其对重大疾病的辨证论治综合治疗方案的有效性评价，对进一步揭示中医药的辨证论治规律具有重要价值。中医药临床评价应是多学科、多层次的交叉渗透，专业机构的构建和人才队伍的培养对于提高中医临床研究质量和水平及促进整个中医药学发展具有深远意义。

循证医学不是万能的，同样面临着方法学、逻辑学、社会学的众多挑战，逐渐暴露出自身局限性，除了其以随机对照试验为基础脱离临床实践外，一些疾病，如肿瘤、预防性疾病等灰色地带不可能使用随机对照试验，在观察时间、安慰剂对照、入选人群、终点事件等方面存在较低临床可操作性。另外，循证医学评价过程的权威性也值得商榷，如不同专家和不同的评价标准，即使是同一结论也有不同的解释，甚至 Meta 分析的角度、选材的不同，同样也可以造成偏差。中医药学赖以生存和发展的基础是临床疗效，随着生物医学模式的转变，建立在单侧面、单生物因素基础上的生物医学模式评价方法和标准，不能全面、系统反映中医个体诊疗特色和复合干预策略的疗效，严重影响了中医药新产品、新技术、新疗法的开发和成果的推广。循证医学方法不是中医临床研究评价的唯一方法，过分依赖和忽视均不可取。

二、提倡多学科交叉渗透融合，拓宽中医学前瞻性研究

（一）多学科交叉渗透融合

多学科交叉渗透融合有三个层面。①器物、装备、工具、仪器。我们中医医院是中西医双重诊断，以理法方药、辨证论治为主体。技术、方法、手段，对

于新技术、新方法要不断地引进，而后落实到理念。理念包括物质、结构、功能、信息，应力、能量要一体化。我们要建立新的学科和学科群，要在肯定疗效的基础上规范标准、发现机制。②多学科交叉渗透融合。包括两类学科：一类学科是传统的，就像天文、星占、术数、历法、物候、地理、吕律（就是音乐）等；另一类是现代的，像数学、物理、化学、生物、地学、信息学、逻辑学。③互联网区块链关键问题要创新则必须整合。首先要在学科内整合，要在机构内整合。我们要在国内跟相同的医院机构整合，也要和国际合作。我看最重要的还是学科内的整合，然而绝不是一个人就能完成现代医学科学的研究，中医亦然，一定要有团队。

（二）拓宽中医学前瞻性研究

21 世纪初叶涌现出东学西渐与西学东渐并行，相互交织、渗透、融通的新局面。中华民族的美德——孔孟仁学以《儒藏》为载体远渡重洋而传播四方。医学是人学，中医药学具有科学与人文的双重属性。科学求真，人文求善，人们总是追求真善美，而以美启真、以美储善、以美立命。人需重视生命、顺应自然，天人合一整体观与辨证论治是中医原创的优势。医学不是纯粹的科学，医学离不开哲学，更离不开经验，尤其是中医学理论来源于实践经验的汇聚、检验和升华，进而指导临床诊疗实践。中医药学以临床医学为核心，疗效体现学科的生命力。20 世纪 50 年代前称中医、中药为国医、国药，是以国学为指针，意象思维是原创思维。中医治学当溯本求源，古为今用，传承是基础，在传承的基础上创新。

综观 20 世纪医学的重大成就，其一是传染病、感染性疾病的防治。自 20 世纪 50 年代中医药治疗流行性乙型脑炎，到近年防治甲型 H_1N_1 流感，均展示了中医药防治病毒性传染病的优势，对国内外产生了良好的学术影响。当今世界卫生组织（WHO）所列的现代难治病，诸如冠状动脉粥样硬化性心脏病（简称冠心病）、糖尿病、脑卒中、癌症、痴呆等的中医药治疗，均取得了较好的疗效，由此看出中医药在重大疾病防治领域展现出独特优势与科学价值，其整体调节、辨证论治的思维为现代医学难题提供了创新性解决方案，也为全球健康治理贡献了具有中国特色的医学智慧。

若论中医科研方法与路径，运用现代理化分子生物学的技术成果等研究中医证候、方剂与科学原理，并用现代语言诠释，是刚刚起步的探索阶段。综观古往今来，贤哲名医均以儒家之学为主体，兼以道家，而儒道互补，所谓儒相、儒医。名医者必是明医，既重视经验传承，又引进科学技术，还当融汇新知，运用科学的临床思维方法，将理论与实践相联系，以显著的疗效诠释、求证前贤的理论，于继承之中求创新发展。这是固有的以中医药学自身的规律作研究，即所谓格物致知与致知格物的中医研究。它既有益于治学，也是做人需领会的道德箴言，有利于医德的培育，使医生与患者成为道德的共同体。

屠呦呦教授早年遍览多部中药典籍文献，得知用生青蒿捣汁饮用可以截疟，因此用低温萃取的方法获得青蒿素和双氢青蒿素，用于临床治疗恶性疟疾，挽救数百万计人群的生命。她因此而获得诺贝尔生理学或医学奖。显然这是利用现代科学技术的创新药物，其成果表达也是用现代科技语言。晚近王永炎院士的学生提出中医治病用复方的“方剂组学”的概念，从化学、生物学与网络药理学等方面阐释中医方剂配伍原理的新技术，具体而言有如下几点。

(1)创建方剂有效物质的多维提取、分离与分析体系：中药方剂是一个复杂的、包含多种有效物质成分的天然组合化合物库。由于中药含有含量变化悬殊的众多不同结构类型的化学物质，因而方剂中有效物质的提取、分离与分析是现代中药系统研发的关键。在“973计划”项目“方剂关键科学问题的基础研究”中逐步创建了规范化、重复性好的中药标准组分提取分离平台，集成包括多模式、多柱色谱系统及多元检测技术、化学指纹图谱的分析技术、制备分离技术、计算机数据管理等技术，形成了高通量、系统集成的分离平台。同时，在多模式、多柱色谱系统原则的指导下，针对不同中药的样品特性，应用相应的分析模式及方法进行中药分析，建立了行之有效的气、液相色谱分离的方法。

(2)构建方剂复杂物质质量控制体系：在创建了基于稳定、高效、系统集成的分离分析平台基础上，融合中药指纹图谱计算分析技术进而构建了中药指纹图谱质量评价体系。创新的相关分析技术包含基于遗传算法的色谱指纹峰配对识别方法用于中药指纹图谱相似性计算；将峰数弹性、峰比例同态性及峰面积同态性，用于中药色谱指纹图谱相似度测度及评价；基于 Fisher 判据的中药色谱指纹图谱比较分析方法，用于鉴别中药材真伪；基于小波变换的色谱指纹图谱分型表达方法，用于表征中药材质量等级；将化学特征分类与类内相似度计算相结合，用于对中药质量类别进行量化分类等。

(3) 探索标准组分配伍的方剂组方新模式：传统方剂的中药配伍停留在饮片层次，其成分复杂、质量难以控制、疗效机制难以说明，而现代医学要求中医药须朝着“质量可控、安全有效、机制清楚”的基本要求去发展。因此，王永炎院士带领项目组率先开展了基于中医理论，以系统科学思想为指导的标准组分配伍的方剂组方研究。以临床有效的名优中药二次开发为切入点，遵循传统方剂的配伍理论与原则。在基本搞清方剂药效物质和作用机制的基础上，以组效关系为基础优化设计，针对临床适应证进行组分配伍。组分配伍的主要目标是要形成安全、有效并具有特定功能主治的组分组方或组分与成分组方，如此既能够遵循中医辨证用药，具有较高的安全性，临床适应证明确，又能做到物质基础及作用原理相对清楚而质量稳定可控，可产业化推广。

(4) 创建多层次的多药物药效筛选与优化平台：中药复方以多成分、多靶点、多环节、整体综合调节作为其作用方式和特征。如何在多种相互作用的药物成分中筛选有效物质群，并进行合理量效、时效配比，是组方优化的关键。项目组建立了基于药效的分子、细胞、器官、整体多层次的实验模型，融合调节分子、细胞形态、智能行为、生理生化及生化物质定量 / 半定量等多层次指标，提出了因果关系发现、基线等比增减、极性分段筛选、药队协同效应、“试验设计—非线性建模—多目标优化”三联法等多种设计与优化方法，并整合复方组分药代动力学方法，系统构建了中药方剂生物活性评价技术平台，可针对临床适应证，对中药有效组分进行配伍、配比多个层次的优化设计，该平台的创制对方剂活性筛选及评价具有现实价值和深远的历史意义。

(5) 在国际上创立具有中医个体化治疗特色的新学科——“方剂组学”：“方证相应”的临床实践与经验历经数千年的积淀而日益突显东方维护健康的智慧。但方剂联合治疗的网络药理靶标的复杂机制面临巨大挑战。在后“组学”

时代，王永炎院士于2011年率先在国际期刊 *Journal of Clinical Pharmacology* 上提出了“方剂组学（Fangjiomics）”的概念，探索用现代的多组学方法与信息分析技术来创新发展传统中医学，同年即被 *Nature* 专刊引用。2015年在《中国药理学报》和《现代血管药理》的方剂组学专刊中系统总结了该学科相关概念和技术方法及目前的研究进展，指明了未来的发展方向。方剂组学是以方剂组作为研究对象，以可控的有效物质群为基础，以临床疗效为目标，用现代检测与分析技术对方剂进行整体论指导下的还原比较分析，创新发展传统中医药理论，提高临床防治疾病的能力，为未来个体化医学的发展提供思路与方法。方剂组包含了成千上万的方剂，联合不同的组学技术和相应的分析工具可以揭示方剂组在不同组学水平的复杂关系。通过优化成分谱、通路及靶标，方剂组学可发现成阵列设计的和可控的联合治疗，通过联合最少的药物实现比单一治疗更好的靶向作用，减少脱靶效应。这种新型中药复方研究模式是将中医方剂转化为临床药物的转化医学策略，对中医的发展至关重要，同时亦有助于人类加深对复杂疾病机制的了解，并促进制定更好的个性化方案来实现医学的最高目标。

王永炎院士有关多学科交叉促进中医药发展的论述原文

在文明互鉴的时代背景下，必须动态更新人才培养的学科体系，组建多学科的科研团队。一方面强化生态学、化学生物学、物理化学的实用研究；另一方面重视将全息病证与复方配伍的研究纳入到网络、模型、生物链中给予整体、宏观的分析。目前的网络药理学破解难题的“算法”是关键方法。华夏哲理“行于所当行，止于所则不可不止”。“所”乃学术研究学科建设，从理念上更新至关重要。中国格致学讲“格正事，致良知，事上炼则事功成”。中医药学以维护健康生命，以人为本，“纠偏复衡”是硬道理；阴阳中和、治未病乃生生不息之首要。中医西医美美与共于今世，面向人类的未来，让大科学大健康福泽民众求真储善立美。（图3-2）

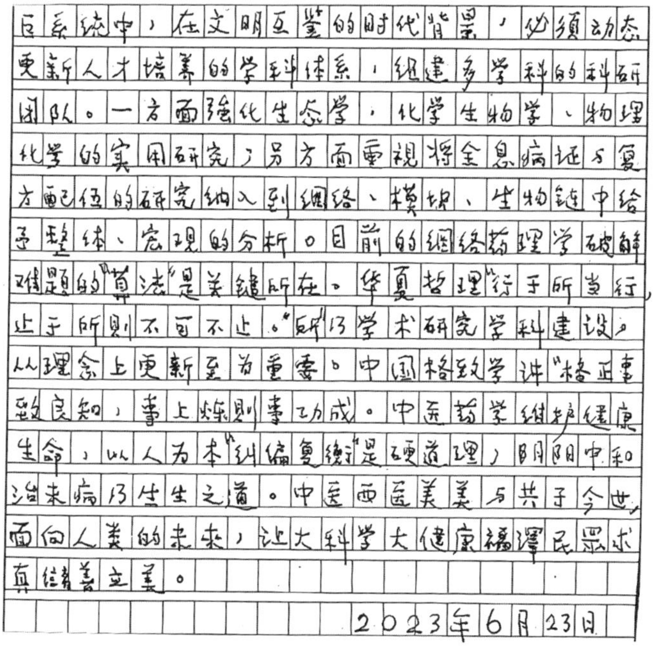
巨系统中，在文明互鉴的时代背景，必须动态更新人才培养的学科体系，组建多学科的科研团队。一方面强化生态学、化学生物学、物理化学的实用研究，另方面重视将全息病证与复方配伍的研究纳入到网络、模块、生物链中给予整体、宏观的分析。目前的网络药理学破解难题的"算法"是关键所在。华夏哲理"行于所当行，止于所则不可不止。"所以学术研究学科建设，从理念上更新至为重要。中国格致学讲"格正事致良知，事上炼则事功成。中医药学维护健康生命，以人为本"纠偏复衡"是硬道理，阴阳中和治未病乃生生之道。中医西医美美与共于今世，面向人类的未来，让大科学大健康福泽民众求真储善立美。

2023年6月23日

图 3-2　王永炎院士有关多学科交叉促进中医药发展的论述手稿

三、学科交叉需文明互鉴，“我主人随”与“人主我随”相结合

中医药学具有科学人文双重属性，是具有华夏民族优秀传统、全面系统继承从未断裂的医药学。重始源，伏羲制九针、神农尝百草当是针灸学、本草学的端始。华夏文明以黄帝为标志。中原流域文化经胡人汉化与向东南方汉化普及中华大地，从夏商周代始历 5 000 年。主体是农耕文明，以象数易气神混沌的一元化哲学为根本，中医中药学以天人合一的整体观、治未病、辨证论治体现疗伤治病的机制。不同国家、民族、地域都有自己的文化、文明，文明有差异性又有共同性，中国哲学历来倡导“和而不同”，执中对话，互鉴互动，美美与共。回首 200 年来西方列强坚船利炮外侮侵略，晚清洋务运动摆脱传统、追逐西化而国学势微，丧失了东西方文化和而不同的交流对话。文明的冲撞、矛盾、斗争曾发展到数典忘祖，废除国医国药、中医教育漏列案的惨烈情况。当今世界自然社会环境复杂，既有竞争矛盾，又有合作共生。就经贸、科技、学术研究论全球一体化、信息化、数字化高概念大数据技术的协同发展仍在历史进程之

中。知识界学者感受到国家意义上的民族、学派与个人都需要保持自身文明的特色与传承的优势，也同时开放吸收其他民族的科技文明成果，应当是差异性与共同性的结合。华夏民族具有“尚一”“尚同”的基因，全球同样朝着文明互鉴、和而不同的对话合作方向，向前迈步。总之，国医国药唯国是，“国是”乃华夏民族深邃哲理指导基础理论，实事求是守正创新的根本。

1. “象数易气神”一体是中医基础理论的本体

象思维是一种区别于概念思维的原创性思维，是华夏文明特有的思维方式。象思维也是中医药学具有特色的主要思维，对基础理论形成发展有着重要的影响。象思维之“象”，有原象、具象之分。原象即太虚，即混沌，即无中生有，即藏真之气；气散为无形之大象，即一，即道，而道通于一，揆度奇恒。原象是初始化混沌、整体流转，具创生时空之象。太虚原象体现天人合德，物我合一，一气为本，气聚成形，形立神生，形气相感而化生万物，万物为形而下之“器”，当是物象、具象，还包括心理状态感知折射的镜象、心象与意象。原象与具象可以互相转化，具象以显明的方式呈现，在特定的时空环境可以幽隐而远、泯灭心物的方式回归到太虚原象。随着文明互鉴的来临，具象思维与概念思维的整合互用，综合归纳与还原分析整合互动的方法学正在逐步以同向发展的新趋势渐次形成。

学习宋明理学。周敦颐、邵雍、张载先生论“象数易”的联结互用，阐述得简明易懂。《皇极经世书》云：“太极一也，不动，生二，二则神也。神生数，数生象，象生器。”将神数象器合一，即是法于阴阳，和于术数。人身——阴阳太极、至极、无极之整体，寓有象数，易变混沌为道。基数“二”与“三”的易变：“二”之变，两仪、四象、八卦、四季、二十四节气、六十甲子引入中医，论人之生命健康，阴阳、动静、刚柔、邪正、顺逆、显隐，亦此亦彼，同步消长，互根互动，是既对立又关联的辩证统一，非常重视天地时空与生命健康的节律。“三”为基数，天地人识其“大”者，在天为玄，在人为道，在地为化。论中医学三因制宜、开合枢、精气神，六经九气，取象运数，观象议病辨证，为理法方药之指归，易理医理相通，当是中国哲学间性论的智慧，明理正纲是求索幽玄隐喻病因病机的要领，以深化基础理论研究、指导临床诊疗、提升共识疗效为根本。回顾 2003 年严重急性呼吸综合征（SARS）

病毒肆虐,SARS 主病在肺,多以毒、火、瘀、耗阴灼血、亡阳而厥脱病逝,论其病机当是水火不济之大疫。尸检病理解剖见肺叶焦枯,胸腔大量血水。仔细思考,毒火重笃、伤耗阴液非只限于肺金,金水相生必累及于肾,肾阴铄伤,毒火上灼于心,水火相激内扰神明心主应是隐喻病机。再论新型冠状病毒感染大疫之病机,以肺为主,轻证普通型寒湿阻肺失于肃降,于卫分、卫气同病可治;重证则金克木,木侮金而成,其症除喘促气短之外,乏力不仅在胸膈肌群,全身四肢乏力亦凸显。病在肝为罢极之本,疏肝调气有效,误补则助邪。

中医基础理论重气与气化,重神与神机。气为精微细小颗粒,具质量、能量、信息属性,神以脑为元神之府,以神机为用,气神为中医药学主体的本体。当今在"中西医并重"国策指引下,深入中医学基础理论研究是推动学科建设事业发展重中之重的大事。

2. 经验重建与现代诠释深化理论研究

医学是人学,社会人群永远融汇在大自然中。古贤哲称"不务农难成明医",意在顺应自然、适应社会。中医学历来重视生活环境与疗伤治病经验的积淀。通过传承经验重建擢升为理论基础与知识科学,即前科学的载体。

(1)经验重建是理论深化研究的门径:中国技术哲学主张实在论与建构论的执中和合。中医药学通过人用临床经验与文本调研归纳,通过医案医话的梳理汇总,形成重要的文献资料,实施传承精华,通过基础理论总结并指导临床诊疗。回顾中医学学术发展史,其与华夏民族的两次百家争鸣密切关联。先秦"轴心时期",中医学理论吸收诸子百家思想内涵,以《黄帝内经》《黄帝八十一难经》《神农本草经》《伤寒杂病论》四部经典著作为标志,以儒道互补为主体,兼蓄阴阳家、墨家等学说,渐次形成了比较系统完整的医学学术体系。学术传承以家学继承、授徒亲炙为范式,重经验积淀,以医案及医经注解为实用的方法,基础理论处在演化发展过程中。魏晋之际,社会动荡、民生艰难,知识界为摆脱思想困境,玄学思潮兴起并蔚然成风,与佛教、道教思想相互激荡,形成春秋战国"百家争鸣"之后,又一次思想文化的活跃期,其学术思想对宋金元时期中医中药的发展有推动作用。尤其是学派书院医学教育的关注,纳入国家官学系统,创建校正医书局,集中著名医家对历代重要医籍进行收集、整理、考证、校勘并刊行，其文献存储为中医基础理论与临床研究创造了条件。金元明时期出现一批杰出的思想家、医学家，他们的创新学说，改变着“泥古不化”，打破了因循守旧，在学理研究方面独树一帜，为中医药学学术交流争鸣与理论研讨开创出良好的学风文风。中医药学是国学的组成部分，蕴含着全面深刻的国学内涵，以整体观、天人合德、一元正气、形神共俱、取象运数指导着诊疗实践，维护着人类生命健康。

(2)现代诠释学创新基础理论研究：自 20 世纪中期，诠释学从以文本解释、理解为主，延伸到学科创新的内涵发展，以实践哲学层面赋予了理解与解释的方法论。最鲜明的特征是它所强调的理解和解释需兼具与时俱进、实践与创造三重品格，其影响迅速涉及人文哲学和自然科学，这标志着诠释学中新事物的产生，新见解、新观点的提出可为临床诊疗与基础理论研究提供创造性继承与创新性研究的方法论支撑。

当今是西学东渐与东学西渐融汇互鉴的新时期，医案学研究与临床医生辨证论治的诊疗病例资料梳理汇总无疑是非线性的大数据，需要从中进行发掘并求索理论性研究。当今高概念信息化、数字化的激活数据学，数字孪生模型数据库的应用，将可能推动描述性研究向系统化研究转轨。2 000 年前，仲景先师明示“观其脉证，知犯何逆，随证治之”系辨证论治总则，其“知犯何逆”的机理多认为是难以破解的黑箱。当今天体物理学对黑洞的辐射信息研究提出了信息守恒定律，对广义相对论与万有引力有新的认知；量子态无须重复与复制，单光量子不可分割其运行翻转 1/2 向前推进的“信息比特”是可计量运算的生物体所具备的物质性的表述。联系中医药学“象数易气神”混沌一体化的本体，有利于破解“知犯何逆”的病因病机，尤其是隐喻致病的因素，可能为临床基础理论研究拓宽时空创造新的机遇。全息证候与复方配伍两个系统的链接与机理，进入网络、模块、区块链作复杂性分析，不能停步于多组分多靶点的研究结果。它是一项重要的科研成就，然而这有别于西医化学药物的靶点效应。它具备复杂系统的研究特征，关乎原象创生性的思维，精思必专、纯思必素而向思能旨；关乎药材的道地性，关乎气与神身心的联结、病灶与证候的联结等，均涉及中医学原理的现代诠释与开放兼容多学科交叉研究，必须完善多元化、多维度、多模式科研团队的人才培养，以适应基础理论研究的需求。

文明互鉴重视引进兼容前沿科技成就，以我为主、我主人随，深化中医药学理论研究。

王永炎院士对中医药学科建设的论述原文

中医药学科建设突显生命科学特色

学科建设是中医中药事业发展的基石，是学术研究的制高点。中医药学提高核心竞争力必当体现中国生命科学特色，以特色为引领，华夏文明深邃的哲理指导治未病，辨证论治是大成智慧的特色。迎接文明互鉴，重始源以历史范畴务本名刀，兼容其他国家民族外来优质文明，以我为体为我所用。目标仍是我主人随丰富具有特色的生命医药学体系，继往圣，开来学，重传承，守正创新；求索原发创生性，回归太虚原象为学术研究拓宽时空也应是中国……（图 3-3）

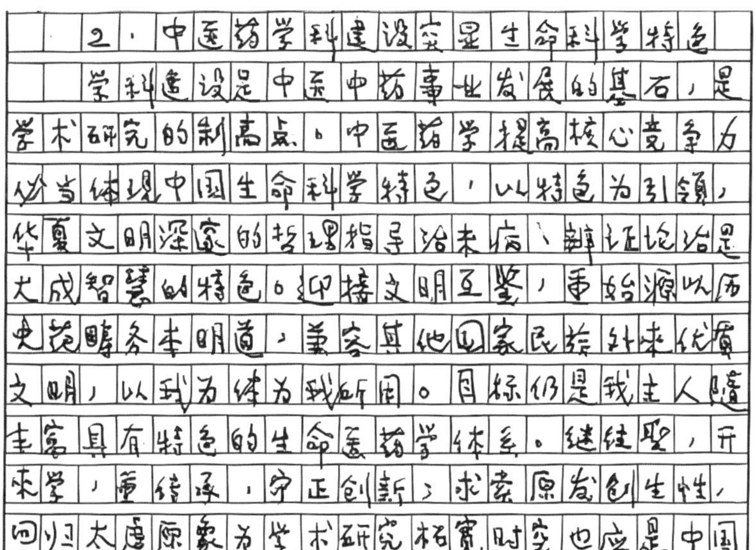
2. 中医药学科建设突显生命科学特色

学科建设是中医中药事业发展的基石，是学术研究的制高点。中医药学提高核心竞争力必当体现中国生命科学特色，以特色为引领，华夏文明深邃的哲理指导治未病、辨证论治是大成智慧的特色。迎接文明互鉴，重始源以历史范畴务本明道，兼容其他国家民族外来优质文明，以我为体为我所用。目标仍是我主人随丰富具有特色的生命医药学体系。继往圣，开来学，重传承，守正创新；求索原发创生性，回归太虚原象为学术研究拓宽时空也应是中国

图 3-3　王永炎院士有关文明互鉴、“我主人随”在学科建设中作用的论述手稿

四、创新是学科建设动力，方向稳定是核心

（一）创新是学科建设的动力

中医学的基础理论、应用基础与临床研究都需要创新，而继承是创新的基础，因此需要正确处理好继承与创新的关系。显然，从实际出发，通过现代研究对中医理论与临床诊疗作内涵诠释也是创新。中医学是古代医学科学，它需要现代化，重要的是如何实现现代化？首先要从继承做起，运用史学（包括外史研究及文献学方法）对中医学的关键科学问题进行认真梳理，譬如证候的概念、名称、分类与规范就需要正本清源的文献学研究。在继承的基础上，通过复杂性科学，树立非线性复杂适应系统理念，无论是证候、方剂、中药、针灸都需要从线性出发，通过非线性研究再提炼出线性规律；从个案研究出发，分析群体规则制定个体化的诊疗方案。不是单纯地追求简单、清晰、明了的线性结论，而要通过非线性复杂性系统科学的方法进行深入的研究。其次就是怎样正确认识中医学“人文”含量的问题，精气神、藏象乃至逍遥散、六味地黄丸、牛黄清心丸等，都有“人文”含量。中医学是具有深厚中华文化底蕴的医学，有人说文化背景是中医走向世界的“瓶颈”，是进行现代研究的障碍，其实不然，只有鲜明的民族性才具有“国际化”意义。当今用纯科学的理念、方法研究生命现象已显示出不可弥补的缺陷，非线性复杂性科学理念本身就含有人文精神，需要运用系统论定性定量集成的方法来研究人体的复杂巨系统。简单举例：嗜酒造成的胃热用寒药治，饮冰导致的胃寒用热药治，这是二维线性的认识。而中医用左金丸治胃热、反左金丸治胃寒，黄连、吴茱萸按1∶6或1∶6的剂量反佐，目的是治病而不伤正。再次，长期饮冰何止胃寒，还可发生心阳不振、心血瘀阻的心绞痛，自然是非线性的多因素致病，当然用多组分多靶点的整合调节来治病。至于当今医学的社会性，更是“人文”含量的体现。当然把医学当作文化，从文化到文化的研究方法也不足取。综上所述，中医学虽然是古代医学科学，因其蕴含有复杂性科学的合理内涵而毫不逊色于其他医学而葆其青春。

（二）方向稳定是学科建设的核心

面对高等教育思想体系发生重大变革，走出我国高水平教学研究型大学

的路子，办好研究生教育，提高学位质量，在高等教育大众化的基础上，把博士生培养纳入精英教育的轨道，坚持高水平与优势特色两大时代特征，以适应经济发展全球化、社会发展信息化、科技更新快速化的需求，为实现全面建设小康社会宏伟目标，推进经济建设与社会进步，发展好高等教育，加强学科建设，提高教学质量是十分重要的事情。中医药学是我国独具知识产权的有优势特色的学科。进入 21 世纪，人们关心生存质量的提高，渴望绿色医药，为中医药学学科建设和中医药健康产业的发展提供了良好的机遇和严峻的挑战。迎接挑战的重要策略在于高层次外向型具有创新创业能力人才的培养，迫在眉睫的工作是加强学科建设，提高学位质量，尤其是博士学位的质量。

1. 研究方向的界定

学科建设有层次，研究方向是关键环节，又是核心内容。学科发展目标是确定与构建研究方向的指导思想，学术梯队建设是实施研究方向的保障。研究方向是学科设置的研究领域，一般来说研究方向在二级学科之下设置，譬如中医内科学设置的“中医防治脑病的临床与实验研究”即是研究方向。依据中医学、中药学与中西医结合 3 个一级学科自身学科发展的需要，也可以有多个二级学科在一个共同领域内构建研究方向，譬如“证候与疾病、方剂相关性研究”则是中医诊断学、中医方剂学、中医内科学 3 个二级学科寻求中医学临床与基础交叉融合的研究方向。再如“中药材道地性与药物资源保护开发利用”则可能是中药资源学与自然地理学、生态学、环境科学相关二级学科交叉融合的研究方向。作为一所中医中药高校，为整合学校的优势，可以在多个二级学科下构建研究方向，如北方某中医学院以防治病毒病的临床与实验研究为研究方向，而南方某中医学院则以防治免疫病的临床与实验研究为研究方向。研究方向隶属于学科，但又不同于课题、项目，它是学科中的研究领域，可分解为若干课题、项目，也可参与多个课题、项目的研究，在每个项目中做一个分题或做一部分。例如医史文献学的疾病通史研究，可以渗透到临床各科，为临床诊疗作基础性本底资料的整理与挖掘，启迪临床医生以史为鉴。

2. 研究方向的遴选与培植

学科建设是高校科研院所医疗中心整体水平提高的龙头。一个单位一个学科遴选研究方向，培植学科新生长点形成新的研究方向，必须依据社会发展的需求，人才培养的需求，坚持高水平和优势特色，形成科技发展的推动力。为此，可参考如下建议。

(1) 围绕高水平学科带头人遴选、确立研究方向，必须有著名教授的支撑。老一代学科带头人、执掌学科研究方向的带头人和后备的年轻学科带头人都具有显著的学术成就和一定的知名度，为学科建设奠定良好的基础。

(2) 承担国家与省部级各类重大研究计划的课题项目带动学科建设，培植学科新生长点，形成研究方向，体现本学科与本单位的优势与特色。

(3) 重视学科起步的前沿并构建研究方向。如治未病理念与亚健康干预的研究，循证医学在中医临床试验的方法学研究，还有中医药学与分子生物学、生物信息学、数理统计学前沿交叉渗透，尤其是信息科学应贯穿学科内外上下的全方位，当作制高点对待。总之，学科新生长点应在百米起跑线上通过竞争而涌现出来。

(4) 新的研究方向可来自原有稳定的研究方向，是原有研究方向的延伸、拓展与分化。允许一位学科带头人牵头两个研究方向，常常是后备学科带头人继续新的研究方向并逐步完善与发展。

(5) 国家、社会急需的领域构建研究方向。如《中华人民共和国中医药法》颁布实施以后，中医诊疗技术标准的建设。再如我国进入世界贸易组织（WTO）与《中华人民共和国药品管理法》的实施，中药材资源保护与饮片的炮制加工都将成为相关学科需要强化或构建的研究方向。

(6) 从高校、院所、医院总体业务建设出发，选择共同的领域，如证候学、病毒病、老年病等汇聚基础、临床、中药、针灸多学科参与建设的研究方向，以提高整体水平。

3. 研究方向的稳定性

稳定性是指该研究方向有 10 ~ 15 年的经历，建设成就突出，居国内领先、世界知名的地位，具有鲜明的自己的优势与特色。如何具体地落实到标志性成果上来？一是承担国家级与省部级重大研究计划的课题项目，或国际合作项目；获得多项国家级与省部级高级别的科学技术与学术成就奖励；具有重要学术影响的论文专著的发表。二是培养出一批博士，有的已成长为著名学者，该研究方向的三代学科带头人均有重大的学术成就和较高的学术造诣，且青出于蓝而胜于蓝，年轻的学术骨干具有较强的发展潜力。本学科的学科带头人与骨干在各级各类学术团体中有兼职，有相关学会、协会在本单位与本学科挂靠，并且承担着国家与地方政府有关本学科领域的公共政策的咨询任务。值得注意的一个问题，近三五年出现了稳定的研究方向漂移现象。所谓“漂移”实际是滑坡，由于老一代学科带头人的退出，学科带头人双肩挑繁重行政管理工作，以及后备学科带头人的不稳定等因素，致使学科建设停滞不前，学术萎缩。还有因急功近利缺乏求真务实的措施，以及严重经费投入不足，均可造成研究方向的漂移。我们说构建一个稳定的研究方向需要专家群体 10 ~ 15 年的不懈努力，成就来之不易，应该珍惜。当今对于一所高校、科研院所、医疗中心整体水平的评估，在评价标准的多项指标中，最重要的是水平层次高、稳定性强的研究方向。一个国家级重点学科应有三个以上的稳定的研究方向，其中必须有一个是全国之冠。至于非重点学科乃至弱势待发展的学科，同样需要构建稳定的研究方向，起码应有一名著名教授牵头一个高水平的研究方向，如果确实不具备，则应加大力度培养选拔或从外界引进人才。如此将各级各类学科稳定的研究方向综合汇总，才能体现单位的总体水平。

王永炎院士有关创新以及方向稳定的论述原文

学科建设的目标重在中医药诊治现代难治病的共识疗效，中医的优势在临床，理论根本是中华民族优秀传统科技文明的深邃哲理；学科建设的核心是研究方向，重点规范、稳定性与创新机制，譬如现代难治病的规范：定义，诊断标准辨证量表、评价量表、症状学与证候要素提取，病因病机分析的演绎归纳、维阶失降的证候、治则治法、组方遣药、护理调摄、术语集等等；稳定性是用论著发表的国内外影响力，接班人的传承，方向的更新与深化；创新机制鼓励求知欲、想象力、好奇心，允许失败，发挥独立自由精神。（图 3-4）

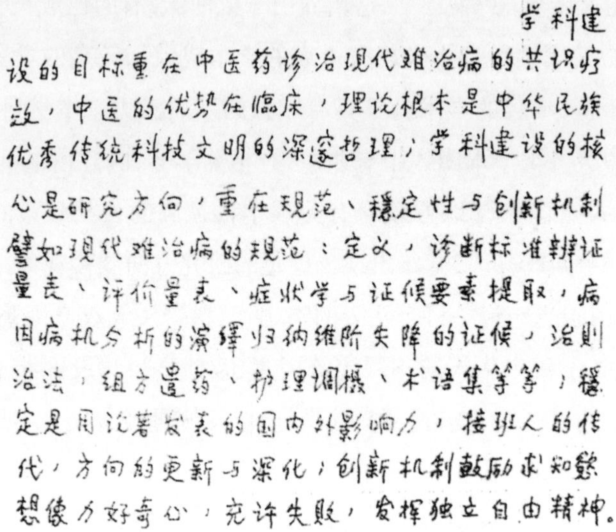
学科建设的目标重在中医药诊治现代难治病的共识疗效，中医的优势在临床，理论根本是中华民族优秀传统科技文明的深邃哲理；学科建设的核心是研究方向，重在规范、稳定性与创新机制。譬如现代难治病的规范：定义，诊断标准辨证量表、评价量表、症状学与证候要素提取，病因病机分析的演绎归纳维阶升降的证候，治则治法，组方遣药、护理调摄、术语集等等；稳定是用论著发表的国内外影响力，接班人的传代，方向的更新与深化；创新机制鼓励求知欲想像力好奇心，允许失败，发挥独立自由精神。

图 3-4　王永炎院士有关创新以及方向稳定的论述手稿

第二节　学科平台

一、建设团结和谐、求实创新的学术团队

在新世纪科学与人文融合的时代背景下，实现学科发展目标、稳定学科研究方向、构建学科人才梯队是学科建设相互关联的三个核心要素，学科发展目标的达成离不开稳定的研究方向与合理人才梯队的支撑。对于中医中药学科门类建设而言，其核心任务是围绕服务人类健康、推动现代医学与生命科学进步的宏伟目标，着力破解研究方向稳定性不足与人才梯队结构性短缺的双重难题。当前，学科研究方向漂移问题尚未得到根本解决，强势学科核心竞争力欠缺，弱势学科研究方向尚未成型，中医基础理论研究、中医预防医学、中医急症研究、中医临床疗效评价、中药资源保护利用与药材道地性研究等领域，亟须提升学术地位、扩大影响力。与此同时，学科人才梯队建设明显滞后，领军人才、临床优秀人才与科技创新人才匮乏，严重制约学科核心竞争力的形成。

因此，要在保持研究方向稳定性的同时，紧跟时代步伐培育新兴研究方向，而重中之重在于加强人才梯队建设，通过制定科学的人才引进与培养机制，构建一支兼具凝聚力、创新力与务实精神的学术团队，以人才梯队为支撑，以多学科交叉融合为突破口，推动中医药学科团队与平台建设迈向新台阶。

当前，中医药事业迎来蓬勃发展的黄金时期，而中医药人才作为事业发展的核心驱动力，是决定中医药事业成败的关键，尤其需要大力培养领军人才、临床骨干人才与科技创新人才，着力打造一支德才兼备、甘于奉献的高素质人才队伍。其中，构建团结和谐、求实创新的学术团队是关键所在。

首席科学家是在团队中发挥引领作用的关键，其需秉持国学传统中的“敬、恕、和”理念并以其为指引：以敬畏谦卑之心治学，以平等包容之态待人，以和谐共进为目标。“敬”是谦诚，是对待学术与团队成员的基石；“恕”是化解矛盾、团结协作的核心关键，强调平等尊重每位成员的贡献，包容学术观点差异，以理性沟通调解矛盾，让“团结就是力量”从口号转化为团队协作的生动实践；“和”是目的，是团队凝聚力的最终体现，团队的每个成员都应具有为团队修身、为事业出力的品德，将个人成长融入团队发展。

秉持“敬、恕、和”理念的学术团队，在应对中医药学科发展实践中的复杂挑战时，更能发挥出强大的协作效能。中医与中西医结合临床研究涉及复杂的技术路线与动态调整，绝非一人之力可完成，唯有依靠团队分工协作与紧密配合，方能攻克难关。在具体实践中，从凝练科学问题，设计研究假说、方案与技术路线，到组织临床观察、总结评价成果等，每一个环节都需要汇聚团队成员的集体智慧，发挥各自专长，实现优势互补。

团队协作的核心不仅在于分工配合，更需构建包容多元观点的学术生态。在科研实践中，学术争议往往是创新突破的前奏。科学研究的本质是求真求实，因此应鼓励质疑精神，保护争议，将争议视为推动学术进步的重要动力。事实上，许多具有前瞻性的科研成果，初期常因数据不足或背离主流认知引发争议；加之传统“官本位”思维对争议的回避，使得创新思想难以获得成长空间。回顾中医药学术史，其繁荣发展与开放包容的学术环境密不可分。金元四大家的学术争鸣、温病学派与伤寒学派的互补交融，正是“百花齐放、百家争鸣”的生动写照。各学派在争议中互相渗透、兼容并蓄，共同推动中医学理论与实践的传承创新，为学科发展注入持续活力。历史的经验为当代中医药发展提供了启示，面对新的争议与挑战，更应回归学术本位，秉持开放态度，求真求实，在批判中继承，在创新中发展。

以中医标准化建设为例，早年有部分学者认为中医圆机活法、不求精准，担忧标准化会削弱辨证论治的灵活性，这一争议本质上反映了传统思维与现代学科规范的碰撞。但实践证明，标准化是学科成熟的重要标志，也是科研成果的高层次体现。通过理性探讨与实践验证，中医药标准化工作逐步推进并达成共识，这一过程充分彰显了争议对学术进步的促进作用。此外，在真实世界研究与疗效评价领域目前还缺乏标准化体系，现有随机对照试验（RCT）方法虽存在局限性，但在缺乏创新方案的情况下，仍是获得国际认可的重要途径。这一矛盾也提示我们，争议的解决需要在尊重现实与追求突破之间寻求平衡，从总体看，当今的学人距离不怕争议还尚待时日。

鼓励学术争议、保护创新思想，需要政策与制度的支持。科研体制应回归“顺应自然、求真求实求异”的学术本位，一旦某项研究创新的趋势明显，有成功的希望，就应该得到支持，而且要允许失败、宽容失败。为具有创新性但存在争议的项目提供容错空间，通过理性探讨与实证研究化解分歧。青蒿素的成功虽带来国际认可，但也显示出规避风险、规避争议和举国体制带来的问题。这提示我们，争议与和谐并非对立，关键在于通过科学机制引导争议转化为学术进步的催化剂。唯有如此，当代中医药学才能在创新中实现高质量发展。

创新是学科建设的动力，也是一个团队不可或缺的追求。在中医药领域，无论是基础理论探索、应用基础研究，还是临床实践突破，都离不开创新的支撑，而创新又必须建立在对传统的继承之上，二者相辅相成，缺一不可。中医学人既要坚守中华民族一脉相承的优秀传统文化，“我主人随，体现中医原创思维与临床医学优势”，又要以开放包容的姿态，积极吸纳国际先进的文化理念与科技成果，实现多维度创新，包括科学技术革新、临床方法学突破、传承基础上的理论创新，以及人才制度优化。

从国家战略层面来看，创新已成为提升综合国力与国际竞争力的关键要素，经济发展需要“创新驱动”，国家赖之以强，人民生活赖之以富足。中医药学的临床诊疗实践同样需要紧跟时代步伐，以面向社会、面向未来、面向国际为导向，“鼎新带动革故”，通过创新带动传统理论与技术的革新。年轻中医师既要扎实学习国学经典，筑牢中医理论根基，又要学懂用好循证医学、叙事医学等现代研究方法，在大量临床实践中积累经验，运用基于疗效证据的方法学，针对中医药优势病种，提炼出符合国家需求、满足民众健康需要且具有学术影响力的共识性诊疗方案。以 2009 年甲型 H_1N_1 流感防治为例，中医专家设计使用的金花清感标准汤剂，经循证医学验证其有效性后，不仅获得了媒体的广泛传播，还得到世界卫生组织推荐，成为中医药临床创新与国际化的标志性成果。因此，中医药学临床要重视基础研究与新药研发。形而上的国学哲理与形而下的诊疗规范，前者是“道”，后者是“术”，道与术互融、相辅相成提炼理法反馈临证才能提高疗效。发表的论文往抽屉里一放，它不会是生产力，推动科研成果转化，加强产学研深度融合，培养适应产业需求的博士后人才，是提升中医药临床价值与社会影响力的重要路径。

多学科交叉融合是团队创新建设的另一重要维度。当前的中医药学科建设需要打破传统学科壁垒，构建跨领域协同研究体系，通过积极引入和培养复合型人才，培植新兴研究方向，提升学科竞争力。以博士后科研流动站为载体的人才培养模式，为多学科交叉提供了实践平台。例如，王永炎院士自 21 世纪初在北京师范大学设立博士后科研流动站，联合农学、生物学、化学、教育学、心理学、经济学等多学科力量，围绕老年脑健康与脑病展开研究。该模式通过整合跨学科资源，不仅实现了信息的高效收集与整合，更将多学科思维方法融入中医学自身规律与方法论研究，为中医药理论创新提供了新范式。再如，经典名方与证候类中成药研发面对的是复方与证候两个相互关联的复杂系统，要与时俱进培养或引进结构生物学与合成生物学、化学生物学与生物化学整合的人才，从复方药物的结构、功能、信息、应力多元化多视角作药效毒理质控的研究。这也要求科研院所与高校进一步深化博士后流动站建设，通过聘请跨学科专家、推动国际合作、构建多层级研究团队，为人才提供交叉学科训练与实践机会。

双向人才流动可以有效促进学科交叉融合。一方面，选派中医药学科博士进入综合性大学前沿学科的博士后工作站，学习交叉学科领域的先进技术与方法，为中医药研究注入新视角；另一方面，引进生物学、化学、数学、信息学等理工学科，以及史学、哲学、心理学等人文社科领域的博士与博士后，参与中医药科研工作。这种双向流动不仅拓宽了中医药研究的学术边界，也为解决证候机制、复方协同作用等复杂科学问题提供了多元化方法论支持。例如，化学生物学技术的引入有助于精准解析复方药物的药效物质基础，而哲学与逻辑学的运用则有助于完善中医药理论的科学论证体系，从而全方位激发中医药学科的创新活力，推动跨领域研究取得突破。

归根结底，正确处理继承与创新的辩证关系，是中医药团队实现可持续发展的根基。中医学的原创思维，如天人相应、形神一体等理论，是创新的源头活水，而循证医学、叙事医学等现代科技手段则为临床实践提供了新的工具。在实际研究与应用中，团队需在坚守中医特色的基础上，善用现代科学技术工具，实现“道”与“术”的深度融合。例如，在经典名方研发中，既需遵循中医辨证论治原则，又需借助结构生物学、质控技术等手段提升药效评价的客观性。唯有在继承中不断创新，在创新中延续传承，中医药学科才能持续焕发蓬勃生机，为人类健康事业作出更大贡献。

王永炎院士有关团结和谐研究团队的论述原文

待发展的第三世界求生存、谋发展必将迎接文明互鉴的回归，文明互鉴影响着科技人文重振复兴。对于各项事业、各门学科启动新发展，无疑是对生命医药科学会有重要的影响。中医药学自当恪守国学原理，回归原象创生性，指导临床实践，开放兼容古今中外一切科技人文成就，倡导多学科、多维度、多模式交叉学科融合，做有思想的学术研究，逐步完善协同整合适应文明互鉴新背景下，构建团结和谐的交叉学科团队，培育具有国际学术界有话语权的学科带头人，强化学科团队建设。(图 3-5)

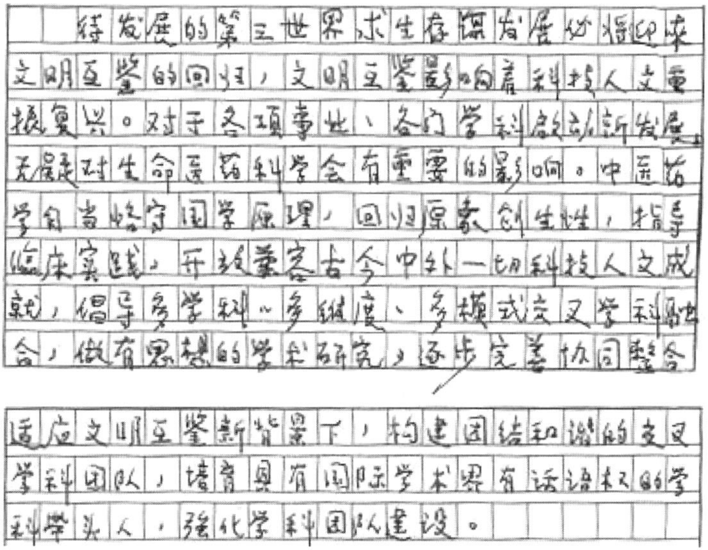

待发展的第三世界求生存谋发展必将迎来文明互鉴的回归，文明互鉴影响着科技人文重振复兴。对于各项事业、各门学科创新发展，无疑是对生命医药科学会有重要的影响。中医药学自当恪守国学原理，回归原象创生性，指导临床实践，开放兼容古今中外一切科技人文成就，倡导多学科、多维度、多模式交叉学科融合，做有思想的学术研究，逐步完善协同整合适应文明互鉴新背景下，构建团结和谐的交叉学科团队，培育具有国际学术界有话语权的学科带头人，强化学科团队建设。

图 3-5　王永炎院士有关团结和谐研究团队的论述手稿

二、学科带头人需德才兼备，包容偏才怪才

学科带头人是团队的核心与灵魂，直接影响着团队发展的方向与高度，其核心素质在于“德才兼备”。作为学科建设的组织者与领导者，带头人需兼具深厚的学术造诣与卓越的管理能力。一方面，需以“仁德”为怀，秉持敬畏谦卑之心治学，尊重学术规律与团队成员的贡献；另一方面，需以开放包容的胸襟凝聚人才，尤其要善于发现和扶持具有独特思维或非常规能力的“偏才怪才”。

在德行方面，学科带头人作为团队的首席，必须以“仁德”为怀，仁德就是力量，是社会规范，也是人文准则。国学传统以敬代静，“守静笃”“护正气”“敬恕和”。“敬”是主体，敬畏谦卑之德；人的聪明智慧禀受父母师长学派，理应敬畏，一切科技成果都要符合公理数学表达，经过时间实践的检验，必须谦卑。“恕”是关键，团队中的众人平等、包容、友好相处，共同营造和谐的氛围，开拓独立之精神、自由之思想。纵观历史可以发现，“中和”的形态代表了社会发展，是文明进步的常态。所以，应提倡淡定修身，提倡中和、中庸、中道。中庸、中道不是很多人理解的老好人、平庸，不是折中的意思，而是修为符合现实、顺应

社会发展的客观规律。因此，要约束自己克服极左、极右思潮的影响。学科带头人要坚持理性，要善于运用逻辑思维，才能够发现真理，为学术繁荣与学科建设多做有益的工作。

在能力方面，学科带头人是专家群体的牵头人，必须在研究方向上有杰出的学术成就，勤勉治学执业。中医学是科学与人文的融合，学科带头人要能够兼通文史，特别要关注科技发展史，包括对中医的各家学说等应该有很好的把握，对于中医药学科门类的方法学研究注重科学与人文和而不同、互补互动，提倡归纳法与演绎法并重。学科带头人应当具备大学科广兼容的理念，敢于求真求异，既要深谙天人相应、辨证论治的理论精髓，也需了解现代生命科学、信息技术的应用趋势，以此规划学科的科研路径，攻克关键难题。

在管理层面，带头人需具备化解矛盾、协调资源的能力，这种能力不仅体现在日常协作中，更需贯穿于人才培养的全过程。要正确对待超常人才，肯于循循善诱，积极扶持其探索，发挥其所长；注意克服“大一统、均贫富”在科技教育界的弊端，鼓励年轻一代脱颖而出。面对团队矛盾时，带头人要善于发现问题、协调关系，重视维护团结，善于做“人”的工作，能团结反对过自己的同志一道工作，营造激发学人为团队奉献的热情，鼓励为团队修身，为事业出力的良好作风、学风与文风。

在人才培养中，学科带头人需注重梯队建设的层次性与延续性。学科带头人是学科建设的指导者，多数是学科某一研究方向的奠基人。学术骨干是实施学科科研教学的主要成员，可以是项目与课题的负责人，学科带头人可推荐遴选某位学术骨干作为后备学科带头人，按照高等院校或科研院所的相关要求进行培养，亦可以将进站的博士后工作人员与在读的博士、硕士纳入学科人才培养计划之内。

学科带头人除了德高望重、善于启迪后学(是必备条件)之外，作为指导者，关键在于需要对本学科门类与相关学科、前沿学科领域熟悉、精通，对把握目标与研究方向，具体到大项目的申报、科技成果的评估，尤其是人才培养的规划、计划，富有经验与真知灼见，以及其自身的学术地位与影响对学科建设具有重要的指导作用。一方面，需发挥前辈学术指导作用，邀请已超过退休年龄的老教授、老科学家参与学科规划与青年培养，借助其经验提升团队的战略视野；另一方面，需大力扶持青年学者成长，为其搭建独立研究的平台。

学科带头人应争做能够发现特色、识别人才的“伯乐”，并持之以恒地给予支持，不计回报。此外，还应正确对待超常人才的教育，循循善诱，切不可歧视。在选拔和培养人才时，打破资历与形式的束缚，重点关注青年学者的潜力与创新意识，如华罗庚以初中学历成长为数学大师，陈寅恪不求学位只为治学，虽无任何学位却成为清华国学院的教授、国学泰斗。再有非常突出的例子是生物遗传学之父——孟德尔，他在修道院建立的实验室里凭着自己的兴趣与毅力，用 10 年时间完成了遗传学的奠基之作，在他死后 30 年，他的理论才被认可。他做的就是这种有贡献、有特色、超前的工作。这些案例都证明了不拘一格发掘人才的重要性。作为学科带头人和科研管理者，学科带头人也应该提高发现人才和科学评价的能力，要像修道院院长耐普支持孟德尔那样，以长远眼光发现潜力，包容创新过程中的争议与失败。科学研究的主体是人，管理者在创新机制、合理配置资源的同时，也要为国家发现人才、培养人才，大力支持科学工作者，使他们在科学研究中发挥最大的才智。

学科带头人的另一重任，是营造自由探索的学术环境。科学研究本质上是试错的过程，争议与失败难以避免。若因“官本位”思维或急功近利的心态而压制非常规研究，可能导致重大创新机遇的流失。因此，学科带头人需倡导理性争鸣的学术文化，允许团队在遵守科学伦理的前提下大胆探索；要发扬学术民主，通过学术讨论的激荡碰撞，探寻新知。在学科带头人的领导下，以管理创新推进源头创新和持续创新，不断培植学科的新生长点，以获取标志性的科研成果。

总之，学科带头人既是学术的引领者，也是团队的塑造者。唯有以德服人、以才聚力、以包容促创新，方能带领中医药学科在守正与创新的平衡中实现可持续发展。

王永炎院士有关学科带头人需德才兼备的论述原文

学科建设的蓄力在学科学术带头人，一定是崇尚大德、践行公德、不悖私德，具有家国情怀；坚持和而不同的终极理想，保持团结、和谐、开放、创新的团队，重视人才更新，闻过则喜，包容偏才、怪才，年迈力弱肯于让贤，为新人创造良好氛围。重始源而传承，扬国学而创新，坚持高起点与前瞻性，随心所欲不逾矩，死而不亡者寿多做未竟事业。所以人才培育是学科进步的关键。学术建设是事业发展的基石。迎来中医药学良好的守正创新的契机，我与尚在世的学长自当老骥伏枥，为回归振兴中医药事业奋斗终生。（图 3-6）

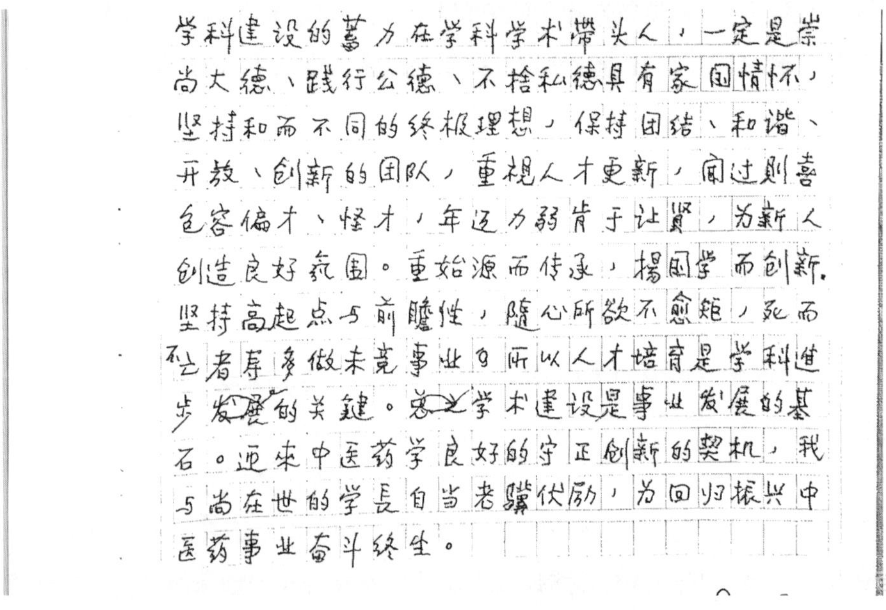
学科建设的蓄力在学科学术带头人，一定是崇尚大德、践行公德、不拴私德具有家国情怀，坚持和而不同的终极理想，保持团结、和谐、开放、创新的团队，重视人才更新，闻过则喜包容偏才、怪才，年迈力弱肯于让贤，为新人创造良好氛围。重始源而传承，扬国学而创新。坚持高起点与前瞻性，随心所欲不愈矩，死而不亡者寿多做未竟事业。所以人才培育是学科进步的关键。学术建设是事业发展的基石。迎来中医药学良好的守正创新的契机，我与尚在世的学長自当老骥伏励，为回归振兴中医药事业奋斗终生。

图 3-6　王永炎院士有关学科带头人需德才兼备的论述手稿

三、学科带头人需开放胸怀，引领团队自主创新

学科带头人的开放胸怀，集中体现为对多元文化的兼容并蓄、对青年人才

的信任支持，以及对传统与现代的辩证融合。国学中儒、释、道所蕴含的仁德礼义等思想，构成社会主流价值内核。学科带头人应以仁德为根基，秉持开放姿态引领学术团队，主动吸纳东西方文化精华，以“礼之用，和为贵，君子和而不同”的理念构建和谐人际关系，推动中医药学人的自主创新之路。

（一）青年学者是创新的主力军

青年学者是科研创新的主力军，众多原创性成果均由其主导完成，重视青年人才培养符合科研创新发展规律。学科带头人的青黄不接会造成已有稳定研究方向的漂移。所谓漂移，即学科研究方向的偏移甚至萎缩，多由起指导作用的著名学者退休而中青年学科带头人的知名度与影响力尚且不足造成。对此，需重视发挥老一辈学科带头人的学术指导作用，同时着力培养年轻后备力量，促进老、中、青三代学者形成兼具国内外影响力的学术梯队。

青年学人的成长离不开高年资学者的支持与引导，学科带头人应主动加强与青年学者的交流互动，通过学术探讨激发其创新思维，在研究思路与方法上给予指导，并为其搭建团队组建、项目申报等成长平台。科研管理者需提升专业素养，在项目评审中秉持公正原则，为青年学者营造公平竞争的创新环境，确保其凭借学术实力获得资源支持，激发其创新的激情，减少因经费压力分散科研精力的情况。同时，积极探索自主选题在青年创新能力培养中的作用，将课题研究与学科梯队建设有机结合，“项目运作着眼于成果，学科建设着眼于人才，探索两者有机结合的机制，在项目运作中促进人才成长”。

大科学时代背景下，多学科协作已成为科技创新的核心驱动力。中医药学科应打破领域局限，欢迎一切热爱和愿意参与中医药科学研究的各学科学者加入，着力培养复合型人才。当前，基础研究的发展最为薄弱，也最为艰难，面临难度大、周期长等挑战，尤其需要科研人员保持平和心态，淡定、淡雅，以中道、中和思想避免极端倾向。在中医药学科发展进程中，明确疗效、规范标准、揭示机理是关键环节，从事机理层面的基础研究，如何融汇社会科学领域的成果，如何把结果加以校正核实，需要时间和实践的检验。所以，基础研究最重要的是把握理念，这一突破重任更应交由青年科研力量承担。建议在国家重点基础研究发展计划（“973 计划”）项目、国家自然科学基金委员会重大计划等基础研究项目中优先选拔堪以重任的年轻团队负责人，给予其充分信任，支持其自主组建团队、设计研究方案。青年学者自身也应树立敢为人先的创新精神，克服急功近利心态，以博雅教育理念为指引，在科研实践中敢于质疑、勇于突破权威，推动中医药基础研究取得实质性进展。

（二）笃定中医信仰，发扬原创优势是创新的前提

首先，中医药行业对创新人才的需求极为迫切，而创新人才的首要特质是热爱中医、忠诚中医。热爱中医，意味着对中医事业怀有深厚情感，认可中医的学术原创价值，坚定中医发展信心，摆脱学科曾处弱势带来的不自信；忠诚中医，则要求深入理解中医理论体系，明晰中医与哲学、史学等人文领域的内在关联，以理性态度批判性继承中医精华，做一个“明白的中医”。中医药是开放的巨大学术体系，虽需借鉴多学科方法，但必须坚持“我主人随”原则，明确“中医研究”与“研究中医”的本质差异——前者立足中医理论的主体性，后者可能消解其核心价值。例如，在复方研究中，若单纯采用化学还原论分析单药成分，忽视“君臣佐使”的整体配伍规律，便难以真正揭示药效机制。因此，中医药创新必须以中医理论为根基，在系统论指导下融合现代科技，走出一条“以道驭术”的自主之路。

其次，应深度挖掘中医教育的优质传统资源。倡导将博雅教育确立为中医药大学的核心价值观，重新审视与调研书院式教育模式，借鉴宋代书院强调基本功训练、“案头书”、学生自主制定读书计划、师长针对性辅导的培养方式，在传承韩愈“传道、授业、解惑”教育理念的基础上融入创新元素。同时，深入研究太医院的教习模式，其案例教学与现代教学查房理念相通，而“问策—射策—策论”的培养方式与现代问题导向学习（PBL）高度契合，由老师“问策”，学生“射策”，而后撰写“策论”，这才是原汁原味的中医，可将这些传统教育精华融入当代中医药高等教育体系。此外，向全国推广传承博士后培养模式，选拔本专业优秀人才传承老专家、老中医学术经验，并探索开设非医多学科博士后班，吸引跨领域人才参与中医研究，丰富中医创新人才储备。

最后，大力弘扬中医原创思维与原创优势。要补读一些尼采、康德的书，中国的学问要读陈寅恪、熊十力、马一浮的著作。中医药学兼具科学与人文双重属性，与后科学时代研究趋势高度契合。中医药实践注重临床思维能力培养与经验积累，中医诊疗能否取得疗效，关键在于悟性，在于思维、思想，以及思考、思辨的能力，还要靠实践中临床鲜活的经验积累。这是现象理论指导下的实践。中医药学理论的原创优势则体现在天人相应、形神一体、辨证论治的核心理论框架中。把中医的优势与现代科学技术整合起来，在系统论指导下还原分析，通过跨学科融合实现传统理论的创新性发展，走出一条具有中国特色的中医药自主创新道路。

第三节　学科团队

中国特色社会主义在改革开放 40 年伟大成就的基础上进入了新时代新征程，中医药也进入了新的历史发展阶段。中医药是中国古代科学的瑰宝，也是打开中华文明宝库的钥匙，凝聚着深邃的哲学智慧和几千年的健康养生理念和实践经验。中医西医并重，传承发展中医药事业是新时代党和国家的历史使命，是增强文化自信，实现中华民族伟大复兴的大事。中医药事业正处在一个良好的发展期，中医药人才是决定中医药事业成败的关键。我们需要领军人才、需要临床优秀人才、需要科技创新人才，但这些人才的形成首先需要的是一个宽松的环境。建设一支德才兼备，甘于为事业奉献的人才队伍，任重而道远，让我们共勉迈向光明的未来。

一、鼓励学术民主和自由探索

（一）鼓励学术民主

1. 回归学术本位，营造和谐、开放的学术环境

纵观历史，一个大国要实现并维持数百年的强盛，强大的科技与教育体系是其根基。作为创造了灿烂古代文明的中国，为何在近代的科技与工业革命中一度落后？这要求我们理性审视长达 300 年甚至更长的历史周期，从内部治理结构、知识创新机制与全球格局变迁的互动中，寻找更深层次的经验与教

训。为什么近代科学不在中国文明或印度文明中间产生，而只在欧洲发展起来？显然，近300年来农耕文明与工业文明的冲突，尤其是清代闭关锁国抑制了中国早期工商业的发展，使近代科技的形成与发展失去了基本的土壤与条件。如儒学思想虽然强调“忠”“孝”伦理、三纲五常的法统，但其本质还是为了维护君主封建统治，使中国大一统的封建统治延续了两千多年而没有根本改变。这些都须要认真思考。认识中国自然科学发展的社会背景及其特有的文化形态，正确把握工业文明与农耕文明的历史背景，正确把握中国学术发展的现实与未来的愿景是十分重要的。

鉴于我国目前正处在从人力大国向人才强国转变的历史进程中，随着社会的发展，高等教育存在的问题也日益显现。回首2005年钱学森先生辞世前，感慨地提出:“为什么我们的学校总是培养不出杰出的人才？”这是钱老对我国高等教育和人才培养提出的深刻命题。适应创新型国家的战略需求，各行业各学科都要思考并作出回答。中医药学科晚近迎来了良好的发展机遇期，中医从求生存向谋发展过渡，急切期待着领军的学科创新人才培养能够落到实处。不是所有的科学研究都要以满足需求为目标，科学研究更应该鼓励自由探索。急功近利使得科学家难以静心思考，很难在自己感兴趣的领域持续深入地研究，当前多数学者都是按照招标指南设计课题，课题组长忙着寻找经费维护团队的生存。晚近，一些科研院所的自主选题，由于青年人缺乏独立思考和实践的锻炼，多数按照领导和老师的思路去做，而没有发挥好自主选题培育创新人才的作用。

2. 建设民主团结进取的学术团队

民主团结进取的环境是发挥创造力必不可缺的力量，秉承儒学“和而不同”，让团队的每个人都得到才能发挥的时空间，营造自由和谐的氛围，以“敬、恕、和”建设好和谐开放、团结进取的学术团队，团队成员秉承中医药学自身的规律治学、执教、科研，顺自然合规律性、合目的性为人民造福祉。项目首席课题组长应以“仁德”为怀，善于包容，平等待人，谦诚自律，为团队修身，为事业出力，营造宽松的学术环境。

鼓励教师和科研管理者们能够成为发现特色、识别人才的“伯乐”，并持之以恒地给予支持，不计回报。在科学研究中年轻人是主力军，很多重要的原创性工作都是由年轻人做出的，支持青年学者，符合创新规律。作为青年学者，首先应该树立敢为人先、破旧立新的精神。要淡定淡雅，克服急功近利，以博雅教育为核心价值观。科学面前人人平等，青年学人要敢于提出异议，勇于挑战权威。青年学人的成长离不开高年资学者的支持。老一辈科学家应该多与青年学者交流，激励他们勇于突破、追求卓越，在思路和方法上给予他们启迪，为他们提供条件，帮助他们组建团队。科研管理者的素质亟须提高，要积极为年轻人营造创新环境，在评审中公正客观地对待青年学人。年轻人能够以学术实力获得支持，既会激发他们创新的激情，又使他们不会为了寻找经费奔波而安心科研。建设民主团结进取的学术团队，应积极探索加强自主选题在培养青年人创新能力中的作用，将课题运作与学科梯队建设有机融合，项目运作着眼于成果，学科建设着眼于人才，探索两者有机结合的机制，在项目运作中促进人才成长。

3. 弥合分歧，推动学科的标准化建设

中医药学以临床医学为核心，疗效体现学科生命力。标准化是一门学科成熟的标志。从标准出发，在肯定疗效的前提下，标准规范的分级具有四个层次：一是推荐专家共识的诊疗方法、技能、术式与药物；二是形成行业学会推介的规范；三是各级卫生管理部门认同的临床指南或诊疗路径；四是制作修订获官方标准的行业标准（ZY）、国家标准（GB）、中医中药国际标准（TC249）。中医临床医学标准化工程，是从 20 世纪 80 年代制订中医住院病历书写规范与常见病证诊断与疗效评定标准开始的。集全国专家的智慧，在国家中医药管理局前后三任医政司司长的领导支持下，历经"十年磨一剑"的功夫，又正逢全国医院区域规划分级管理测评审核的良机，由官方与学会共同努力，完成了中医临床诊疗规范、病历书写标准、疗效评价体系等核心成果在全国的推广。这些标准化成果覆盖中医临床诊疗全流程，既规范了中医临床医生的诊疗行为，统一了中医疾病诊断与疗效评估的"语言"，也为中医药临床研究、质量控制、医保支付等提供了科学依据，有力推动了中医临床医学在全国范围内的规范化、同质化发展，为中医药现代化与国际化奠定了坚实基础。

目前中医药标准化工程管理纳入了正规。中药资源种子种植、炮制加工等正逐步申报国际标准；针灸学的针具、腧穴名称定位、刺法灸法等也提升到了国际标准；临床各学科的诊疗规范、临床路径尚待整顿提升为政府认可的GB号国家标准。ZY号行业标准不是某位专家获得各类奖项就能制定的标准，否则亦很难在国内推行，比如糖尿病研究由三个以上学会制定的标准尚需国家标准委与国家中医药管理局指定的机构考评核定方可，要发扬学术民主亦必须弥合分歧，团结同心推动各学科标准化建设工作。

（二）鼓励自由探索

1. 营造宽松的学术环境

王永炎院士学悟道法自然，道即自然，自然即道，道的运行是自由的、必然的，完全由自身的规律所决定。人与社会都有自然的本性，“守道”就能按这种本性化育自己。1981年落实“干部四化”政策，王永炎院士被提拔到领导岗位上，自身阅历告诉他独立之精神、自由之思想是何等的重要，笃力前行、营造宽松学术环境，收获的是友善和尊重，关爱与支持。王永炎院士这一代中医学人走过来的路很难，虽有领袖们的鼓励，亦有时代布置的泥泞、坎坷带来的内心的压抑和伤痛。如今恰逢中华民族伟大复兴，赋予了国学国医重振回归百年不遇的机缘，让已年迈的学人期盼着中医真正春天的到来。我们必须热爱华夏民族5 000年一脉相承的文明，为中医事业重新振作起来，前人要做的事情，就是为年轻的后学营造宽松的学术环境，冀望后薪续前薪，面向未来迎接中医药学由弱向强的转轨。创新是实现学科建设目标的动力，稳定的研究方向是实施学科建设的核心内容，而人才梯队是落实学科建设任务的根本保障，因此需要营造良好宽松的学术环境，要拓宽空间，鼓励自由探索，要发扬学术民主，通过学术讨论的激荡碰撞，探寻新知。

2. 溯本求源，继承创新

中医治学当溯本求源，古为今用，继承是基础，创新是归宿，认真继承中医经典理论与临床诊疗经验，做到中医不能丢，进而才是中医现代化的实施。忠诚中医，就是要明白中医是怎么回事，了解中医与哲学、史学等人文学科的相关性，能理性地分析中医，有批判地继承。也就是说，你首先是一个明白的中医。这里不是排斥多学科参与，中医药是一个开放的巨系统，需要借鉴多学科的思路与方法，但要坚持“我主人随”，要做中医研究，而不是研究中医。厚积薄发、厚今薄古为治学常理。所谓勤求古训、融汇新知，即是运用科学的临床思维方法，将理论与实践紧密联系，以显著的疗效诠释、求证前贤的理论，寓继承之中求创新发展，从理论层面阐发古人前贤之未备，以推进中医学科的进步。

综观古往今来贤哲名医，均是熟谙经典、勤于临证、发皇古义、创立新说者。首先，通常所言的“学术思想”应是高层次的成就，是锲而不舍长期坚持“读经典、做临床”，在取得若干鲜活的诊疗经验的基础上，提炼学术闪光点而凝聚的精华。学术思想一定要具备创新思维与创新成果，当然是在以继承为基础上的创新。其次，学术思想必须有理论内涵，能够指导临床实践，以提高防治水平。再次，学术思想不应是一病、一证、一法、一方的诊治经验与心得体会。如金元大家刘完素著有《素问玄机原病式》，自述“法之与术，悉出《内经》之玄机”，于刻苦钻研运气学说之后，倡“六气皆从火化”，阐发火热病证治，创立脏腑六气病机、玄府气液理论。其学术思想至今仍能指导温热病、瘟疫的防治。SARS 流行时，运用玄府气液理论分析证候病机，确立治则治法，遣药组方获取疗效，应对突发公共卫生事件造福群众。毋庸置疑，刘完素是“读经典、做临床”的楷模。而学习历史，凡成中医大家名师者基本如此，即使当今名医具有卓越学术思想者，亦无例外。因为经典医籍所提供的科学原理至今仍是维护健康防治疾病的准则，因此“继承创新”具有重要的现实意义。

3. 保护争议，求真求实

科学研究中要保护争议，务必求真求实，提倡敢于怀疑的科学精神。科学上超前的工作，由于数据不完备或者不符合当时学术主流，早期多有争议。其实，产生争议是好事，应鼓励争议和争鸣，回归到学术本位。中医学术史上涌现出的众多流派正是百家争鸣、百花齐放的结果。各学派不断吸收兼容，互相渗透交叉汇流成干，形成中医学继往开来的一条长河。当代的中医药学更要敢于创新，要坚持理性，有批判地继承。如中医标准化建设工作，早年提出的时候，有些中医老先生表示反对，认为中医圆机活法、不求精准，中医推行标准化会淡化辨证论治。然而，我们坚持一个学科成熟的标志就在于有没有标准，标准是科学研究成果的最高层次，现在中医药标准化工作推进得很快，逐步形成了共识。所以，提倡年轻一代要有批判的思想，当然对于老先生为中医求生存的感情应予以尊重。目前，还缺少评价真实世界的标准体系，随机对照试验（RCT）不仅对评价中医疗效有问题，对西医复杂性多因素慢病的干预评价也解决不了。但是在没有创新方法学方案之前，用 RCT 评价更容易得到国内、外医学界的认可。从总体来看，当今的学人不怕争议还尚待时日。一旦某项研究创新的趋势明显，有成功的希望，就应该得到支持，而且要允许失败、宽容失败。争议与和谐并不矛盾，保护争议需要有相关政策。学术本位就是顺应自然、求真、求实、求异。要真正落实就必须创造一种开放、友好的学术环境，相信现在的中国能够发现和培养出杰出的创新人才。

4. 自由探索的前提要坚持理性思考

自由探索的前提要坚持理性思考，科学研究应坚持理性思考。理性思考主要是逻辑思维模式，是一种有充分的理论依据，能对事物进行观察、比较、分析、综合、抽象与概括的一种思维。也就是说，理性思考是建立在证据和逻辑推理基础上的思维方式。一个优秀的科学家不仅要在学术研究、理论创新上能够坚持理性思考，对待学术环境、学术背景同样需要能够坚持理性思考，能够正确分析和对待政治变革、经济发展、文化冲突等对科学研究的影响。当今，很多中青年科学家及学科带头人是双肩挑干部，如此尤其要坚持理性，正确对待文化冲突，对政治、经济、社会形势，从哲学、史学、文化多视角进行诠释，坚持自己对当前形势和周边事物的独立见解，朝向讲政治、学经济、做学问的复合型人才迈进。

二、鼓励教授上讲台并树立榜样

1. 加强中医学科建设

近年来，发展中国家的高等教育普遍受到重视，目的在于扩大优势群体，发展科技推动经济建设，尤其是我国高校扩大了招生规模之后，亟待提高教学质量，加强学科建设则是重中之重的事情。至于公益性科研院所，过去在计划经济环境下以承担国家科研任务为主，优秀人才靠选调。今天面对体制改革，同样需要加强学科建设，明确目标，稳定方向，靠自身培养优秀的高层次复合型的学科带头人。目前，值得重视的是学科带头人的青黄不接，造成已有稳定研究方向的漂移，所谓漂移，即学科研究方向的偏移甚至萎缩，多由起指导作用的著名学者退休而中青年学科带头人的知名度与影响力尚且不足造成。为此，要重视发挥老一代学科带头人的学术指导作用，积极培养年轻的后备学科带头人，使老、中、青三代均成为在国内外卓有学术影响的著名学者。因此，高等院校、科研院所、医疗中心想要进入良性循环，求得稳步发展，都必须紧紧抓住学科建设，而发展目标、研究方向、人才梯队是学科建设的三大要素。

要发掘中医办教育的优质资源。应该倡导以博雅教育作为中医药大学的核心价值观。重新思考、考察与调研书院式的教育，发掘其中的优质资源，充实目前的高等教育。宋代书院强调基本功的训练，强调案头书，提倡主动地制订读书计划，而后师长们根据学生的问题作辅导。如果在韩愈的“传道、授业、解惑”的基础上再加强创意，将会走出一条中国人自己的路。中医中药教学可以重新考察、探讨太医院的教习模式。太医院的教习强调案例教学，相当于现代的教学查房。还要进一步弘扬与推广“策论”的撰写，由老师“问策”，学生“射策”，而后撰写“策论”，这才是原汁原味的中医。可以向全国推广传承博士后的培养模式，在本专业里选拔优秀人才传承老专家、老中医的经验，在继承导师学术思想的基础上进行深入研究。还可以尝试非医、多学科专业的博士后班，吸引多学科人才参与中医研究。

2. 创造良好的育人环境

百余年西学东渐，再加上当今市场经济价值取向的作用，使得一些中医师诊治疾病，常以西药打头阵，中药作陪衬，不论病情是否需要，一概是中药加西药。更有甚者不切脉、不辨证，凡遇炎症均以解毒消炎处理，如此失去了中医理论对诊疗实践的指导，则不可能培养出合格的中医临床人才。对此，中医学界许多有识之士颇感忧虑而痛心疾首。中医中药人才的培养，从国家社会的需求出发，应该在多种模式多个层面展开。当务之急是创造良好的育人环境。要倡导求真求异，学术民主的学风。国家中医药管理局设立了培育名医的研修项目，首先是参师襄诊，制订读书计划，因人因材施教，务求实效。

3. 鼓励教授多上讲台，教学相长

在中医药高等教育深耕数十载的王永炎院士，始终将“教授上讲台”视为学术传承与人才培养的核心纽带，其倡导的“教学相长”理念，为当代高校学术生态建设提供了重要指引。作为中医领域的权威学者，他以自身执教经历印证：讲台不仅是知识传递的载体，更是学术创新的策源地与人才成长的沃土。王永炎院士强调，教授的核心价值不仅在于科研突破，更在于将学术积淀转化为育人动能。高校教授深耕学术前沿，其科研视野与思维方法是培养学生创新能力的关键资源。站上讲台，教授需将复杂的学术问题系统化、通俗化，这一过程倒逼自身梳理知识体系，发现研究中被忽略的逻辑漏洞，实现“教学促研”的良性循环。这种双向赋能，正是“教学相长”最生动的学术实践。

针对部分高校“重科研轻教学”的倾向，王永炎院士的倡议更具现实意义。他指出，脱离教学的科研易陷入闭门造车的困境，而教授远离讲台则会割裂学术传承的链条。他以中医理论传承为例，强调只有通过课堂上的互动思辨，才能让年轻学者既掌握经典理论的精髓，又明晰当代研究的方向，实现学术传统与创新的有机衔接。

王永炎院士始终坚守教学一线，即便在学术研究最繁忙的时期，也从未放弃给本科生授课。他认为，教授的言传身教能为学生树立学术标杆，其治学态度与学术品格对学生的影响，远胜于单纯的知识传授。这种“躬耕讲台”的坚守，正是对“教学相长”最有力的践行，也为高校教师树立了典范。教授上讲台，不仅是育人职责的回归，更是学术发展的必然要求。王永炎院士的倡议，唤醒了高校对“教学相长”核心价值的重视，为构建科研与教学协同发展的学术生态，提供了深刻的理论启示与实践路径。

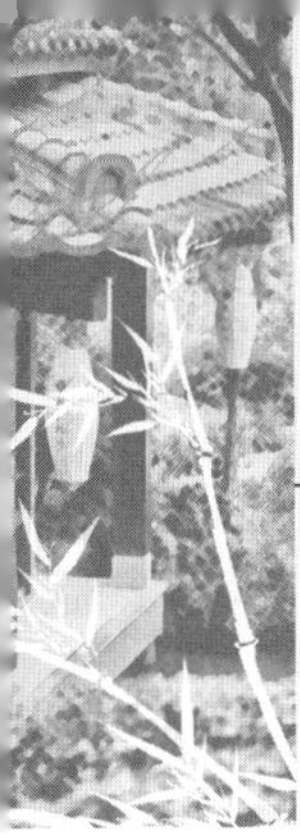

第四章

人才培养

第一节　培养理念

在当代中医药蓬勃发展的宏大背景下，人才的培养始终是推动行业不断前行的核心动力。王永炎院士凭借其深厚的学术积淀、丰富的临床阅历及卓越的战略远见，提出并躬身践行“医、教、研一体化的立体人才”培养理念，致力于培育既拥有精湛医术，又具备深厚教学能力与卓越科研素养的中医药人才，为行业的持续发展不断注入强劲动力。

一、“医、教、研一体化的立体人才”理念的内涵

这一理念的核心，并非将医疗、教学与科研能力进行简单的叠加，而是强调三者之间相互交融、协同促进，形成一个有机统一的整体。其精髓可以概括为“一个核心主体、三项核心能力、两个能力维度与三个支撑点”。

（一）一个核心主体

所谓“一个核心主体”，是以“掌握中医药理论思维和知识技能”为根本。这一主体贯穿于医疗、教学与科研的全过程，要求人才必须深深扎根于中医药理论体系之中，深刻领会整体观念、辨证施治、阴阳平衡、扶正祛邪、三因制宜等核心思维，熟练运用四诊合参、方剂配伍中的君臣佐使、中药七情等知识技能，并以此为基础开展临床诊疗、教书育人与科学研究工作。

（二）三项核心能力

“三项核心能力”构成了人才培养的支柱。

1. 医疗能力

医疗能力，本质上是“学知识的实践能力”，强调将所学的中医药理论与技

能转化为解决临床实际问题的实效。

2. 教学能力

教学能力，是指“传授知识的能力”，要求能够系统梳理中医药知识与临床经验，以生动易懂的方式培育后继人才，确保学术的薪火相传。

3. 研究能力

研究能力，则是指“创新知识的能力”，需要基于临床实践与理论基础，不断探索中医药领域的新规律、新方法，推动学科的持续发展。

这三者之间存在着清晰而紧密的内在关联：临床实践为教学提供了鲜活的案例，也为科研指明了源头问题；教学过程促使知识系统化，有助于科研思维的培育；而科研成果又能反哺临床，优化诊疗方案，同时也能更新教学内容，形成“医疗促进教学、教学助力科研、科研强化医疗”的良性循环。

（三）两个能力维度

在核心主体与三项能力基础上，聚焦两大关键维度。

1. 临床服务能力维度

临床服务能力，它以解决患者病痛为核心，直接体现着中医药的临床价值。

2. 科学创新能力维度

科学创新能力，它以探索中医药的本质与发展规律为核心，致力于推动学科的现代化与国际化进程。

（四）三个支撑点

两大能力维度的实现，离不开三个关键的融合点，也可称之为支撑点。

1. 中医理论与临床实际的融合

中医理论与临床实际的融合，这要求避免理论的空泛化，既要用中医理论指导临床实践，又要从临床实践中反哺理论的深化，比如通过分析复杂病例来验证“辨证施治”的灵活性与有效性。

2. 核心技能与综合技能的融合

核心技能侧重于培养学生模块化的思维方式，像四诊合参——查房时脉诊需细致查探三部九候，关注人迎、寸口、趺阳三脉，以及中医疾病的分期模式等;综合技能则强调中西医学技能的有机融合,学生能够综合运用多种技能解决临床问题,既精通中医诊疗之道,又能合理借鉴现代医学技术,例如借助影像学辅助判断病位,再结合中医理论进行辨证立法。

3. 专科技能与中医药思维能力的融合

专科技能与中医药思维能力的融合,突出中医药的整体观念、辨证施治、阴阳平衡、扶正祛邪、三因制宜等思维特点,以及中药的七情配伍、方剂的君臣佐使等知识在专科领域的具体应用,比如用“扶正祛邪”的思想指导传染病的防治,用“君臣佐使”的理念优化方剂的配伍。

王永炎院士有关人才培养的论述原文

学科建设重在人才培养。文明互鉴的新背景下必须立足前沿,紧跟科技文明发展的新趋势新问题新机遇,在长学制广兼容多维度人才培养的高地上,培育选拔在国际学术界有话语权、有影响力的学科领军人才。年轻一代中医学者是传承创新的主宰,明明德、致良知、担重任引领导航的先声。我辈学长们热切期待后学热爱祖国复兴民族务本纳新,恪守中医药学特色优势,自立于世界生命科学之林。

学科建设首先在人才培养必须立足前沿,紧跟当代科技文明发展的新趋势,拓宽视野,适应文明互鉴的新背景,在人才高地上选拔在国际学术界有影响力的学科领军人才。以担正道、创伟业。年轻一代中医药学人是传承创新的主宰,引领导航的先声。我辈学长们热切期许后学务本纳新、本立道生、我主人随,恪守中医药学特色优势,自立于世界生命科学领域。(图 4-1)

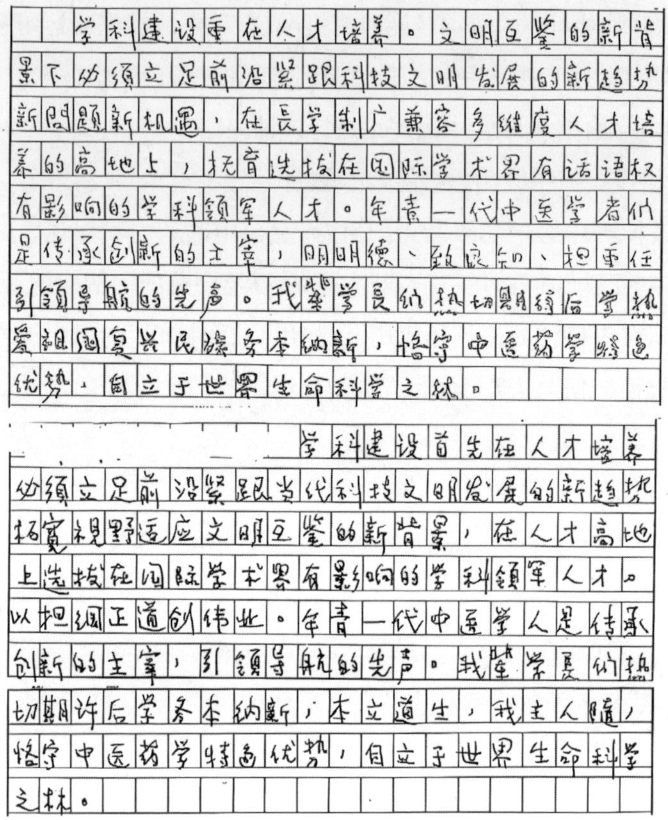

学科建设重在人才培养。文明互鉴的新背景下必须立足前沿紧跟科技文明发展的新趋势新问题新机遇，在长学制广兼容多维度人才培养的高地上，抚育选拔在国际学术界有话语权有影响的学科领军人才。年青一代中医学者们是传承创新的主宰，明明德、致良知、担重任引领导航的先锋。我辈学长们热切期待后学热爱祖国复兴民族务本纳新，恪守中医药学特色优势，自立于世界生命科学之林。

学科建设首先在人才培养必须立足前沿紧跟当代科技文明发展的新趋势，拓宽视野适应文明互鉴的新背景，在人才高地上选拔在国际学术界有影响的学科领军人才。以担纲正道创伟业。年青一代中医学人是传承创新的主宰，引领导航的先声。我辈学长们热切期许后学务本纳新，本立道生，我主人随，恪守中医药学特色优势，自立于世界生命科学之林。

图 4-1　王永炎院士有关人才培养的论述手稿

二、培养理念实践举措

王永炎院士将理念转化为具体实践，通过多维度举措培育“医、教、研一体化的立体人才”。

（一）临床实践引领，夯实医疗根基与中医核心技能

临床实践始终被置于人才培养的核心地位，因为它是中医药人才成长的基石，也是“临床服务能力”的核心载体。一方面，重视师承教育的精华传承，倡导学历教育与师带徒相结合，引导学生跟随导师亲临临床，近距离学习导师如何运用中医理论诊疗疾病。例如，在面对中风、痴呆等脑病患者时，学生们在旁细致观摩院士如何从患者的言语、肢体动作、神情等细微表现中，依据中医理论准确判断病性、病位，如判断其属于何种证候（如气虚血瘀、痰热内盛等），进而

制定个性化的治疗方案。学生在长期的耳濡目染中，逐渐领悟并掌握中医临床诊疗的精髓。另一方面，积极推动建设高水平的临床基地，为学生提供丰富的实践机会。在这些基地里，学生能够参与患者从入院诊断到治疗、康复的全过程管理。在中医药防治传染病临床基地中，学生们亲身经历传染病的中医药防治工作，学习如何在特殊时期运用中医理论与方法，对甲型 H_1N_1 流感、手足口病等传染病患者进行辨证论治，在实战中显著提升临床应对能力与医术水平。

（二）教学创新，培育传承能力与理论转化能力

在教学创新方面，重点在于培育人才的传承能力与理论转化能力，因为教学是连接“知识掌握”与“知识传递”的重要桥梁。一是优化课程体系，将前沿的科研成果与临床新经验融入其中，使课程既扎根于经典，如中医内科学的传统内容，又能体现创新，如增加“中医证候生物学基础”“方剂作用机制”等现代研究内容，从而实现中医理论与临床实践的融合。二是采用多样化的教学方法。比如案例教学，以真实病例（如中风患者的辨证过程）为切入点，组织学生深入讨论“如何判断病位病性”，以此锻炼学生的中医药思维；又如线上线下融合教学，录制像“三部九候脉诊实操”这样的精品课程，结合线下的带教指导，打破时间与空间的限制，有效提升教学效率。三是强化师资培育，通过组织教学研讨会、教学观摩等活动，不断提升中青年教师的“知识传授能力”，确保教学质量，为中医药教育事业源源不断地输送高质量的师资力量。

（三）科研驱动，提升创新能力与学科突破能力

在科研驱动方面，其核心在于提升人才的创新能力与学科突破能力，因为科研是推动中医药“知识创新”的关键。首先，借助重大项目为人才提供历练平台，如以“973 计划”专项“方剂关键科学问题的基础研究”等国家级科研项目为依托，组织人才参与“方剂君臣佐使配伍规律”“中药七情（单行、相须等）的现代机制”等研究，使他们在探索过程中深化对中医药思维的理解，同时熟练掌握科研方法。其次，建设跨学科的科研平台，如中医药标准化研究中心等，推动“专科技能与中医药思维融合”。例如，在脑病研究中，运用现代神经科学技术验证“痰浊阻窍”证候的生物学基础，既体现了专科研究的深度，又坚守了中医思维的本质。此外，积极鼓励开展临床导向的研究，引导从临床实际问

题（如“中风恢复期疗效提升”）出发，开展针对性的科研（如“益气活血方剂的优化研究”），确保科研成果能够反哺临床，实现“临床服务能力与科学创新能力”的协同提升。

王永炎院士提出的这一“医、教、研一体化的立体人才”培养理念，为中医药的传承与创新提供了关键支撑，对中医药事业的发展意义深远。通过“三个融合”培养出的人才，既能运用“辨证施治”“三因制宜”等理念精准诊疗疾病，如根据地域差异为南方湿热地区的患者调整祛湿方案，又能结合现代技术优化治疗方案，有效增强了中医药的临床竞争力。在教育领域，这些兼具临床与科研经验的教师，能将“三部九候脉诊实操”“传染病分期论治”等实战技能融入教学，培养出“理论扎实、技能过硬、思维活跃”的新一代人才，切实解决了“教与学脱节”的问题，显著提升了教育质量。在科研转化方面，这些人才熟悉临床需求，其科研成果更具实用性与转化潜力，例如在中药新药研发中，从临床常见病症出发，利用科研技术筛选有效中药成分，研发新的中药制剂，加速了科研成果从实验室到临床应用的转化进程，有力推动了中医药的现代化与国际化。

可以说，这一理念以“中医药理论思维和知识技能”为核心，通过“两个维度”与“三个融合”，将医疗、教学、科研能力有机统一，既坚守了中医药的本质特色，又适应了时代对创新的需求。由此培育出的人才，既是临床诊疗的“能工巧匠”，也是知识传承的“薪火使者”，更是学科创新的“开拓者”，为中医药事业的高质量发展提供了人才保障。

第二节　培养模式

一、劝学篇——“读经典，做临床，参明师，承妙道，重人文”

（一）时代洪流中的中医教育求索

进入 21 世纪，随着现代医学的迅猛发展和全球健康需求的多元化，中医药学作为中华民族独特的健康资源与文化瑰宝，其传承发展面临前所未有的机遇与挑战。一方面，标准化、规范化的现代院校教育模式在系统培养大批中医药人才的同时，也不可避免地存在某些弊端：传统经典研习深度不够、临床实践能力早期培养不足、对中医独特的思维模式与文化精髓领悟不够深入，部分学生理论脱离临床，中医思维弱化。另一方面，中医药独特的师承教育精髓在规模化教育背景下如何有效融入，成为亟待解决的重大命题。同时，面对医学科技日新月异的发展，医学中的人文属性也成为中医学传承教育的重要方向。

王永炎院士早年深得名师指点，在艰苦环境中积累了丰富的临床经验，又经历了系统的高等教育和科研训练，使其对中医药教育的传统精髓与现代需求有着极为深刻和辩证的理解。他敏锐地洞察到，中医药学的生命力在于临床疗效，其灵魂深植于经典理论，其传承的精髓在于师承授受中对“道”的体悟。面对当时中医药教育中存在的“重知识轻能力、重理论轻实践、重技能轻思维”的倾向，王永炎院士深感忧虑。他深刻地认识到，单纯依靠课堂讲授和书本知识，难以培养出真正具备中医原创思维、能解决复杂临床问题的优秀人才。正是在这种对中医教育现状的深刻反思、对中医传承历史经验的珍视及对未来人才需求的远见卓识下，王永炎院士以其深厚的学养、丰富的实践和强烈的使命感，系统性地凝练并提出了“读经典，做临床，参明师，承妙道，重人文”这一极具针对性和指导性的中医人才培养核心理念。这十五个字，不仅是对历史经验的精辟总结，更是对解决当时中医教育困境、指明未来中医人才培养路径的响亮回答，承载着一位中医药教育家对中医药事业薪火相传的深切期望。

（二）源自实践与深思的教育箴言

“读经典，做临床，参明师，承妙道，重人文”这十五字箴言，并非王永炎院士在某篇论文或某次演讲中一次性完整提出的孤立口号，而是其在长期从事中医临床、科研、教学和管理工作过程中，特别是深入思考中医药教育规律与人才成长路径后，逐步凝练、升华并在不同场合反复强调的核心教育思想结晶。其理念雏形可见于王永炎院士在20世纪90年代末至21世纪初的一系列关于中医药教育改革的论述中。他多次在研究生教育座谈会、中医药教育研讨会及给弟子的书信和谈话中，分别强调研读经典的重要性、临床实践的核心地位、名师指引的关键作用及领悟中医之“道”的终极目标。例如，在探讨中医研究生培养模式时，他明确指出："中医研究生的根基，首在熟读经典，结合临床，印证其理；其次要参明师，得真传，方能登堂入室；最终目的是领悟中医诊治疾病、维护健康的奥妙之道。"在指导临床教学基地建设时，他反复要求："要营造'白天看病、晚上读书'的氛围，经典指导临床，临床反哺经典，名师就在身边，学生要在实践中悟道。"

该理念最为系统、清晰和完整的公开表述，集中体现在王永炎院士于 2003 年前后在中国中医科学院（原中国中医研究院）研究生院、北京中医药大学等单位的多次重要讲座和报告中。尤其是在面向研究生和青年教师的专题报告中，他常以此十五字作为核心框架，深入剖析中医成才的规律和现代教育的不足。

随着王永炎院士在中医界崇高的学术地位和影响力的提升，这一理念迅速被广大中医药院校、教育管理者和一线教师所接受、认同并广泛传播。它被写入多所中医药院校的人才培养方案、教学大纲和教育研究论文中，成为指导中医药教育改革和临床人才培养的重要原则。各类媒体报道、弟子回忆录、研究王永炎学术思想的专著，也均将此作为其教育思想的核心标识。

（三）五径合一的成才之道

王永炎院士提出的"读经典，做临床，参明师，承妙道，重人文"并非五个孤立的要求，而是一个环环相扣、层层递进、有机统一的整体，深刻揭示了中医人才成长的内在规律和必由之路。

1. 读经典——筑基明理，汲取智慧之源

"读"之深意：非泛泛而览，而是精读、深研、体悟。强调沉潜往复，含英咀华，不仅要理解文字表层含义，更要探究其背后的医理、思维方法和哲学根基。是带着临床问题去思考，与古人进行跨越时空的对话。

"经典"所指：经典主要指奠定中医理论体系和临床诊疗框架的源头性、权威性著作。核心如《黄帝内经》（含《素问》《灵枢》）——中医理论的渊薮，奠定整体观、阴阳五行、藏象经络、病因病机、诊法治则的基础；《伤寒杂病论》（张仲景）——创立六经辨证和经方体系，垂范临床诊疗规范；《神农本草经》——药学理论奠基；温病学经典（如《温热论》《温病条辨》）——补充完善外感热病诊治体系。还包括后世公认的、对某领域有深远影响的医学大家之作。王

永炎院士尤为重视医学生的经典国学素养，主张以国学根基滋养临床智慧。他常引导学生筑基启蒙，从《三字经》《百家姓》《千字文》等蒙学经典入手，夯实文化基因。同时他深研经学，系统研习《大学》《中庸》《论语》等儒家典籍，并融通道家《道德经》、禅宗《坛经》精义，贯通天人合一思想。他还倡导将王阳明“事上练”精神融入医学训练——在临床问诊、医患沟通、伦理决策等具体事务中体悟“知行合一”，使国学精髓转化为以“致良知”之心明辨病机，以“格物”之功深究医理。借儒家仁爱、道家自然、禅宗明心之道，培育大医精诚之境。

“读经典”可以系统掌握中医基本概念、原理和学说，形成稳固的知识根基，也可深刻领悟天人相应、形神一体、辨证论治、司外揣内、取象比类等独特的思维方式，这是区别于现代医学、理解中医精髓的关键；学习经典的诊疗思路、方法与方药配伍规律，为临床实践提供根本遵循；直接吸收历代先贤历经千百年验证的宝贵临床经验和理论洞见。

2. 做临床——践行真知，锤炼核心能力

“做”之要义：强调亲身实践、动手操作、直接面对患者。这是从理论到实践的唯一桥梁，是检验所学、增长才干的熔炉。包含跟诊、试诊、独立应诊全过程。

“临床”之广：涵盖门诊、病房、急诊等所有医疗实践场所，涉及内、外、妇、儿、骨伤、针灸、情志等各科常见病、多发病及疑难病症的诊治过程。

“做临床”可将经典理论应用于具体病例，观察其指导价值，发现理论与实践的契合点与差异点，在应用中加深理解，甚至修正、发展理论。通过望、闻、问、切收集四诊信息，运用中医思维进行综合分析和判断（辨证），进而确立治法、选方用药（论治），这是中医临床能力的核心，需要通过做临床、早临床、多临床的过程反复实践以提升敏锐度和准确性。另外，临床中亲身经历疾病的演变过程、治疗的反应、方药的疗效与副作用，形成宝贵的、书本无法替代的个体化经验。同时，多临床也可以培养学生的医患沟通与应变能力，学习如何与患者有效沟通，建立信任，处理复杂的医患关系和临床突发情况。

3. 参明师——登堂入室，得窥堂奥

“参”之内涵：参指参拜、参随、参悟。不仅是形式上的拜师，更重要的是主动接近、虚心求教、长期跟师、细心观察、用心揣摩。

“名师”所指：名师不仅限于拥有显赫头衔者，更指具有深厚理论素养、丰富独到临床经验、高尚医德，并善于传授的明医、大医。他们可以是院校导师、医院带教老师，也可以是民间确有专长的老中医。

“参明师”注重传承隐性知识与经验。名师许多宝贵的临证心法、用药诀窍、对经典的特殊理解、处理疑难问题的独特思路，往往是“只可意会，难以言传”的隐性知识，只有通过朝夕相处、耳濡目染才能获得。王永炎院士在《现代中医临床杂志》开设了一个专栏，取名“零金碎玉”，专门记录自己“参明师”的学习实践心悟。王永炎院士总是善于听取吸收异议，以诚敬尊异者为师。所谓“零金碎玉”乃是老师平日传授给学生们的一些辨证、治疗或者用药的理论和实践经验。“碎”是碎小，但又是真言危言，在关键时刻能给予临床指点。参明师可促进中医学传承中感性、理性、悟性的结合，也是象思维模式下对医意内涵的深化体现。参明师同时也是学习活化的诊疗艺术，可以观察名师如何将经典理论灵活运用于千变万化的临床实际，学习其面对复杂病证的思辨过程、化裁方药的技巧，体会中医诊疗的“艺术性”。中医学传承强调道术合一，参明师可感悟医德医风与治学精神，名师的行医态度、对患者的仁心、对学术的严谨，是言传身教、潜移默化的最好教材。同时，在参明师的过程中学生可以获得个性化点拨与纠偏。在学习和实践中遇到困惑、瓶颈或方向性错误时，能得到名师及时、精准的指导和纠正，避免走弯路。而且通过跟随特定名师，有机会深入学习和传承某一学术流派的思想与技艺。

4. 承妙道——领悟精髓，追求至高境界

“承”之境界：承是继承、承接，更是领悟、内化与升华，是从“术”的层面飞跃到“道”的层面的关键。多处文献也用“悟妙道”一词。王永炎院士指出“妙道非师传可直授，须在‘做临床’中自悟。承不是被动接受，要在临床中参悟”。用“承”而不用“悟”，这涉及中医传承的特殊性——跟师临证时既要接受老师经验（承），又要自己领会（悟）。

“妙道”所指：妙道是超越具体方药、技法的，中医最核心、最精微的规律、法则、智慧和境界。它蕴含在经典之中，体现在名师的精湛医术与高尚医德里，更在实践中被深刻体悟。具体可包括以下几点。

(1) 中医学诊疗思维模式的领悟：整体恒动观、辩证思维、象思维等核心思维方式的内化与纯熟运用。

(2) 诊治疾病的圆机活法：对疾病本质和人体自愈能力的深刻洞察，不拘泥于成法，能够灵活应变、出奇制胜的智慧。

(3) “医者仁心”的精神内核：对生命的高度敬畏，对患者的深切悲悯，以及由此生发的强大责任感和道德追求。

(4) “中和”与“生生”的至高境界：追求人体阴阳气血的和谐平衡(中和)，激发和扶持人体固有的生生之气，达到健康长寿的目标。

(5) 对医学本质(健康与疾病)的深刻哲学理解：承妙道是“读”“做”“参”三者长期深度融合、反复砥砺后的自然升华。“读经典”是理论基础与智慧源泉，提供了思维范式；“做临床”是实践核心与能力熔炉，是检验理论真伪的试金石；“参明师”是提升成长效率与登堂入室的阶梯，可借助实践引领者缩短悟道路径。“承妙道”是终极目标与境界升华，在经典、临床、名师共同作用下，学习者方能逐步触及并领悟中医之“妙道”。结合实现三要素的辩证统一，最终指向“临床智慧的自由之境”。以经典为根，以临床为田，以名师为灯，在知行合一中“悟”出中医活的灵魂。

5. 重人文——以人为本，德艺双馨

中医药学具有科学与人文的双重属性，王永炎院士始终强调医学是人学，以人为本。他认为，中医不仅要治疗疾病，更要关注患者的身心健康和生活质量。在临床实践中，医生要尊重患者，耐心倾听患者的诉求，给予患者人文关怀。从人文角度来看，中医药经典中蕴含着丰富的人文精神。如《大医精诚》中强调医者要有“大慈恻隐之心”，不得“恃己所长，专心经略财物”，这体现了对医德的高度重视。研读经典能够让中医人学习到古代医家的个人修养，培养自己的医德。在当今社会，随着医学模式的转变，生物 - 心理 - 社会医学模式逐渐被广泛认可，这更加凸显了人文精神在医学中的重要性。中医人要注重提升自己的人文素养，不仅要有精湛的医术，还要有高尚的医德。在与患者沟通时，要运用恰当的语言和方式，给予患者安慰和鼓励，增强患者战胜疾病

的信心。同时,要关注患者的心理状态和社会背景,制定治疗方案要综合考虑这些因素。例如,对于一些慢性病患者,除了药物治疗外,还可以给予心理疏导、生活方式指导等,从多方面促进患者的康复。只有做到以人为本,德艺双馨,才能成为一名真正优秀的中医。

王永炎院士倡导的中医叙事医学与中医平行病历,是其"重人文"理念在临床与教育领域的核心实践。他创造性融合中医"整体观"与人文关怀,通过叙事工具重塑医患沟通与诊疗过程,将"以文化人"的哲学思想转化为可操作的临床方法。二者互为支撑:叙事医学为中医临床提供人文思维框架,平行病历则成为承载人文关怀的具体载体。这种协同模式推动了中医在诊疗中突破"唯疾病论"的束缚,深度关注患者的情感体验、生活背景等人文因素,从而重建医患信任纽带,提升医疗服务的温度与内涵,使中医"重人文"的优良传统在现代医疗环境中焕发新生。

王永炎院士这一理念的精髓在于揭示了中医学习是一个知行合一、学思践悟、德业双修的螺旋式上升过程,强调了理论学习、实践锻炼、师承传授、境界追求和人文修养五者的不可或缺与辩证统一。

王永炎院士"读经典,做临床,参明师,承妙道,重人文"的教育理念,是其在深刻洞察中医药学本质特征、人才成长规律及时代挑战的基础上,形成的具有深远战略意义的思想结晶。它如同一座桥梁,连接着传统与现代,贯通了理论与实践,融合了院校与师承,统一了技艺与境界。这十五个字,字字珠玑,道尽了中医人才培养的真谛,为在现代化浪潮中守护中医根魂、培养真正"明医"指明了清晰路径。

在书写《王永炎院士中医药教育论》的历史篇章中,深刻阐释这一核心理念,不仅是对王永炎院士教育思想的忠实记录与崇高致敬,更是为未来中医药教育的改革与发展点亮了一盏不灭的明灯。它昭示着:唯有回归本源、扎根临床、尊师重道、追求至境,中医药的智慧之光才能穿越时空,生生不息,持续照亮人类健康之路。这一理念所蕴含的智慧,必将随着时代的发展而不断被赋予新的内涵,持续引领中医药人才培养事业走向更加辉煌的未来。

王永炎院士对"读经典、做临床"的论述原文

"读经典、做临床"，关键在"做"字上下苦功夫。敢于质疑而后验证进行现代诠释，诠证创新自然寓于传承之中。明医治学厚积薄发，厚古薄今为常理。当今文明互鉴当融汇新知，运用科学求真的临床理性思维方法，具象思维与概念思维系统整合，以显著、共识的疗效求证与拓展前贤的理论，寓继承之中求创新。

古今贤达明医均是熟谙经典，勤耕临证，发皇古义，创立新说者。通常所言学术思想应是高层级的学术成就，是锲而不舍长期坚持"读经典做临床"，在取得若干鲜活的诊疗经验的基础上，应是学科创新的着力点与学术创新的闪光点，凝聚提炼的精华。中医药学界以弘扬学科为己任，不宜轻言学术思想，因为学术思想一定具备创新优势与原创思维，必有理论内涵指导临床诊疗实践。(图 4-2)

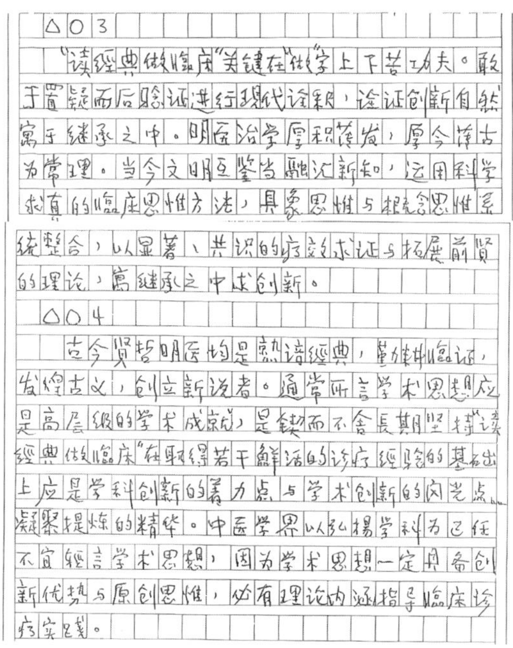

△03

"读经典做临床"关键在"做"字上下苦功夫。敢于质疑而后验证进行现代诠释，诠证创新自然寓于继承之中。明医治学厚积薄发，厚今薄古为常理。当今文明互鉴当融汇新知，运用科学求真的临床思惟方法，具象思惟与概念思惟系统整合，以显著、共识的疗效求证与拓展前贤的理论，寓继承之中求创新。

△04

古今贤哲明医均是熟谙经典，勤耕临证，发煌古义，创立新说者。通常所言学术思想应是高层级的学术成就，是锲而不舍长期坚持读经典做临床"在取得若干鲜活的诊疗经验的基础上应是学科创新的着力点与学术创新的闪光点，凝聚提炼的精华。中医学界以弘扬学科为己任不宜轻言学术思想，因为学术思想一定具备创新优势与原创思维，必有理论内涵指导临床诊疗实践。

图 4-2　王永炎院士有关"读经典，做临床"的论述手稿

二、"兼通文史，透视组学"的融合教育模式

王永炎院士作为当代中医药教育改革的领航者，其提出的"兼通文史，透视组学"教育模式，已成为中医药人才培养体系中的核心思想之一。这一模式深刻回应了新时代中医药发展面临的机遇与挑战，为中医药人才教育提供了方向性指引。

现代医学是人类文明最辉煌的成就之一，分子生物学、遗传学、免疫学、生物化学等领域的突飞猛进，医学影像学和检验医学为疾病的诊断提供了前所未有的洞察力，从高效的抗生素、靶向药物、免疫疗法，到微创手术（腹腔镜、机器人手术）、基因治疗和细胞治疗，治疗手段日益多样化与精准化。然而在这个以科学和技术为主导的辉煌图景下，一个深刻的共识正在形成并日益凸显：现代医学的成功和可持续性，绝不能仅仅依靠科学技术的进步，它必须同等重视并深度整合人文精神。许多慢性病、绝症、衰老相关问题和身心痛苦无法完全"治愈"，此时，缓解痛苦、维护尊严、提供心理社会支持和安宁疗护（人文关怀）成为医疗的核心目标，其重要性不亚于寻找生物学上的"解药"（科学）。医学的诊断和治疗常常面临不确定性、复杂性和个体差异，面对未知和风险，需要医患之间基于信任的沟通和共同决策。过度依赖技术可能导致医患关系物化（患者成为数据或器官的集合）、诊疗过程去人性化（医生只盯着屏幕而忽视患者的表情），削弱医疗的温情与信任基础。而中医学自诞生以来，兼具科学与人文的双重属性。中医药高等教育在现代化进程中，长期面临传统与现代、人文与科技间的张力。一方面，重科技轻人文的医学现状带来一系列问题，传统师承教育模式难以满足现代规模化教育需求，文、史、哲等传统人文教育在课程体系中不断被压缩；另一方面，现代医学科技教育虽逐步加强，却常与中医传统思维方法脱节，导致学生知识结构碎片化、中医思维弱化。同时，生命科学进入"组学"时代（基因组学、蛋白组学、代谢组学等），为中医药现代化研究提供了全新工具与视角，但也对中医药人才的知识结构与研究能力提出更高要求。

王永炎院士敏锐洞察到这些问题，在深刻理解中医药学科本质与发展规

律基础上，提出“兼通文史，透视组学”这一复合型人才培养理念，旨在弥合传统与现代、人文与科技间的鸿沟，培养能够贯通古今、融汇中西、具备战略视野的新时代中医药栋梁。

（一）内涵解析

“兼通文史，透视组学”并非简单的知识叠加，而是一种深刻的、融合性的教育哲学。

1.“兼通文史”——铸就文化根基与人文灵魂

“文”：指广义的人文学科，包括古典文学（如《诗经》《楚辞》中丰富的医学意象与养生思想）、古代哲学（儒、释、道思想对中医理论构建的深刻影响）、古代历史（尤其是医学史、疾病史、社会史，理解疾病谱变迁与医学发展的互动）、文献学（古籍校勘、训诂，掌握研读经典的钥匙）。现在中青年学人甚至《三字经》《百家姓》《千字文》都鲜有读过，更不必说《论语》《孟子》《尔雅》《左传》等经典及《十三经注疏》。王永炎院士认为，国学和儒、释、道是古代哲学科学的根基。中医学人应重修国学，在面对病患时，怀揣仁慈恻隐之情，尊重并聆听患者疾苦，要感同身受，学习叙事医学，重塑医学伦理，敞开胸怀吸纳东西方古今文明一切精华，崇尚国故，唯“道”是从。

“史”：核心在于中医学术史、思想史。理解中医理论体系、各家学说、重大发现产生的历史背景、演变逻辑和内在联系。培养历史思维，避免割裂地看待中医经典和理论。所以对于“史”的认识也格外重要。

“兼通”：强调的是一种融会贯通的能力。不是死记硬背文史知识，而是能够运用文、史、哲的思维方法（如整体思维、辩证思维、意象思维、历史思维）去理解中医概念（如阴阳五行、藏象经络、病因病机）的本源、意蕴和发展脉络。将中医置于其赖以生存的文化土壤中进行理解，形成文化自觉和理论自信。

2.“透视组学”——掌握现代利器与科学思维

“透视”：具有双重含义。一是工具层面：运用组学技术如同“透视镜”，深入揭示人体生理病理状态、证候本质、中药复方多靶点作用机制、经络实质等“黑箱”问题。二是思维层面：培养运用系统生物学思维分析问题的能力。理解生物体是一个由多层次（基因 - 蛋白 - 代谢物 - 细胞 - 组织 - 器官 - 整体）网络构成的复杂系统，疾病是系统网络的失衡状态。这与中医强调整体观、动态观、个体化治疗的核心思想高度契合。

“组学”：泛指以高通量、大规模检测为特征的现代生命科学技术群，包括基因组学、转录组学、蛋白组学、代谢组学、宏基因组学、表观基因组学等。它们提供了从分子、细胞、组织到整体多个层面，全景式描绘生物体状态及其动态变化的强大工具。

3. 核心在于科技人文双翼的交融

传承是基础，创新是目标，我们要向文化要思路，疾病史的研究常常能给我们启迪。但是我也要强调不能走偏，不能由文化到文化，我们是医生，我们是学医学、搞医学的人，我们要由文化到医学。

“透视组学”不是要求中医学生成为组学技术专家，而是强调培养理解组学语言、掌握其核心思想、能够批判性地运用其成果服务于中医研究和临床实践的能力。重点在于利用组学数据解读中医现象，如寻找证候的分子标志物、揭示中药复方“君臣佐使”配伍理论的网络药理学基础、探索“同病异治、异病同治”的系统生物学依据等。

文史是根，组学是翼。文、史、哲赋予学生深厚的文化底蕴、中医思维特质和人文关怀精神，是中医的“根”与“魂”；组学为代表的前沿科技则为学生插上探索未知、创新发展、提升临床精准度的“翅膀”。两者相互促进，缺一不可。缺乏文史根基，运用组学技术可能迷失方向，陷入“数据海洋”而无法建立与中医理论的深刻联系，甚至导致“废医存药”；缺乏现代科技视野，则可能故步自封，难以有效利用现代工具解决时代提出的新问题，实现中医药的创造性转化与创新性发展。最终目标是培养既具备深厚传统文化素养和中医思维能力，又掌握现代科技手段、具备国际视野和创新能力的复合型、战略型中医药人才。他们能够运用人文智慧驾驭科技工具，用科技手段验证和发展传统理论，成为中医药传承创新发展的中坚力量。

（二）意义阐释

王永炎院士提出的“兼通文史，透视组学”的教育模式，对于中医药在21世纪的生存、发展和繁荣具有不可替代的战略意义。传承精华，守正创新，传承为基，才能进行有思想、有整合的系统创新。在全球化的浪潮中，强化文史教育是抵御文化断层、防止中医思维异化的关键屏障。只有深入理解中医赖以产生的文化土壤和哲学基础，才能准确把握其理论内核（如整体观、恒动观、辨证论治），避免在现代化过程中迷失自我、沦为单纯的“经验医学”或“替代疗法”。培养的人才具备深厚的文化自信和理论自觉，成为中医药文化基因的合格传承者和守护者。

融合古今中外优秀思想和技术的复合型人才，能够运用现代科技工具（组学、人工智能、大数据等）去验证、挖掘、发展和创新传统理论。例如，基于古籍文献大数据挖掘和组学验证，可能发现新的有效方药、优化经典方剂，发展新的证候分类和诊疗标准。这种融合可能催生新的研究范式，如“系统证候生物学”“网络药理学驱动的中药复方设计”“基于多组学整合的精准中医”等，实现中医药学术的创造性转化和创新性发展。通过研究不同证型、不同个体对药物的反应差异（药物基因组学 / 代谢组学），为实现“因人制宜”的精准用药提供依据，提升临床疗效和安全性。将宏观辨证与微观“组学”信息结合，形成更全面的疾病认知和诊疗策略。

王永炎院士提出的“兼通文史，透视组学”人才培养模式，是立足于中医药学科本质、回应时代挑战、面向未来发展的高瞻远瞩之策。它深刻体现了“守正”与“创新”的辩证统一。守正，即坚守中医药的文化根基、思维特色和理论精髓，此乃立命之本；创新，即拥抱现代科技前沿，运用“组学”等利器探索未知、破译密码、提升水平，此乃活力之源。这一理念为新时代中医药教育指明了方向：培养的人才，应既能沉浸于《黄帝内经》的深邃智慧，体会“医者仁心”的文化温度，又能驾驭基因组测序仪器的精密，解读代谢网络的复杂信息。他们左手握着传承千年的文化瑰宝，右手握着探索未来的科技钥匙。唯有如此，中医药才能在传承中永葆生机，在创新中走向世界，为构建人类卫生健康共同体贡献独特的中国智慧和中国方案。

三、“独立之精神，自由之思想”的学术人格塑造

在王永炎院士深邃而有前瞻性的中医药教育思想体系中，“独立之精神，

自由之思想”占据着灵魂性的核心地位。这并非仅仅是引述陈寅恪先生的名言，更是王永炎院士基于对中医药学科发展规律、历史经验教训的深刻洞察，以及对新时代人才核心素养的战略性思考所凝练出的关于塑造中医药学人学术风骨与创新能力的根本要求。这一理念直指人才培养的本质——铸就具有批判性思维、创新勇气和学术担当的中医药栋梁。

（一）时代背景与问题意识——为何需要“独立”与“自由”？

王永炎院士提出这一理念，有着深刻的历史与现实针对性。在中医药发展史上，尊经崇古思想根深蒂固，一定程度上抑制了对经典理论的质疑、批判与发展。如“错简重订”之争、温病学派的艰难确立等，都反映了突破传统框架的阻力。历史上具有“独立之精神，自由之思想”的医家，如《医林改错》作者王清任，其开创性工作往往在当时备受争议甚至打压，但其价值却在后世得以彰显。这深刻揭示了思想禁锢对学科进步的阻碍。在现代教育中，规模化高等教育追求效率和标准化，容易导致学生思维模式趋同，批判性思维和个性化发展空间受限。在中医领域，容易表现为对教材、名家观点、既定诊疗规范，乃至 SCI 论文标准的盲目遵从，缺乏独立思考与质疑精神。科研评价体系追求短期成果和符合主流范式的研究，可能导致研究者不敢挑战固有认知，不敢涉足高风险、高创新性的领域，思想被无形束缚。面对现代医学的强势话语体系，部分中医从业者或全盘否定自身传统，或故步自封拒绝新知，缺乏基于独立思考的理性判断与融合创新能力。王永炎院士深刻意识到，若中医药学人缺乏独立思考和自由探索的精神内核，则难以应对复杂多变的医学挑战，无法实现真正的学术创新和理论突破，中医药的传承发展将失去内在驱动力。

（二）陈寅恪先生“独立之精神，自由之思想”的思想渊源

王永炎先生在多个场合都强调“独立之精神，自由之思想”。在王永炎致信中医药青年学子时，便将其定位了书信题目——愿汝承独立之精神，自由之思想。

1927 年 6 月 2 日，学术大师王国维在颐和园昆明湖投水自尽，震动中国知识界。其遗书“五十之年，只欠一死；经此世变，义无再辱”引发对知识分子命运与时代关系的激烈讨论。中国现代历史学家陈寅恪拒绝将王国维之死简单

归因于“殉情”或经济困顿。在《王观堂先生挽词并序》及后续碑铭中，他提出王国维是为守护中国传统文化的价值与尊严而死，把遗书里“义无再辱”的隐痛升华为学术宣言。是时清末民初，科举废除、帝制终结、新文化运动激烈反传统，导致儒家文化所维系的伦理秩序与学术范式土崩瓦解。知识分子面临精神家园失落与文化认同危机。激进革命思潮兴起，要求学术为政治服务，挤压了价值中立的学术空间。西方科学与人文思想大规模传入，部分学者陷入对西方理论的盲目崇拜或机械套用，丧失文化主体性。陈寅恪痛感中国学术有沦为“西方理论注脚”的危险。“独立之精神，自由之思想”是陈寅恪先生为纪念王国维先生所撰碑文中的核心观点，强调学者应具备不依附于政治权势、不盲从于学术流派的独立人格和自由探索的学术品格。王永炎院士将其引入中医药教育，旨在呼唤一种超越功利、追求真理的学术风骨。

王永炎院士传承国故，对于陈寅恪先生的格言深感震撼，并身体力行。在中风病、脑病等领域的深入研究，本身就体现了不囿于传统、积极引入现代科技（如流行病学、神经影像学、系统生物学）进行创新的实践。他长期担任学术领导职务，深知培养具有独立思考能力和战略眼光的领军人才对学科发展的极端重要性。他对中医药发展历史的深刻理解，使其清醒认识到思想解放对于学科突破的不可或缺性。

（三）“独立之精神，自由之思想”理念的深刻内涵解析

在王永炎院士的语境中，“独立之精神，自由之思想”具有丰富而具体的指向性。

1. 独立之精神

独立之精神是自由思想的基础，包括人格独立、思想独立、判断独立与学术担当。

人格独立，强调学人坚守学术良知与道德底线，不媚俗、不趋炎附势，不为非学术因素所左右。具备“板凳要坐十年冷，文章不写半句空”的学术定力。思想独立重视养成批判性思维习惯，对所学知识，无论是中医经典、现代医学理论、还是导师观点、研究文献，保持理性审视的态度，敢于质疑，善于提出类似“为什么是这样？”“证据何在？”“是否有其他可能？”的问题。判断独

立注重在临床诊疗和科学研究中,能够基于扎实的专业知识、严谨的逻辑分析和客观证据,形成自己的独立见解和决策,不人云亦云,尤其在面对复杂疑难病例或学术争议时,能做出负责任的独立判断。还有学术方面,要敢于担当,敢于坚持自己经过深思熟虑、有充分依据的观点,即使暂时处于少数或不被理解的地位,对自己的学术成果负责。

2. 自由之思想

自由之思想包括思维自由、探索自由、表达自由、选择自由。

思维之自由,指打破学科壁垒、门派之见和思维定式的束缚。鼓励多角度、跨学科地思考中医问题(如结合哲学、历史、人类学、现代科技等视角)。允许"异想天开",保护"离经叛道"的奇思妙想。探索之自由,强调营造允许试错、宽容失败的研究氛围。鼓励学生和研究者勇于探索未知领域,挑战学术难题,尝试新方法、新技术,如将组学、人工智能(AI)、复杂网络等前沿技术引入中医研究,即使其路径和结果具有高度不确定性。表达自由,指在学术讨论和争鸣中,保障不同观点,尤其是非主流观点,能够被充分表达、理性辩论的权利。倡导"吾爱吾师,吾更爱真理"的学术风气。有限度的选择自由,是指在遵循基本学术规范和培养目标的前提下,尊重学生在研究方向、学术兴趣乃至对某些学术问题见解上的个性化选择和发展路径。

(四)"独立之精神,自由之思想"在中医药教育中的具体落实路径

将这"独立之精神,自由之思想"一抽象而崇高的理念融入中医学子的教育实践中需要系统化的变革。

1. 重塑教学理念与师生关系

首先,要充分尊重在个人人格与学术方面的个体差异,承认并鼓励学生不同的思维方式、研究兴趣和学术风格,避免"一刀切"的评价标准。其次,教师角色应从知识传授者转变为学习引导者、思维激发者和探究伙伴,从"灌输"到"启迪"。课堂重心转向启发式、讨论式、探究式教学。再次,要构建"学术共同体",倡导平等、开放、相互尊重的师生关系。鼓励学生在有理有据的基础上挑战老师的观点,老师应包容并理性回应学生的质疑,共同营造追求真理的学术氛围。

2. 塑造多元争鸣的学术氛围

适度鼓励探索性与高风险研究，在本科生科研训练、研究生课题设计中，设立一定比例支持具有高度原创性、探索性强但可能失败风险高的课题。建立宽容失败的科研评价机制。保护学术“异见”，在开题报告、中期考核、论文答辩等环节，允许并保护持有不同学术见解的学生，重点考察其论证的逻辑性和依据的充分性，而非结论是否符合主流或导师观点。同时搭建自由交流平台：定期举办不拘形式的学术沙龙、研讨会、辩论赛，主题可围绕经典理论再认识、临床经验反思、研究方法创新、学术热点争鸣等，鼓励学生畅所欲言，大胆表达。另外，邀请多元观点学者讲座，邀请文、史、哲、美，组学、数据、智能领域的研究者参与讲座，鼓励持有不同学术观点、来自不同学派或交叉学科的学者进行交流，拓宽学生视野，感受思想碰撞的魅力。

3. 评价机制的转向

弱化标准答案，强化过程与思维，考试减少对单一知识点记忆的考察，增加案例分析、文献评述、方案设计、观点论证等题型，重点评价学生的分析能力、论证能力和创新思维。建立多元化评价体系，不仅看论文发表的数量和级别，更要重视研究工作的原创性、探索性、批判性深度及对解决实际问题的价值。鼓励撰写高质量的学术评论、理论思辨文章。设立“学术勇气”与“创新思维”奖项，表彰在独立思考、勇于质疑、提出新颖见解或进行开创性探索方面表现突出的师生。

（五）“独立之精神，自由之思想”对中医药传承创新的核心意义

“独立之精神，自由之思想”是中医药事业薪火相传、历久弥新、走向未来的根本保障。该精神促进中医药人传承的活化而非僵化。只有具备独立思考和批判精神，才能真正理解经典精髓，辨别精华与糟粕，避免食古不化或机械照搬，实现“活态传承”，且能跳出“注经解经”的窠臼，从历史语境和现实需求出发，赋予经典理论新的时代内涵。

独立自由的思想可促进理论突破与学术创新。任何重大的理论创新（如金元四大家、温病学派）都源于对既有理论的深刻反思和突破。自由的思想氛围是孕育新学说、新流派的温床。面对现代医学和科技的挑战，唯有思想自由

的学人,才能敢于提出新假说,如“系统证候学”“中医方剂组学”,探索新范式,如混合研究、结合 AI、复杂科学,推动中医药学的现代转型。现代疾病谱系复杂多变(如慢性病、心身疾病、新发传染病),标准化诊疗模式常遇瓶颈。具备独立判断能力的临床医生,方能灵活运用中医思维,辨证求新,为患者提供个性化、最优化的解决方案。

独立自由精神是抵御学术浮躁与树立学术风骨的屏障。在功利主义盛行的环境下,独立精神是抵御学术不端、抵制浮夸浮躁、坚守学术诚信的内在定力。它塑造的是具有“求真”信念、“求是”态度和“求新”勇气的学术人格,是中医药学界清流的脊梁。在跨学科研究中,能独立思考的中医药学者,才能坚守学科主体性,主导研究方向,实现有价值的融合创新,而非被动跟随。

王永炎院士倡导的“独立之精神,自由之思想”,绝非象牙塔中的空谈,而是赋予中医药学人以思想利剑与精神脊梁的育人之道。它直指教育的本质——唤醒心灵,启迪智慧,塑造人格。在尊师重道的传统中医药教育中注入理性批判的基因,在现代科技洪流中守护思想探索的净土,这正是王永炎院士教育思想高瞻远瞩之处。唯有培养出一代代不盲从、不依附、敢于求真、勇于创新的中医药学人,才能在深刻理解传统精髓的基础上,洞悉时代需求,驾驭科技利器,以“独立”之姿探求真理,以“自由”之思开拓未来。如此,中医药学方能永葆生机活力,其博大精深的智慧才能真正福泽人类健康,实现“传承不泥古,创新不离宗”的永恒使命。王永炎院士的这一理念,如同暗夜中的北斗,为中医药人才的灵魂塑造指明了恒久的方向。

四、回归原创思维需要求知、求理,关键是求悟

王永炎院士学术思想深邃而富有前瞻性,尤其在中医思维方法论方面提出了诸多创新性见解。其中,“回归原创思维需要求知、求理,关键是求悟”的理念构成了他学术体系的核心支柱。这一理念不仅是对中医传统思维方式的深刻总结,更是对当代中医药发展方向的战略性指引。在此将系统梳理王永炎院士这一学术理念的思想渊源、内涵要义、实践路径及其对中医现代发展的启示意义,从象思维的本质特征、悟性培养的关键作用、临床诊疗的原创优势

及守正创新的时代价值四个维度展开深入探讨，揭示这一理念如何在中医学理论构建、临床实践与科研创新中发挥指导作用，为中医药的传承与发展提供思想资源与方法论支撑。

（一）中医原创思维的核心特征

王永炎院士所倡导的“回归原创思维”，其核心在于重拾中医特有的“象思维模式”。这种思维模式与西方主流的理性逻辑概念思维形成鲜明对比，构成了中医学理论体系的独特认知基础。象思维作为一种原发创生性的认知方式，其本质是以客观事物显现于外的现象为依据，通过物象或意象（带有感性形象的概念、符号）为中介工具，运用直觉、比喻、象征、联想、推类等方法，把握对象世界的普遍联系乃至本原之象的思维方式。王永炎院士明确指出：“中医药学的优势在于临床，其原创思维核心即是原象的创生性”，这一论断揭示了象思维在中医药学中的核心地位。王永炎院士对象思维的阐发不仅具有理论意义，更具有现实针对性。他警示当代中医研究存在“过度西化”的倾向，呼吁中医学人要牢记中医药学的原象思维，认真启动学科建设的原创性，深刻吸取过度西化的教训，兼容并蓄，实现“我主人随”。在科技高速发展的今天，保持中医思维的独特性与原创性，不仅关乎学科自身发展，也为解决现代医学面临的复杂性问题提供了另类思路。王永炎院士对象思维的强调，实质上是对中医药文化主体性的坚守，对构建具有中国特色的医学体系具有深远意义。

（二）求知与求理——回归原创思维的认知基础

在王永炎院士“回归原创思维”的理念架构中，“求知”与“求理”构成了不可或缺的基础环节。他认为，中医学术的传承创新必须建立在扎实的知识积累和严谨的理论探索之上，二者相辅相成，共同为“求悟”这一更高层次的认知活动奠定基础。求知指向对中医经典文献、各家学说及临床经验的系统学习；求理则强调对中医理论内在逻辑与哲学基础的深入理解。王永炎院士指出：“原创需要求知、求理，而关键在求悟”，清晰勾勒出认知活动的递进关系与层次结构。

经典研读是求知过程的核心内容。王永炎院士高度重视中医经典的学术价值，他认为“读经典、做临床的关键在于‘读’和‘做’”。在理论探索方面，王永炎院士倡导的“求理”具有多维度特征。首先是追溯理论始源，他提出“重始源，立足基础理论研究”的学术主张，认为“任何一门学科的形成与发展是诸多要素的渗灌交融。就生命学科而言，从‘论’上说，它必涉及古今中外哲学、文化、社会学、伦理学、心理学等多学科；从‘史’上论，必须重视始源，崇尚国故，追思前贤，追踪古贤哲的哲学衍化发展的历史脉络”。其次是厘清概念内涵，王永炎院士主持了“中医药基本名词术语规范化研究”等重要工作，强调“名词如同建造大厦的砖瓦、钢筋、水泥，如果砖瓦、钢筋、水泥没有统一标准，那么大厦就不会牢固”。再次是构建理论体系，如他提出的“气血逆乱犯脑”的中风病机理论、“伏燥致疫”的中医疫病理论等，都是对中医理论的重要发展。

国学修养构成了求知与求理的文化基础。王永炎院士认为“中医药学是国学的重要组成部分”，其理论构建深受儒、道等传统思想影响。他特别强调：“国学哲理对中医药学理论研究有重要的指导意义，象思维回归、原象创生性是中医药学原创思维的优势”。在长期学术生涯中，王永炎院士对国学与中医药学的关系有着深刻认识：“儒学讲仁德，礼归于仁，以家国情怀社会责任感担当是社会的主流意识，体现人类生存生命的力量。道学顺自然知常变，主张现实世界的非常道、非常名，以“无朴纯素”充实儒学内涵而儒道互补，故中医、中药国学之美主要是学习儒道互补的体会。”这种跨学科的学术视野，使他对中医理论的理解更加深入透彻。

临床验证是求知与求理的最终归宿。王永炎院士始终强调理论与实践的结合，认为“中医基础理论研究是中医药事业发展的根本”，而理论研究的动力则来自临床实践。他指出：“基于临床实践，如防治疫病、现代难治性慢病的共识疗效，是中医基础理论发展的永续动力，也是医学人学习的目标”。在临床工作中，王永炎院士创立了中风病中医诊断与疗效评定标准，提出了“病络”概念并构建络病理论，将养阴息风法应用于室性期前收缩治疗等，都是理论联系实际的典范。他特别重视医案的价值，认为“医案系古往今来医家疗伤治病的真实记录，它承载着中医宝贵的经验”，主张通过挖掘古今医案大数据，为生命科学、人类健康造福，为中医理论的守正创新赋能。

（三）求悟：原创思维的关键与高阶认知

在王永炎院士的学术理念体系中，“求悟”居于最高层次，是回归中医原创思维的关键环节和高阶认知形态。他指出：“悟性的培育和提高主要不是靠理性逻辑的概念思维，而是要靠象思维。”这一论断揭示了悟性思维与象思维的内在关联，以及悟性在中医认知活动中的核心地位。悟性作为一种融合直觉、体验与洞察的认知能力，超越了常规的逻辑推理，能够直达事物本质，把握复杂现象背后的规律与联系。王永炎院士对悟性的强调，既是对中医传统思维特质的深刻把握，也是对当代中医教育缺失的针对性回应。

王永炎院士对“求悟”的强调，实质上是对中医思维主体性的坚守，对认知多样性的尊重。在全球科技快速发展的今天，他清醒地认识到，“21 世纪医学门类纳入生命科学范畴，信息化、智能化的新纪元已开启”，但中医药必须“我主人随不忘根本、胸怀仁德、开放包容、吸纳古今中外一切科技文明成果”。这种既保持主体性又开放包容的学术态度，使中医悟性思维能够在现代科技背景下获得新的发展空间与表达形式。王永炎院士关于“求悟”的论述，不仅对中医人才培养具有指导意义，也为构建多元互补的人类认知体系提供了宝贵的思想资源。

王永炎院士“回归原创思维”的学术理念绝非简单的复古主张，而是对中医药在现代社会如何“守正创新”的战略思考。这一理念具有深远的当代价值，既关乎中医学术的自主发展，也涉及中医药在应对现代健康挑战中的独特贡献。通过分析王永炎院士的相关论述，我们可以梳理出回归原创思维的多重价值意蕴及其实践路径，为当代中医药的传承与发展提供思想指引与方法参考。在全球化背景下，回归中医原创思维有助于确立中医药的文化身份与学术定位，避免在跨文化交流中丧失自我。王永炎院士主持的中医药名词术语规范化工作，正是这种文化自觉的实践体现，他明确指出这项工作“对弘扬这一优秀文化传统，促进学术交流，促进中医药学的学科发展具有重要的意义”。临床疗效的提升是回归原创思维的直接价值。王永炎院士始终强调“中医药的生命力在于疗效”，而疗效的提高离不开原创思维的指导。王永炎院士认为，“中医基础理论研究是中医药事业发展的根本”，而理论创新需要回归中医固有的思维方式。他以自己提出的“病络”概念为例,说明如何通过原创思维发展中医理论,“病络是络脉的病理过程和病机环节,是病证产生的根源”。面对当代科技发展,王永炎院士主张“自觉地与高概念整合,主动去链接网络、模块大数据技术是守正创新的内驱力”,表明回归原创思维不是排斥现代科技,而是在保持中医思维特质的前提下实现与现代科技的创造性融合。

五、象思维与概念思维互动

在中国传统医学现代化进程中,王永炎院士以其独特的学术视角提出了“象思维与概念思维互动”的重要理念,为中医药理论的传承与创新开辟了新路径。这一理念不仅揭示了中医思维的独特本质,也为中西医思维方式的融合提供了理论框架。王永炎院士通过对中医传统“象思维”的深入挖掘和对西方“概念思维”的批判吸收,构建了两种思维互动互补的理论体系,对当代中医药学术发展具有深远的指导意义。

(一)象思维与概念思维的本质特征

1. 中医象思维的内涵与特质

王永炎院士所阐释的“象思维”,是指“以客观事物显现于外的现象为依据,以物象或意象(带有感性形象的概念、符号)为工具,运用直觉、比喻、象征、联想、推类等方法,表达对象世界的抽象意义,把握对象世界的普遍联系乃至本原之象的思维方式”。这种思维方式深深植根于中国传统文化土壤,是中医理论构建和临床实践的核心思维模式。

从发生学角度看,象思维具有“原发性”特征。象思维是人类最早产生的思维方式,也是最能反映事物本质的思维方式。在《周易》“观物取象”和“立象尽意”的思想指导下,中医形成了独特的理论体系。如《素问·阴阳应象大论》通过“清阳为天,浊阴为地”等自然之象,构建人体阴阳理论;《灵枢·邪客》以“天圆地方”喻“人头圆足方”,体现了取象比类的思维特点。

从认识论角度看,象思维具有“整体性”优势。王永炎院士认为,象思维“注重对事物整体形象的把握,强调事物之间的普遍联系”。中医通过“司外揣内”的方法,将人体外部表现与内部脏腑功能联系起来,形成了“肝主疏泄”“肺主宣降”等整体性认识。这种思维不追求解剖实体的精确描述，而是着眼于功能关系的动态把握。

从方法论角度看，象思维具有“非逻辑性”特点。王永炎院士指出：“象思维主要依靠直觉、顿悟和灵感，不完全遵循形式逻辑的规则。”中医诊断中的“医者意也”、治疗中的“法无定法”，都体现了这种非逻辑性的思维特质。象思维通过类比、联想、象征等方式，实现了对复杂生命现象的把握。

2. 西方概念思维的特点与局限

与象思维相对的是源于西方哲学的概念思维。概念思维是以抽象概念为工具，运用判断、推理等逻辑方法，以揭示对象的本质和规律的思维方式。这种思维方式在近现代科学发展中发挥了重要作用，但也有其内在局限。

概念思维的“分析性”特征使其擅长对事物进行分解研究。王永炎院士认为，现代医学正是凭借这种思维方式，在解剖学、生理学、病理学等领域取得了巨大成就。通过概念界定和逻辑推演，现代医学建立了精确的疾病分类体系和治疗规范。概念思维的“确定性”追求使其注重实证和量化。王永炎院士指出，现代医学强调“看得见、摸得着、测得出”的证据，发展出了各种实验室检查和影像学诊断技术。这种思维推动了医学的标准化和规范化进程。然而，概念思维也存在“机械性”局限。王永炎院士批评道：“单纯的概念思维容易将生命视为机器，忽视其整体性和动态性。”现代医学面临的“只见疾病不见患者”困境，很大程度上源于概念思维的这种局限。

（二）两种思维互动的理论基础

1. 思维互补的哲学依据

王永炎院士提出的“象思维与概念思维互动”理念，建立在深刻的哲学反思基础上。他认为，中西医学的差异本质上是思维方式的差异，二者各有所长，应当互补融合。从认识论角度看，两种思维代表了人类认识的不同路径。王永炎院士引用王树人教授的观点指出：“象思维是‘纵向’的，追求对事物本质的直观把握；概念思维是‘横向’的，注重对事物关系的逻辑分析”。中医通过“取象比类”直达本质，西医通过“概念推演”逐步深入，二者殊途同归。从方法论角度看，两种思维形成了优势互补。王永炎院士认为：“象思维长于整体把握和动态观察，概念思维精于局部分析和静态研究。”在医学领域，前者适合把握复杂生命现象的整体规律，后者适合研究具体病理变化的细节机制。

2. 中医学的特殊需求

王永炎院士特别强调，中医学的现代化发展尤其需要两种思维的互动。他认为，单纯依靠象思维难以适应现代科学环境，而完全转向概念思维又会丧失中医特色。中医理论的现代阐释需要概念思维。王永炎院士指出：“要使中医理论被现代人理解和接受，必须借助概念思维进行系统化和逻辑化整理。”他主持的“证候规范化研究”就是运用概念思维对中医诊断标准进行明确界定的成功实践。中医创新的多学科交叉需要概念思维。王永炎院士在“方剂关键科学问题的基础研究”项目中，将传统方剂理论与现代药理学、化学等学科相结合，提出了“整体和谐效应假说”。这种创新离不开概念思维的桥梁作用。

（三）两种思维互动的实践路径

1. 临床诊疗中的思维融合

王永炎院士在中风病研究中开创性地实践了两种思维的结合。他既运用象思维把握“风、火、痰、瘀、虚”等病机要素的动态关系，又借助概念思维制定标准化的诊断和疗效评价体系。在诊断环节方面，王永炎院士提出“四诊合参”的象思维诊断方法，强调对患者神色、形态、气味、脉象等的整体观察。同时，他又引入概念思维，制定了包含六大类、34 项指标的中风病证候诊断量表，实现了诊断的客观化和标准化。在治疗环节方面，王永炎院士基于象思维提出“通腑化痰”等治则治法，根据患者不同体质总结出“通腑五法”。同时，他又运用概念思维对这些方法进行系统分类和机制研究，提高了治疗的精确性和可重复性。

2. 科研创新中的思维协同

王永炎院士在“病络”理论研究中展示了两种思维的协同创新。他首先通过象思维观察到多种疾病中存在“络脉瘀阻”的共同现象，形成了“病络”的初步认识。然后运用概念思维对“病络”进行明确定义：“病络是络脉的病理过程和病机环节，是病证产生的根源。”在验证阶段，他又运用概念思维设计临床试验，通过客观指标评价疗效，使传统理论获得现代科学验证。

3. 人才培养中的思维培育

王永炎院士特别重视学生两种思维能力的培养。他认为，现代中医教育应当在继承象思维优势的同时，加强概念思维的训练。在经典学习中，王永炎院士强调“读经典、做临床”的悟性培养，要求学生通过反复诵读和实践体会，掌握中医象思维的精髓。他常说：“《内经》的思想必须与实践接轨，才能真正领会其微言大义。在科研训练中，王永炎院士注重逻辑思维的培养，指导学生运用现代科研方法设计课题、分析数据。他主持的“973计划”项目团队中，既有人文功底深厚的中医专家，也有精通现代科技的科研人员，形成了多学科交叉的研究格局。

（四）两种思维互动的理论价值与现实意义

1. 对中医理论发展的启示

王永炎院士的“象思维与概念思维互动”理念为中医理论的现代转型提供了方法论指导。他认为，中医现代化不是简单套用现代科学概念，而是要在保持象思维优势的基础上，适当吸收概念思维的长处。

在理论表述方面，王永炎院士主张通过“概念化整理”，使传统理论更加系统清晰。他主持的中医证候规范研究，就是对传统辨证体系的概念化重构，既保留了整体观念和辨证论治的特色，又提高了理论的规范性和可操作性。在理论创新方面，王永炎院士倡导“多学科交叉”的研究路径。他提出借区块链技术发展“方证相应”一体化的模块药理学研究，将传统方剂理论与现代信息技术相结合，体现了两种思维互动的创新潜力。

2. 对中西医结合的推动

王永炎院士的这一理念为中西医深度融合提供了思维基础。他认为，中西医结合不能停留在技术层面的简单叠加，而应当深入到思维方式的互补融合。在诊断方面，王永炎院士提倡优势互补的模式。他肯定现代医学检查技术的重要价值，同时强调中医四诊的不可替代性。他认为，只有将西医的精确检测与中医的整体把握结合起来，才能形成更完善的诊断体系。在治疗方面，王永炎院士探索协同增效的路径。他在心血管病治疗中，既运用中药调节整体功能状态,又合理使用西药控制危险因素,形成了独具特色的综合治疗方案。

3. 对医学教育改革的引导

王永炎院士的这一理念对当代中医教育改革具有重要指导意义。他认为,现代中医教育必须兼顾两种思维的培养,避免偏废。在课程设置上,王永炎院士主张"经典与现代并重"。他既强调《内经》《伤寒论》等经典著作的学习,也重视现代医学和科研方法的训练,培养学生全面的思维能力。在教学方法上,王永炎院士倡导"理论与实践结合"。他创立了"早临床、多临床"的教学模式,让学生在实践中体会象思维的运用,同时通过科研训练培养概念思维能力。王永炎院士关于"象思维与概念思维互动"的理念,是建立在对中西医学本质特征的深刻洞察基础上的理论创新。这一理念既肯定了象思维作为中医原创思维的核心价值,又认识到概念思维在现代科学语境中的重要作用,为中医药的传承创新提供了科学的方法论指导。在医学模式转变和健康观念更新的今天,王永炎院士的这一理念不仅对中医药发展具有指导意义,也对整个医学体系的完善提供了中国智慧。未来,随着两种思维互动研究的深入,必将催生更多原创性的医学成果,为人类健康事业作出更大贡献。

王永炎院士有关象思维的论述

学科理念是学科建设的根基,学科进步是事业发展的支柱。目前年轻中医师补好国学课业,学习象思维,回归中国学人的智慧是一件刻不容缓的大事。解析河图、太极图符号系统,对明确学科发展方向,推动学科适应新征程、造福民生的需求具有潜在价值与动力。

人才培养需宽容,后学想干什么就干什么。独立之精神,自由之思想,造就知道中医的固有价值的,有国际学术界话语权的学科领军人才。后学需夯实华夏文明基础,象思维、原象思维清楚,理论精潜,提升疗效。后学还要融汇中西,生生之道,健康实践,做生命医学的领跑者。(图 4-3)

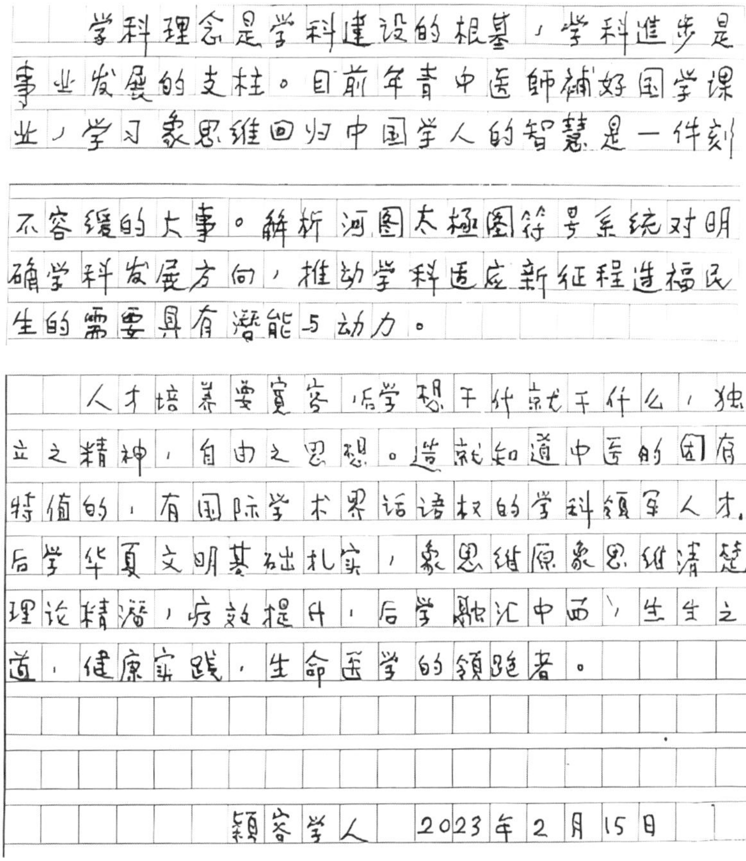

学科理念是学科建设的根基，学科进步是事业发展的支柱。目前年青中医师補好国学课业，学习象思维回归中国学人的智慧是一件刻不容缓的大事。解析河图太極图符号系统对明确学科发展方向，推动学科适应新征程造福民生的需要具有潜能与动力。

人才培养要宽容，后学想干什么就干什么，独立之精神，自由之思想。造就知道中医的固有特质的，有国际学术界话语权的学科领军人才。后学华夏文明基础扎实，象思维原象思维清楚理论精深，疗效提升，后学融汇中西，生生之道，健康实践，生命医学的领跑者。

颖客学人 2023年2月15日

图 4-3 王永炎院士有关象思维的论述手稿

第三节 培养路径

党中央、国务院高度重视中医药事业发展，要求切实继承好、发展好、利用好中医药这一祖先留下的宝贵财富。中医药学作为面向未来、社会和世界的学科，其事业和产业的进步离不开人才培养。人才教育培养是传承精华、守正创新的基础与保障，也是医疗、保健、科研、教育、产业、外交和文化发展的源头动力。

随着《中华人民共和国中医药法》的实施及“中西医并重”国策的贯彻，中医药事业迎来了良好发展机遇，为学科建设理念更新和多元化、多层次、多模式的人才培养创造了有利条件。中医药高等教育迫切需要培养具备深厚理论基础和丰富临床经验,深入学习国学原理并把握原创思维,善于吸纳数字化文明新知识,掌握中华民族大成智慧指引下的方法学的骨干优秀人才,以及能够有机衔接老一辈科技文明成就的后备学科带头人,以稳定优势学科研究方向,创新高起点前瞻性的研究方向。因此,一方面,在培养科研型博士(PHD)、临床专业博士(MD)的基础上,应吸纳多学科人才参与中医药学派传承人、传承博士后的培养工作,着力解决博士专业不够广博、创新能力不足的问题;另一方面,对于非研究生层次的基础与临床人才有思想的学术研究成果也应予以重视。

一、加强中医药学派传承人、传承博士后等高层次人才的培养

中医药学的学科属性决定了高层次中医人才需兼蓄自然科学与文、史、哲、美等人文学科的知识与素养。通过考察“西学东渐”与“东学西渐”的历史互动,在思维层面吸纳还原分析并向整体归纳回归,实现原象思维与实证科学的融合,借助后科学时代的思维变革重构中医药理论框架。

中医药学科建设必须坚持以我为主、为我所用的原则,弘扬原创思维与原创优势,重视传承及在传承基础上的创新。以传统师承为主要培养形式的学派传承人培养工作尤为重要。

(一)中医药学派传承人的培养

中医药学术传承历史久远,起源于师承制教育。历代名医大家,无论家传还是师授,自幼接受庭训,注重立德养性,勤奋好学且善于领悟,都接受过良好的传承启蒙。中医学术流派是在长期历史发展过程中形成的,具有独特学术思想或主张及独到临床诊疗技艺,拥有清晰学术传承脉络和一定历史影响与公认度的学术派别。诸如河间学派、易水学派、孟河学派、新安学派等,通过直接的学术传承,造就了众多精英人才,实现了学术创新,推动了国医国学的发展。

中医学派争鸣在学科发展中对促进中医理论发展发挥了重要作用,关键在于学派的创建与发展妥善解决了创新与传承的关系问题,为中医发展模式提供了可借鉴的范例。因此,中医药学派传承人的培养工作,不仅在于发掘和应用某个学术流派的学说、经验及临床特色,更重要的是研究学派创新、传承

与发展的经验及条件,这对我们在坚持本学科特色的基础上进行理论创新具有启示意义,有助于培养新一代的中医理论家、临床家和教育家。同时,这种研究对于传承和发展当代名老中医经验也具有重要价值。

(二)传承博士后的培养

随着科学格局的变化,中医药学学术方向需要调整、变革与创新。其原创的形象思维—具象思维—抽象思维模式是概念时代复兴中华文明的关键;其天人相应、辨证论治、形神一体的理论框架引领着整体健康医学。

鉴于目前中医药学术及事业发展急需高层次人才支撑,考虑到中医药学科特点和师承制教育的优势,中国中医科学院经反复论证,决定将师承制教育融入学位教育,试行传承博士后教育制度。

传承博士后教育旨在让现行标准制式教育体系培养的中医中药学博士,接受著名中医中药专家学者的学术理念和临床经验,通过重温经典、学术访谈、临证再实践等途径,一方面再现导师临床经验,另一方面针对导师特色学术理念开展创意研究,以尽快培养出新一代中医药高级人才,推动中医药学术及事业发展,满足国家、民族和社会公众对中医中药的更高需求。

传承博士后培养的具体路径一般分为重温经典、学术访谈和临证再实践三个阶段。

重温经典:通过合作导师指定著作的学习研究,结合导师专业学术成就和经验,研究总结导师学术渊源,把握老专家学术成就的理论基础。我们建议以读书学习笔记、导师讲解的方式进行经典著作学习研究,提升博士后人员专业理论水平,为开展合作导师学术经验传承研究奠定坚实理论基础。

学术访谈:学术访谈属于定性研究方法,是软科学深度研究的重要手段。它已成为剖析人物主观世界、总结人物思维智慧、了解人物对客观事物看法及解决方式的重要研究方法。将其应用于中医学,是挖掘合作导师学术思想和实践经验的重要途径。通过访谈,可深入了解导师专业成就、临床实践思维方式及其经验形成过程,把握老专家学术脉络。

学术访谈首先要求博士后研究人员与合作导师反复协商,拟定以专业为主要内容的访谈专题,每位导师提出 5 个以上专题,由博士后针对每个专题设计 3 ~ 5 个问题对导师进行学术访谈。通过层层深入的问答和剖析,了解导师对患者、疾病及不同临床问题的个人观点、学术见解和处理方案,并对其认识方式、思维方式进行发掘和总结,从理念观点、方案策略、实践经验和思维方法等多个维度研究导师专业学术成就的内涵构成,从而丰富自身专业素养,提高理论水平和临证实践能力,实现导师宝贵经验在学者身上的传承,并为其在更大范围传播起到示范作用。

追求但不轻易定义“学术思想”。钱穆先生认为“学术思想,便是那一代的人,在那一社会环境中,对社会人生问题的一种新的解说”,它是吸收众多学人思想形成的,最终需得到大多数学人的认可,经过实践和时间验证才能完成使命。对于中医而言,学术思想是学者高层次的学术成就,是长期坚持读经典、做临床,在积累大量鲜活诊疗经验基础上凝聚的学术闪光点和提炼的思想精华,蕴含创造性思维和创新性成果。学术思想必须有理论内涵并能指导临床实践,提高临床防治水平,才具有持久生命力。具体到传承工作,最高目标是争取提炼出学术思想,但不可刻意为之。严格来说,学术思想是时代赋予的、得到大多数人认可的共性认识。

临证再实践:无论是在导师指导下重温经典以提高基础理论水平,还是通过学术访谈归纳总结导师独到观点和思维方法,最终都要落实到提高传承博士后人员的临证实践能力,重现老专家的特色经验和疗效。临证经验的再实践研究是中医传承博士后培养工作的最后环节,也是检验博士后传承研究质量的重要方式。

传承博士后教育制度的建立,为构建统一的新医药学,推动转化医学与参与医学发展,促进科学与人文融合互动,实现东学和西学兼收并蓄,培育中医中药学科领军人才创造了条件。传承博士后本身的特点对培养传承博士后工作机制有以下内在要求。

1. 传承应注重师者整体的独到见解与经验,不局限于某一方、药、证、病。传承博士后在博士阶段接受过系统教育,具备一定理论发掘和思辨能力,因此不能仅局限于对一方一药、一证一病的整理继承,更重要的是要透过这些临床经验,从治学方法、学术思想、临证规律、科研成果等方面进行凝练和升华,发现其中蕴含的概念、原理、规律和法则，最终实现肯定疗效、规范标准、揭示机理、传承学术的目的，提高创新能力和科学素养，成为一级学科或学科门类的中坚力量。

2. 突显学科自身现实需求，培养高水平学科、学科带头人。传承博士后的培养目标仍要求在站博士开展学科领域的创新性工作，为实施创新型国家战略服务。中医药学的传承博士后教育突出了学科自身现实需求，工作重点在于继承、发掘、质疑、创新，致力于培养高水平学科、学科带头人。

总体而言，传承的方式、方法和内容应因人而异，可根据合作导师的专业特长和临证经验，选好传承研究切入点。但无论具体传承内容如何，都需要把握以下基本原则：第一要传承学术。王元化先生指出，要研究“有学术的思想，有思想的学术”，中医学术思想传承亦如此。第二要突出原创性。中医药学发展始终以创新为基础，传承学术尤其应重视发掘原创思想。第三要体现继承性。因为“学术各有源流”，继承就是“站在巨人的肩膀上”，如此才能更进一步。当然，合作导师要甘当铺路石，愿为人梯。第四要保持学术纯正性。既要传承师说，又要自出己见，在保持原意的基础上适当发挥，朝着创新目标多做有益工作。第五要重视实用性。文以载道，医以活人，中医学术传承应以应用为根本。避免追求华丽辞藻，要言之有物、有理有据、可验证。正所谓“道不远人，以病者之身为宗师；名不苟得，以疗者之口为依据”，切忌急功近利。

二、培育多层级中西医结合的临床人才队伍

新时代卫生工作方针将“中西医并重”作为核心原则，要求医学教育体系培养融合现代医学与中医辨证思维的复合型人才，构建“县乡村三级能力标准”：县级侧重于疑难病症中西医协同诊疗，乡镇级强化常见病多发病防治，村级重点培训中医药适宜技术和基础公卫服务。

（一）核心理念：中西医并重的学科融合

强调中医药学在保持自身原创思维与优势的基础上，充分吸纳现代医学成果，形成“中西医并重”的学科发展格局。中西医结合应贯穿“认知病症—辨证分型—精准治疗”全过程，通过现代检测技术与中医辨证逻辑的协同，构

建具有中国特色的医药学体系。

中西医结合人才培养需打破传统学科壁垒，要求中医从业者既掌握经典理论与临证经验，又系统学习现代医学知识，形成“整体观与还原论互补”的诊疗思维。

（二）实践路径：多元教育模式与分层能力构建培养体系

一方面通过院校教育、师承教育、函授进修等多种渠道培养人才，例如早期通过中西医函授系统提升临床医生的跨学科能力；另一方面实行分层能力构建：基础层级要求掌握中西医诊疗规范，能运用现代检测技术辅助中医辨证，但仍要坚持以中医理法方药辨证论治为主体，遵循先中后西、能中不西、中西结合的治疗方案；中坚层级要求具备整合中西医治疗方案的创新能力，尤其在脑病、肾病等专科领域形成特色疗法；领军层级则应推动学科范式创新，主导中西医协同的标准化建设与国际化传播。

（三）学科建设基础

学科建设一方面要搭建中西医协同的科研平台，如创建肾病实验研究室、引入肾穿刺活检术等现代技术，为中医专科提供科学实证支撑。另一方面强调中医药标准化发展，通过循证医学、医学统计学与叙事医学相结合，构建共识疗效评价体系，为人才提供可量化的实践标准。

（四）评价体系创新

对于不同层级、不同培养模式下的中西医结合临床人才，需采用多元化评估手段。临床疗效验证：通过全国多中心临床研究验证中西医结合方案的有效性；学术价值转化：鼓励将传统经验转化为可推广的诊疗技术，如活血化瘀治则在脑病防治中的现代化应用；文化传播能力：要求人才具备向国际社会阐释中医药哲学思维与科学价值的能力。

当前，“东学西渐”与“西学东渐”逐步融合，中医西医相辅相成。在国运复兴的时代背景下，进一步落实“中西医并重”国策，让大科学大健康行动惠及广大民众的美好生活。中国医疗卫生体制改革需要加强为城乡民众提供卫生保健、防治传染病与慢性病服务的医学教育，尤其是县乡镇村迫切需要中西医兼通的医务人员。

三、岐黄学者需技术创新与制度创新

(一)技术创新:以“我主人随”夯实学科根基,坚守中医原创思维

技术创新应以中医原创思维为主导,开展交叉学科协同创新。一方面,要基于中国传统文化与古代哲学理解生命现象并指导医学实践,避免过度西化导致学术迷失。例如,在脑病、肾病等专科领域,应将阴阳五行理论与现代检测技术相结合,形成特色诊疗方案。另一方面,要运用大数据、医学统计学等现代技术重构中医研究范式,如在传染病防治中整合循证医学与中医辨证施治,提高疗效验证的科学性。同时,鼓励探索“中医 + X”学科交叉模式(如中医与人工智能、分子生物学相结合),推动诊疗技术升级。

(二)制度创新:构建“传承 - 创新”双轨生态

学科建设机制变革需建立以中医理论为主体、兼容现代科学的研究框架,通过修订学科评价标准强化中医理论的自主性,如在科研立项中优先支持基于《黄帝内经》《伤寒论》等经典的创新研究。

(三)人才培养体系重构

传承制度化:推行“院校教育 + 师承教育”融合模式,依托岐黄学者工作室开展经典文献研习与临证经验传承;创新激励化:通过青年岐黄学者专项培训、国际交流项目等,培养既精通国学又掌握现代科研方法的学科带头人;国际化传播体系化:建立中医药技术标准化输出体系,要求岐黄学者具备文化阐释与科学表达能力,推动针灸、中药复方等特色技术纳入国际医疗规范。

第四节　临床实践与基层教育

一、临床经验需师承、医案与哲学思辨相结合

中医药学临床经验的构建与高效传承,并非单一路径的线性累积,而是建立在一个立体且相互支撑的框架之上。这个框架由三个核心维度构成,缺一

不可：一是源于实践、富含人文温度的师承教育；二是沉淀智慧、可供反复揣摩的医案研读；三是探究本源、提升思维高度的哲学思辨。这三者深度融合，共同织就了一张从具体技艺到抽象规律、从个体感悟到普适理论的知识网络，确保了中医药生命力的延续与发展。

（一）师承教育：隐性知识的活态传承

中医临床智慧的传递，其核心始终围绕着“人”这一能动的主体。书本可以承载显性知识，但中医的精髓——那些无法被完全言说或量化的“隐性知识”，则必须通过人与人之间的直接互动来传承。师承制度，作为历经千年考验的中医传承根基，正是这种活态传承的最佳载体。它所承载的远不止是理论体系和方药条文，更是一种深植于实践的综合素养，其中既包括了面对复杂脉象时那一瞬间的诊疗直觉，也涵盖了遣方用药时细微调整的心法体悟，更包含了作为一名医者所应具备的医德修养与人文关怀。

正如王永炎院士深刻指出的：“中医人才培养当以‘读经典、做临床、参明师’为中医人才培养的三要素，三者缺一不可。”此言精辟地概括了中医成才的铁律。“参明师”居于其一，其重要性不言而喻。这种“亲炙授业”的贴身跟师模式，能够将《黄帝内经》《伤寒杂病论》等经典中的抽象理论，通过老师的临床实践生动地“翻译”和“演示”出来，化为学生眼中可见、耳中可闻、心中可感的临床智慧。例如，董建华院士在带教时，要求弟子必须精读并反复揣摩《医家四要》。通过对“脉”“病”“方”“药”这四大核心环节的循环往复式锤炼，学生们得以将辨证论治的复杂思维过程，逐渐内化为一种近乎本能的、高效的诊疗反应，最终实现从“知其然”到“知其所以然”的深刻跃迁。

师承教育的深远价值，并不仅仅局限于临床技艺的传授，更在于一种深刻的医德浸润与思维范式的整体塑造。以孟河医派为例，其世代相传的“医者父母心”理念，要求弟子必须在问诊的每一个细微之处，去体察和共情患者的疾苦，而不只是将其视为一个待解决的“病例”。王永炎院士在回忆其师从董建华院士的经历时，常常提及导师“常行谦下，以患者为友为师”的谆谆教诲。这种人文精神的长期浸润，使得临床决策不再是纯粹冰冷的技术考量，而是升华为一种旨在构建“医患道德共同体”的温暖实践。尽管现代标准化的医学教育在知识的广度与规范性上具有优势，但它却难以复制这种“春风化雨、以文化人”的传承精髓，而这恰恰是中医生生不息的灵魂所在。

（二）医案研读：反思思维的时空对话

如果说师承教育是纵向的、代际间的活态传承，那么医案研读则是横向的、跨越时空的精神对话。医案是中医临床经验传承体系中沉淀下来的“活化石”，它以文字为载体，生动地封存了历代卓越医家在面对具体患者时的完整思维轨迹。从朱丹溪的《丹溪心法》到叶天士的《临证指南医案》，这些传世文献绝非简单的诊疗流水账，它们是医者临床反思性思维的具象化表达。特别是医案中的“按语”部分，正如学者熊丽辉等人所提出的精辟见解：“医案按语实为临床思维的‘慢动作回放’，通过物象（患者的具体证候）- 意象（医者头脑中的病机模型）- 原象（对生命本源状态的哲学思考）的流转与推演，深刻揭示了疾病的本质与演变规律。”研读医案，就是跟随前人的思路，进行一场深度的思维演练，从而磨砺自己的临床辨证能力。

在现代临床实践中，医案的价值不仅没有褪色，反而因其动态性特征而愈发凸显其重要性。面对新发、突发疾病，历史医案提供了宝贵的参照系。例如，在应对甲型 H_1N_1 流感这一现代疫病的防治挑战中，王永炎院士带领团队深入挖掘了传统温病学说的思想，通过对大量临床病例的细致观察与分析，敏锐地捕捉到此次疫病不同于传统温病的“内潜伏燥”这一核心病机。基于此，他们创造性地将麻杏石甘汤与银翘散进行合方化裁，形成了针对性的优化治疗方案。更为关键的是，该方案并非止于理论推导，而是通过对 410 例病案进行的严谨对照试验，充分验证了其临床有效性与安全性。这种研究范式，完美地体现了医案研究的现代转化：它既保留了传统中医“象思维”观照全局的整体观念，又巧妙地融入了现代循证医学所强调的数据与精确性，实现了古代经验与现代科学的创造性转化与发展。

（三）哲学思辨：临床思维的形而上根基

中医临床实践，在其操作层面之下，蕴含着一套独特而深邃的逻辑体系，这套体系的最终根基，牢固地植根于数千年积淀的华夏哲学智慧之中。它决定了中医看待生命、健康与疾病的根本方式。王永炎院士对此有高度概括：“中医以‘象数易气神’为主体本体，阴阳五行为关系本体，此乃区别于现代医学的原创思维根基。”离开了这一哲学背景，中医的许多理论和治法将变得难以理解。这种深植于文化土壤的哲学特质，在临床实践中具体表现为以下两种核心的思维范式。

1. 原象思维

这是一种追溯事物本源的思维方式。它以“太虚、混沌、元气”等概念作为认知世界的逻辑起点，强调宇宙万物，包括人体在内，最终都统一于“道”的整体性之中，即“道通为一”。在临床治疗中，秉持原象思维的医者，目光不会仅仅局限于孤立的病灶或异常的生化指标，而是会超越这些“标”，去探求导致疾病的生命“本”源状态的失衡。例如，治疗一个复杂的慢性病患者，医者可能着眼于调理其“元气”，恢复其“神”的安宁，这正是“执中和合”这一中国哲学核心理念在医学领域的具体实践。

2. 非线性思维

这种思维模式突破了西方传统科学中占主导地位的“因 - 果”链式线性逻辑，转而关注一个复杂系统中多重要素之间相互关联、动态交互的复杂网络关系。金元四大家之一的李东垣，其创立的“阴火论”便是一个经典范例。他将临床上常见的虚损（气虚）、郁热（内火）、气陷等看似相互矛盾甚至毫不相关的病理状态，通过深刻的思辨，统一于“脾胃升降失司”这一核心的系统性失衡之中。这种将“象思维”的宏观整体把握与严谨的逻辑推理相结合的非线性思维方式，对于今天我们诊治各种成因复杂的慢性病、多系统疾病，仍然具有不可估量的指导价值。

（四）三重维度的交互赋能

师承教育、医案研读与哲学思辨这三个维度并非孤立存在，而是形成了一个动态、立体、交互赋能的传承网络，共同推动中医临床经验的深化与重建。在这个网络中，师承是活态的实践场，医案是固化的思想链，而哲学则是升华思维的工具。具体而言，在师承过程中，优秀的导师会引导学生，通过对具体医案的剖析和解读，来生动地示范如何将抽象的哲学思维应用于瞬息万变的临床决策；学生在自主进行医案研究时，也必须借助哲学工具进行更深层次的逻辑解构与规律提炼，才能避免就案论案的局限；而高屋建瓴的哲学思辨，又必须通过师徒间的言传身教，才能得以鲜活地延续和发展，避免沦为空洞的玄谈。这三者相互渗透、彼此印证，共同指向一个核心目标——实现“经验重建”，即将前人及个人零散的、碎片化的诊疗知识，系统性地升华为一套逻辑自洽、行之有效的临床智慧。

以“伏燥化疫”理论的形成为例：首先，在师承脉络中，清代医家雷丰（字少逸）在其《时病论》中提出的“以法代方”的灵动思想，为后世医家应对不同时节气候异常所致的疾病奠定了重要的思维基础；其次，在医案实证层面，董建华院士医案中曾详细记载过“燥邪潜伏三年”的特殊病例，这为“伏燥”理论提供了宝贵的临床实证依据；最后，王永炎院士团队则站在了更高的哲学思辨高度，结合“太虚原象”的哲学观，从宇宙大环境（五运六气）发生异化的角度，系统阐释了“伏燥”与现代流行病发生之间的深刻内在联系。这种“经验（师承）—案例（医案）—哲理（思辨）”环环相扣、层层递进的演进路径，正是中医药学在数千年历史长河中始终保持其强大生命力的关键所在。

（五）现代传承的挑战与对策

在科技高速发展、现代医学话语体系占据主导地位的今天，中医临床经验的传统传承模式正面临前所未有的严峻挑战。这些困境主要体现在三个层面：一是师承教育的规模化难题，传统一对一或一对多的带教模式效率有限，难以满足社会对大量合格中医师的迫切需求；二是医案研究的碎片化倾向，海量医案数据缺乏系统化整理，研究多停留在个案总结，难以形成具有普适性的高级别证据；三是哲学思维的认知隔阂，中医独特的哲学世界观与现代科学实证范式之间存在理解上的鸿沟，导致其核心价值被误解或忽视。

面对这些困境，墨守成规或全盘西化皆不可取，破解之道在于以开放的心态，运用现代科技对传统传承方式进行创造性转化与创新性发展。

1. 数字化师承平台建设

利用人工智能（AI）、增强现实（AR）和虚拟现实（VR）等前沿技术，构建“虚拟跟诊”系统。通过这种平台，学生可以身临其境地观摩名老中医的诊疗全过程，系统能实时捕捉并分析名医的四诊信息、处方思路，甚至通过数据模型还原其诊疗场景，从而在一定程度上实现宝贵隐性知识的显性化、可复制化传播。

2. 结构化医案数据库开发

运用自然语言处理（NLP）技术和机器学习算法，对浩如烟海的古今医案进行深度挖掘。通过自动化或半自动化的方式，精准提取其中关键的“病 - 证 - 方 - 药”逻辑链条，构建一个可供大数据分析、智能检索的结构化知识库，为临床决策支持和科研创新提供强大的数据基础。

3. 哲学思维的现代诠释

积极寻求中医“象思维”与现代前沿科学理论的结合点。例如，可以尝试将中医的整体观、系统观与系统生物学、复杂性科学进行跨学科对话与对接，用现代科学的语言和模型来重新诠释中医的哲学理念，从而架设起沟通的桥梁，让中医的核心智慧能被更广泛地理解和接受。

归根结底，中医临床经验的传承，其本质是一个融汇了“人（师承）- 文（医案）- 哲（思辨）”的复杂共生过程。唯有坚守师承教育所蕴含的人文温度，深入挖掘医案研究所沉淀的思维深度，并努力激活哲学思辨所赋予的创新维度，中医这门古老的学问才能在现代医学的浪潮中，不仅不被淹没，反而能乘风破浪，守住其独特的理论之“魂”。正如王永炎院士所强调的：“中医的现代化不是西化，而是以国学原理为根，兼容科技文明之果。”这条传承与创新并举的道路，既是中医学自身存续与发展的必由之路，更是对丰富和完善人类医学体系、贡献中国智慧的多元性价值的重要体现。

二、早临床、多临床是培养合格中医师的关键

（一）早临床：从理论到实践的认知桥梁

中医药学的人才培养体系历来都高度强调“早临床”这一环节，其实质绝非简单的课程提前，而是一种旨在打破传统教育中“先理论、后实践”线性割裂模式的根本性变革。其核心目的是让学生在尚未被纯理论框架完全固化思维之前，就尽早地、身临其境地接触真实的患者与鲜活的病情，从而在感性与理性的交融中，搭建起一座从书本知识到临床实践的坚实的认知桥梁。正如

王永炎院士所反复强调的:"中医的生命力在临床,早临床是连接经典理论与现实病患的必经之路。"

回顾历史,北京中医药大学首届学生的培养模式便是"早临床"理念的生动实践。他们通过"三下矿区、二下农村"的长期基层锻炼,直面当时最为常见的痹证、眩晕、脾胃病等群众疾苦。在尘土飞扬的矿区和条件简陋的田埂上,学生们不再是纸上谈兵,而是要在实践中真正去领悟《黄帝内经》中"辨证求因,审因论治"的核心精髓。例如,在治疗矿区的肺尘埃沉着病(又称尘肺,俗称矽肺)患者时,书本上"久咳属虚"的理论是抽象的;但当目睹患者痛苦的"咯血、喘促"等症状,亲手触及其沉细无力的脉象时,学生们才能深刻理解"肺肾同病、母病及子"的病机传变是何等复杂与真实。进而,在老师的指导下,他们学会了超越单纯止咳化痰的局限,掌握了"养心安神兼益肾纳气"的复合治法。这种在真实场景中的早期实践,能将经典中的抽象条文,迅速转化为可感知、可操作的诊疗逻辑,为日后更深层次的理论学习和研究,奠定了无可替代的实证基础。

此外,"早临床"的价值更深远地体现在对中医特有临床思维模式的早期塑造上。中医的诊断过程高度依赖"望闻问切"四诊信息的综合分析与整体判断,这是一种典型的非线性、形象化的思维活动,仅仅通过课堂的理论灌输是极难真正掌握的。只有在跟师侍诊的过程中,学生才能观察到老师如何从患者一个不经意的眼神、一句话的语气、一丝舌苔的细微变化中捕捉到关键的诊断信息。这种"做中学"的沉浸式模式,能让学生在系统学习《伤寒论》之前,就通过大量生动的案例,在头脑中建立起"方证相应"的直观认知。比如,通过多次跟诊,他们会发现典型的"桂枝汤证"患者,其核心特征往往是"自汗、恶风"并见,而不仅仅是课本上一个笼统的"发热"。这种亲身体悟,将极大地深化他们对"营卫不和"这一核心病机的理解,使知识真正"活"起来。

(二)多临床:经验积累与思维跃迁的催化剂

如果说"早临床"解决了"从无到有"的入门问题,那么"多临床"则致力于解决"从有到优"的精通问题。它强调的是高频次、多场景、大样本的反复实践与锤炼,其核心目标是通过量的持续积累,最终催化出临床能力从"量变"到"质变"的关键性跃升。对此,王永炎院士一语中的:"做临床要在'做'字上下功夫，要敢于质疑、勤于验证，方能突破个人和书本的经验边界。”这一“多做”的过程，至少蕴含着三个递进的层次。

1. 技能娴熟化——从“知其然”到“知其所以然”

初出茅庐的医者，其遣方用药往往严格遵循教科书或古籍中的经典指征，应用场景较为单一，这属于“知其然”的阶段。然而，只有在反复、大量地治疗同一类疾病的过程中，见识过足够多的不典型病例和复杂变证之后，医者才能逐渐领悟到经典方剂背后更深层的配伍原理和应用规律。例如，通过治疗数十上百例失眠患者，医者可能会发现，酸枣仁汤不仅能治肝血亏虚之失眠，在某些情况下，对于心胆气虚甚至痰热内扰的失眠类型，只要抓住核心病机，亦可化裁应用。这种能力的获得，正是从机械模仿到灵活运用的飞跃，是“知其所以然”的体现。

2. 思维非线性化——突破“病 - 证 - 方”的线性逻辑

临床实践中，尤其是在面对慢性复杂性疾病时，患者的病情往往涉及多个脏腑、多种病理因素相互交织，难以用单一的“病 - 证 - 方”线性对应逻辑来完全涵盖。此时，“多临床”的价值就体现在它能够迫使医者突破单一的辨证框架，建立起多维、动态的系统性思维。在 2009 年甲型 H_1N_1 流感防控的实战中，中医专家组正是通过对全国各地大量上报病案证候的系统梳理与综合分析，才最终发现并提炼出“内潜伏燥”这一区别于传统卫气营血或三焦辨证的新病机。基于此，他们整合创新，确立了麻杏石甘汤合银翘散的优化方案。这一重大发现，完美体现了在“多临床”实践中，中医特有的“象思维”进行动态整合与模式创新的强大能力。

3. 经验理论化——从个案积累到规律提炼

当临床经验积累到足够大的体量时，便为理论的升华创造了可能。现代认知科学研究表明，“多临床”的过程，本质是训练并强化医者大脑中的“模式识别”能力。医者在见过成百上千的案例后，会不自觉地在脑中对各种纷繁复杂的症状进行归纳、分类和总结，逐渐形成对某些疾病或证候的稳定认知，即“专家共识”。当这些源于实践的宝贵共识，再通过现代科研方法进行系统性的整理、验证和阐释，便有可能升华为新的理论或诊疗指南，从而反过来指导更广泛的临床实践，推动整个中医学科的进步，并最终获得社会的广泛接受与认可。

（三）现代教育体系下的创新实践

在当前需要规模化培养高质量中医人才的时代背景下，完全依赖传统的、耗时漫长的一对一带教模式已不现实。然而，这并不意味着要抛弃"早临床、多临床"这一核心智慧，而是需要我们积极地将传统师承模式的精髓与现代化的教育技术进行深度融合，探索出一条兼具效率与质量的创新之路。

1. 虚拟临床实训系统

利用虚拟现实（VR）和增强现实（AR）技术，可以构建高度仿真的"虚拟诊室"或"数字人"教学系统。在这个系统中，学生可以面对由海量真实病例数据生成的"虚拟患者"，进行反复的望闻问切练习。系统不仅能模拟出各种复杂的脉象、舌象，还能根据学生的问诊内容和处方决策，实时反馈其辨证思路的合理性。例如，在模拟诊疗一个腹痛患者时，如果学生忽视了询问其大便性状这一关键体征，系统将会弹出提示，指出其存在漏诊风险，并解释该体征对于鉴别寒热虚实的重要性。这极大地增加了学生试错和练习的机会，且成本低、安全性高。

2. 结构化临床日志

改革传统的临床实习笔记，要求学生每日以结构化的方式记录"病机推理 - 方药选择 - 疗效反馈"这一完整的思辨链条。更进一步，可以引入人工智能（AI）教学助手，通过自然语言处理技术，定期分析学生的临床日志。AI 可以识别出学生在辨证逻辑上的常见误区、在方药应用上的知识盲点，并推送相关的经典条文、名家医案或教学视频进行针对性补强。这种模式能够将带教老师从繁重的重复性指导中解放出来，同时为每个学生提供个性化的成长路径分析。

三、培养临床能力要加强基层实践和基层服务

基层医疗场景（如社区、农村）是检验中医师能力的"试金石"，这里不仅疾病谱复杂（常见病与疑难病交织），还需在资源有限条件下解决问题，这对临床

能力提出更高要求。在此背景下，如何通过强化基层实践与服务提升临床能力，已成为医学教育与卫生政策研究的焦点。王永炎院士的查房实录与脑疾病病例报告，不仅展现了中医诊疗的系统性与实践性，更为基层医疗能力培养提供了宝贵经验。本章结合中医临床案例，探讨基层实践与服务对临床能力提升的作用机制及实施路径。

（一）基层实践：临床能力培养的基石

1. 实践中的辨证思维训练

辨证论治是中医的灵魂，而这种高度复杂的思维能力，绝非仅仅通过背诵理论条文所能获得，其真正的成长土壤在于临床实践的反复磨砺。王永炎院士在多年的临床带教与查房过程中，反复强调并身体力行一套系统化的诊疗流程——“问”“查”“阅”“议”“结”五步法。这套方法论并非孤立的步骤，而是一个有机的整体，深刻体现了临床辨知与决策的全部核心要素。“问”是深入的病史采集与细节追问；“查”是涵盖望闻问切，尤其是“三部九候”等特色诊法的多维度体格检查；“阅”是结合现代医学的影像学与实验室数据进行综合分析；“议”是组织团队进行开放式讨论与集体思辨；“结”则是在此基础上形成清晰的诊断结论与治疗方案。

例如，在其著作收录的“大动脉粥样硬化性脑卒中”病例中，诊疗团队正是严格遵循此流程：通过详细询问患者的起病过程、生活习惯与既往病史，全面查体（尤其重视反映全身气血状态的三部九候诊脉法），仔细审阅头颅 MRI 与各项化验指标，并进行科内讨论，最终才精准地确定“风痰瘀血，痹阻脉络”这一核心病机。这种基于真实案例的、结构化的思维训练，能够引导医者如何从一团乱麻般的复杂症状与海量信息中，精准地提炼出关键病机，为后续的理法方药提供清晰的指引。对于经验尚浅的基层医生而言，这种规范化的流程极具示范意义，是帮助他们建立严谨临床思维、高效处理日常常见病与复杂病症的“脚手架”。

2. 基层病例的多样性价值

与大型三甲医院高度专科化、病种相对纯粹的特点不同，基层医疗机构是所有健康问题的“第一入口”，因此其面临的病例具有无与伦比的多样性、原始性和隐匿性。这种环境为医生成长提供了极为宝贵的“活教材”。以查房实录中一则“小动脉闭塞性脑卒中”的病例为例，患者就诊时的主诉仅仅是“间断头晕，活动后加重”等看似平常的非特异性症状，极易被当作普通的眩晕或疲劳处理。然而，接诊医生凭借高度的警惕性，建议患者进行头颅影像学检查，结果发现了多发腔隙性脑梗死。

这个案例生动地揭示了基层临床的挑战与价值。它警示所有基层医生，必须对潜藏在常见主诉背后的重大疾病风险保持高度警惕，尤其是“无症状卒中”等隐匿性杀手，从而倒逼自己不断强化早期筛查的意识与能力。可以说，一位医生的诊断敏感度，并非与生俱来，而是在日复一日面对成百上千个看似普通的病例，并从中识别出少数“非典型”重症的过程中，被反复淬炼而成的。这种源于多样性实践的经验积累，对于提升医生的诊断视野和鉴别诊断能力，具有不可替代的重要价值。

3. 应急能力的锤炼

在平时，基层实践是能力的“磨刀石”；而在面临突发公共卫生事件时，它便成为检验和锤炼应急能力的“主战场”。这种在巨大压力下的“实战”经验，其价值尤为凸显。回顾 2009 年甲型 H_1N_1 流感大流行期间，北京市中医专家组选择主动深入社区、深入基层，直面疫情第一线。在社区，他们通过对大量发热患者的快速诊察，敏锐地辨识出此次疫病的核心病机特征为“风热犯肺兼伏燥”，并以此为据，迅速制定出一套行之有效的中药预防及治疗方案，为稳定社区疫情发挥了关键作用。

这种在真实危机中所获得的经验，是任何课堂教学、模拟演练都无法复制的宝贵财富。它不仅锻炼了医者快速反应、精准辨证的能力，更锤炼了他们在资源紧张、信息不全的条件下进行果断决策的心理素质和组织协调能力。这种高强度的实践，能将医生的知识体系与应变能力瞬间激活并提升至新的高度。

4. 人文关怀的觉醒

基层服务将医生从一个纯粹的技术执行者，拉回到了一个有血有肉的社会人角色。在这里，医生面对的不再是“一个病床”或“一个病例”，而是一个活生生的、承载着家庭责任与社会角色的“人”。他们必须直面患者真实的社会经济地位、家庭支持系统及心理精神状态，这些因素往往与疾病的发生、发展和预后密切相关。对此，王永炎院士曾深刻指出，全科医生是专科医生的基石，其培养必须兼顾“仁心明德”的品行修养与“道术和合”的专业技能。

这种从“治病”到“治人”的视角转变，正是在日复一日的多临床、深基层的实践中，自然而然升华出的结果。当医生长期跟踪一个慢性病患者，看着他从发病到康复，了解他因病致贫的困境，感受他家人焦虑的眼神时，那种纯粹的医者仁心便会被唤醒和巩固。这种人文关怀的觉醒，反过来又会使医生的诊疗决策更加全面、更富有关怀，从而建立起更加牢固的医患信任关系。

（二）基层服务需求导向的临床能力优化

1. 资源约束下的诊疗策略

基层医疗机构的现实状况，常常受限于先进检查设备的缺乏与药品目录的不完善。这种“资源约束”客观上对医生的诊疗策略提出了更高的要求，也恰恰为中医药特色优势的发挥提供了广阔舞台。医生不能过度依赖仪器，而必须回归到对患者本身的细致观察和精准辨证上来。王永炎院士在治疗一例“心源性脑栓塞”病例时，面对基层可能缺乏即时介入溶栓条件的现实，沉着地采用了以“化痰通络法”为核心，配合口服中药汤剂的治疗方案，最终取得了良好疗效。

这个案例充分展示了中医适宜技术在资源有限环境中的巨大应用优势。中药汤剂、针灸、推拿等疗法，具有“简”“便”“验”“廉”的特点，它们不依赖昂贵的设备，而是高度依赖医者自身的知识与技能。因此，在基层推广和应用这些技术，不仅能有效解决当地群众的医疗需求，更能倒逼基层医生不断磨砺自己的辨证论治硬功夫，形成一套因地制宜、灵活高效的诊疗模式。

2. 全周期健康管理能力

基层服务的核心定位，决定了其工作不能仅仅停留在疾病的急性期治疗，而必须延伸至覆盖生命全周期的健康管理。这要求基层医生必须具备“防-治-管”一体化的综合服务能力。以“轻度认知损害（MCI）”患者的社区管理为例，这是一种介于正常老化与痴呆之间的过渡状态，也是预防老年痴呆的关键窗口期。对于这类患者,一次性的门诊开药是远远不够的。王永炎院士的经验显示,通过建立长期的随访干预档案,结合个体化的饮食调摄指导、针对性的情志疏导及定期复诊评估,可以非常有效地延缓患者的认知功能衰退进程。

这种“防 - 治 - 管”一体化的服务模式,对基层医生的能力提出了全新的、更高的要求。他们不仅要成为诊病的专家,更要成为健康教育的老师、生活方式的教练和慢性病风险的管理者。这要求他们必须熟练掌握慢性病风险评估工具、营养学知识、心理疏导技巧及社区资源协调等多方面的综合技能,真正成为社区居民健康的“守门人”。

(三)中医经验对基层能力建设的启示

中医药学数千年的智慧积淀,为现代基层医疗卫生体系的能力建设提供了丰富的思想宝库。其中,肇始于《黄帝内经》的“治未病”思想,其“上工治未病,中工治欲病,下工治已病”的核心理念,在当今以慢性非传染性疾病为主要挑战的基层医疗领域,具有极其深刻的现实指导意义。“治未病”并非空泛的口号,而是包含“未病先防”和“既病防变”两个层面的具体实践策略。

王永炎院士在临床上对“卒中后认知障碍”的早期识别与干预,正是“治未病”思想的现代化应用典范。他强调,通过运用中医体质辨识理论,结合现代医学的风险因素评估,基层医生完全有能力在社区人群中,精准地筛选出脑卒中或认知障碍的高危人群。随后,便可对这些高危人群实施具有针对性的早期干预,如指导他们进行节气养生、药膳调理、传统功法锻炼等,从而显著降低疾病的实际发生率,或延缓其进展。将“治未病”的理念全面融入基层慢病管理,是从根本上减轻医疗负担、提升全民健康水平的治本之策。

(四)加强基层临床能力的策略建议

为将上述理念落到实处,必须从顶层设计入手,通过系统性的策略,全面加强基层医生的临床能力培养。

1. 构建“院校 - 社区”联动培养机制

(1)推动临床教学基地下沉:应鼓励和支持高等中医药院校将其临床教学的重心向基层延伸。在具备条件的社区卫生服务中心和乡镇卫生院,挂牌设立标准化的“中医实践教学点”。在这里,医学生和规培生不再是走马观花的旁观者，而是要深度参与到日常诊疗中，定期开展由院校导师和社区带教老师共同主持的病例讨论会，并进行系统的跟师学习，实现理论与实践的早期结合、无缝对接。

(2)开发模块化的实用培训课程：针对基层最常见的疾病谱，组织高水平专家团队，开发一系列标准化的《基层常见病中西医结合诊疗指南》和配套的线上线下模块化培训课程。这些课程应注重实用性、可操作性，并积极申请纳入各省市的继续医学教育(CME)项目，通过学分激励，确保每一位基层医生都能获得持续的、高质量的在职培训，不断更新知识、提升技能。

2. 完善基层服务支持体系

(1)建立远程医疗协作网络：积极构建以区域内三级甲等中医院为核心、覆盖各级社区卫生机构的“区域中医医联体”。利用5G、云计算等现代信息技术，建立高效的远程医疗平台。通过该平台，三级医院的专家可以为基层医生提供实时的远程影像诊断、疑难病例会诊、处方审核与点评等技术支持，有效弥补基层在技术和经验上的短板，让优质医疗资源真正下沉到百姓家门口。

(2)优化绩效与医保激励政策：政策的指挥棒是关键。应在基层医疗机构的绩效考核指标中，明确设定并适当提高中医药服务数量与质量的占比，引导机构主动加强中医科室建设、鼓励医生使用中医药服务。同时，在医保支付层面，应适度提高中医诊疗项目和中药的报销比例，减轻患者使用中医药服务的经济负担，从而通过供需两端的正向激励，为中医药在基层的发展创造一个更加有利的政策环境。

总之，基层实践与社区服务，是培养和锻造中医师临床能力的核心场域和终极熔炉。通过在中医辨证论治思想指导下的系统化临床训练，结合因地制宜、资源适配的技术选择，以及贯穿生命全周期的健康管理模式，基层医生的临床综合思维与复杂问题的解决能力必将得到显著提升。展望未来，我们必须进一步强化政策支持的力度与体系创新的深度，从而有力地推动中国基层医疗的角色，实现从被动的“疾病治疗站”向主动的“全民健康守门人”的战略转型。

王永炎院士对全科医学、基层实践的论述原文

学习全科医学早临床、多临床是强化临床研究基本功的关键步骤

全科医学是面向个体家庭与社会，集临床医学、预防医学、康复医学与叙事医学相关内容于一体的综合性学科。全科主要在农村乡镇、城市社区一级医务工作中体现，下农村、牧区、工矿为基层医疗服务。回顾北中医56级学生在读六年间三下农村、两下工矿见习周期累计两个学期加上毕业实习，每个学生诊疗人次在5 000至10 000例，总结出熟读一本案头书、早临床、多临床是锻炼基本功的重要经验。近年江西创办的岐黄书院的专业硕士生，下农村下基层安排实习，缘城市三级医院与农村乡镇医疗机构疾病谱差异很大，学生在农村治上呼吸道感染能配方一剂煎服退热，暴发火眼两剂煎服愈病，则非常有利于巩固专业思想热爱中医药学。（图4-4）

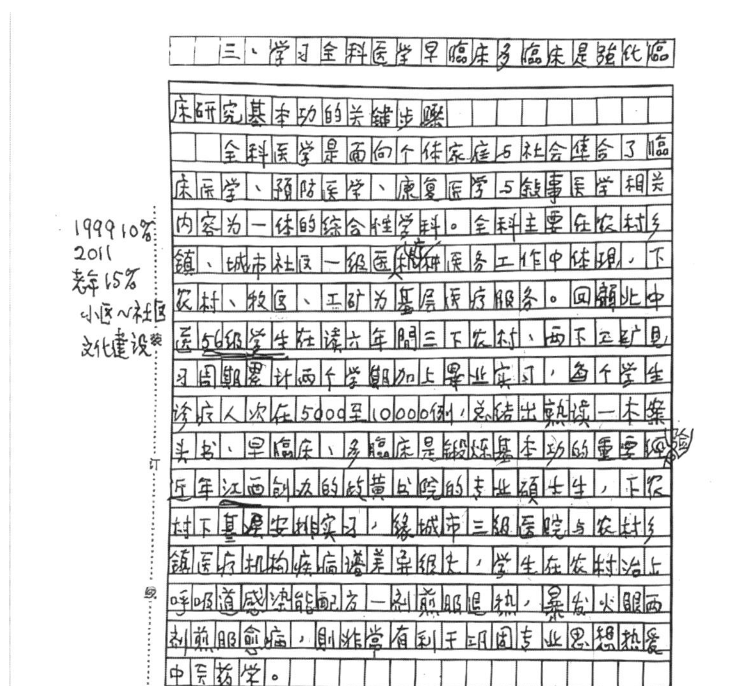
三、学习全科医学早临床多临床是强化临床研究基本功的关键步骤

全科医学是面向个体家庭与社会集合了临床医学、预防医学、康复医学与叙事医学相关内容为一体的综合性学科。全科主要在农村乡镇、城市社区一级医务工作中体现，下农村、牧区、工矿为基层医疗服务。回顾北中医56级学生在读六年間三下农村、两下工矿见习周期累计两个学期加上毕业实习，每个学生诊疗人次在5000至10000例，总结出熟读一本案头书、早临床、多临床是锻炼基本功的重要经验。近年江西创办的岐黄书院的专业硕士生，下农村下基层安排实习，缘城市三级医院与农村乡镇医疗机构疾病谱差异很大，学生在农村治上呼吸道感染能配方一剂煎服退热，暴发火眼两剂煎服愈病，则非常有利于巩固专业思想热爱中医药学。

图4-4 王永炎院士有关培养临床能力的论述手稿

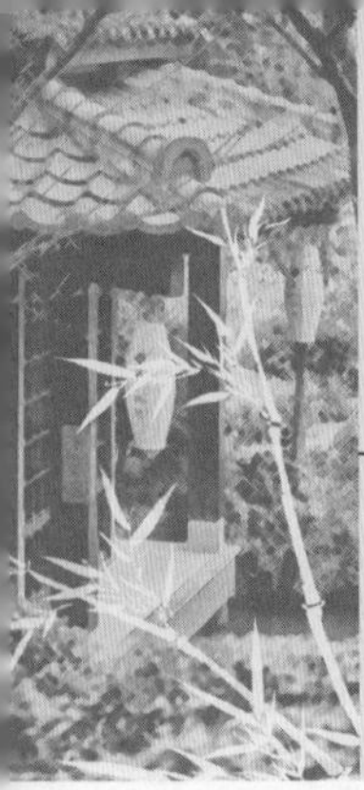

第五章

教育理念与教学改革

第一节 教育理念

作为中国工程院院士、国务院学位委员会学科评议组召集人，王永炎院士凭借其在中医药高等教育领域数十年的躬身实践与理论探索，构建起具有深远学术价值与实践指导意义的中医药教育思想体系，成为当代中医药教育理论研究与实践创新的重要源泉。在长期的教育实践与学术反思中，王永炎院士对现代中医药高等教育体系进行了系统性审视。他的研究视角突破传统教育范式的局限，从学科发展规律、人才成长特性及教育功能实现等多维度，剖析当前教育模式存在的深层矛盾。这种批判性思考不仅揭示了中医药高等教育在知识传承与创新、理论与实践衔接等方面存在的现实问题，更为后续教育理念的提出奠定了坚实的问题意识基础。

在教育理念的核心建构层面，王永炎院士以“以人为本”作为价值引领，将医学人文精神与专业教育深度融合。在此框架下，他创新性地将循证医学与叙事医学引入中医药教育体系。循证医学强调以临床证据为核心的科学决策方法，叙事医学则聚焦于患者的生命故事与情感体验，二者的结合打破了传统中医教育单一的经验传承模式，为培养兼具科学思维与人文关怀的现代中医人才提供了新的路径。这种教育理念的革新，既顺应现代医学教育的发展趋势，又契合中医药学科注重整体观、个体化诊疗的本质特征，使中医药教育在保持传统特色的同时，实现与现代医学教育理念的对话与融合。

在学位教育领域，王永炎院士的研究呈现出鲜明的历史纵深感与现实针对性。他深入梳理中医药学位教育的发展脉络，在传承传统师承教育精华的基础上，结合现代学位制度的规范要求，对学位培养目标、课程体系、评价机制等关键环节进行系统分析。其研究不仅关注学位教育的知识传递功能，更强调学术创新能力与中医思维培养的有机统一，为完善中医药学位教育体系提供了理论支撑与实践指引。

在人才培养的具体路径探索中，王永炎院士提出的全科医学技能培养与通才教育理念，具有独特的学术价值与实践意义。他从中医药学科的整体性特征出发，强调中医人才应具备跨学科知识整合能力与综合诊疗素养。这种培养理念突破了传统专科教育的局限，通过构建宽基础、重实践、强综合的课程体系与教学模式，致力于培养能够适应基层医疗需求、把握中医药整体优势的复合型人才。同时，他将文化自觉教育置于人才培养的战略高度，认为中医人才不仅是医学知识的传承者，更是中华传统文化的弘扬者。通过强化文化自觉教育，引导学生深入理解中医药理论的文化根基，增强专业认同与文化自信，为中医药事业的传承发展筑牢精神根基。

在教育生态建设方面，王永炎院士对医学道德与学风建设的重视，彰显了其教育理念的人文关怀与学术担当。他深刻认识到，医学道德是医学教育的灵魂，良好的学风是学术发展的基石。在其教育思想体系中，道德教育与专业教育相互渗透，通过课程思政、临床实践、学术研究等多维度的教育活动，将"仁心仁术"的职业精神融入人才培养全过程。这种教育理念的实践，不仅有助于提升中医人才的职业素养，更对营造风清气正的学术生态、推动中医药事业的健康发展具有重要意义。

王永炎院士的中医药教育理念，是传统医学智慧与现代教育思想交融的理论结晶。其系统性、创新性与实践性的学术探索，为构建具有中国特色的中医药教育体系提供了重要的理论参照，对推动中医药高等教育的现代化转型、培育高素质中医人才队伍具有深远的学术价值与实践指导意义。

一、中医药高等教育存在的问题与改革方向

（一）强化基础与中学教育的联结

在信息科学浪潮席卷全球的时代语境下，中医基础理论研究正经历着范式革新与体系重构的深刻变革。其演进轨迹深度契合公理系统中复杂性与关

联性的整合逻辑，既恪守“道法自然”的东方哲学智慧，将人体生命系统置于宇宙万物共生共荣的生态网络中进行整体性考量，又始终锚定“以人为本”的实践导向，以提升人类健康福祉为终极价值旨归。这一研究范式尤为注重理论体系的数学化建构，力求通过严谨的数理模型将传统中医理论中蕴含的辩证思维与经验智慧转化为具有普适性的科学表达，同时强调所有理论成果均需经过长期的临床实践检验与历史时空维度的双重验证，从而确保其科学性与可靠性。

河图洛书与太极图作为中华文明基因密码的可视化载体，在现代学术语境下与数学理论的创造性融合催生出哲理数学这一前沿交叉学科。该学科以阴阳学说为核心逻辑支点，创新性地构建出“象数结合的全息太极图”，通过拓扑学、集合论等现代数学工具，将传统阴阳对立统一、动态平衡的哲学概念转化为可量化分析的数学模型，实现了抽象哲学范畴向具象科学表达的跨越。与此同时，哲理数学与五行学说的深度交融催生出“天人相应的圆运动图”，以数学语言解构五行相生相克的复杂关系网络，为中医药学的宏观理论研究提供了兼具哲学深度与科学精度的分析框架。孟凯韬先生所著《哲理数学概论》系统梳理了阴阳五行学说与中医辨证论治体系的内在逻辑关联，不仅为传统中医理论的现代化转型提供了理论支撑，更通过博士后人才培养梯队建设与专业教材研发，推动了哲理数学在中医药教育体系中的扎根发展。王永炎院士提出的在中医本科教育中增设哲理数学课程的构想，本质是构建贯通中学数学基础教育与中医专业高等教育的知识桥梁，旨在培养兼具数理思维与中医思维的复合型人才，夯实中医现代化发展的人才根基。

21 世纪合成生物学与结构生物学的交叉融合，为中医基础研究开辟了全新的学术疆域。这种跨学科整合研究模式突破了传统中医药研究的固有边界，将化学生物学的药物分子设计理念与生物化学的机体代谢调控机制研究有机结合，为多组学（基因组学、蛋白质组学、代谢组学、表型组学）数据的系统性分析提供了技术支撑。在中医整体观的指导下，通过分层次、分领域的还原分析与再度整合，形成了具有鲜明中医特色的系统相关性研究范式。这一研究趋势对中医药高等教育体系提出了更高要求：本科教育阶段应着重夯实学科基础知识体系，确保学生掌握中医理论的核心共识与经典范式；而八年制、九年制长学制教育及博士研究生培养，则需紧密对接国际学术前沿，使学生能够熟练运用最新的技术手段与研究方法，在传承中实现创新发展。

在高概念时代，科技理性与人文精神的深度融合已成为学术发展的必然趋势。医学作为直接作用于人类生命健康的特殊学科，其教育体系中的人文维度构建具有不可替代的重要性。当前，全球经济一体化进程对文化领域形成强烈冲击，部分从业者的价值取向出现异化倾向。尽管理化生物学技术的迅猛发展显著提升了医学诊疗水平，但也导致部分医疗工作者陷入技术至上的认知误区，表现出职业精神弱化、人文关怀缺失等问题，进而加剧了医患关系的紧张态势。在此背景下，中医教育亟须重塑人文医学教育体系，通过引入儒家“仁者爱人”的伦理思想、道家“道法自然”的哲学智慧及佛家“明心见性”的修行理念，重构医学教育的人文价值体系。同时，以唐代孙思邈“大医精诚”的医德典范为精神坐标，融合当代叙事医学理论，构建具有中国特色的医学人文教育范式。这种将传统国学精髓与现代医学人文理论相融合的教育模式，对于培育既有精湛医术又具人文情怀的中医人才，促进中医事业的可持续发展具有深远意义。

（二）以人为本的循证与叙事医学教育

中医学以攻克现代疑难病症为核心使命，致力于形成具有国际共识的临床疗效标准，构建契合人民健康需求的民族医学服务体系。这一目标的实现，本质上是对“以人为本”医学理念的践行，其关键在于建立科学且具文化适配性的疗效评价体系。当前，循证医学与叙事医学作为两大重要方法论，为中医药疗效评价提供了多元化视角与创新路径，也因此成为中医药教育体系改革中亟须强化的知识模块。

循证医学以临床证据为核心，强调通过系统分析与科学评价构建医学决策的依据。在中医药领域，其方法论的应用需突破传统框架，形成具有学科特色的证据体系。以病名与证候为双维度构建证据网络，横向以现代医学病名分类为参照，纵向以中医辨证理论为脉络，通过对中医医案学资源的系统挖掘与结构化分析，提升证据的科学性与临床指导性。这种纵横交织的研究范式，既尊重中医辨证论治的核心思维，又契合现代循证医学的标准化要求，实现传统医学经验与现代科学方法的有机融合。在课程体系建设层面，循证医学教育需深度融入中医特色元素，通过开发专属量表与术语集，将中医理论概念转化为可量化、可比较的研究指标，同时精选具有代表性的临床案例，构建本土化的循证医学教学资源库，强化病因病机研究的循证支撑，从而形成完整的中医循证医学教育体系。在教育层次设置上，针对不同阶段的培养目标进行差异化安排：硕博连读的专业学位教育将循证医学作为必修核心课程，以培养具备严谨科研思维的临床研究人才；本科教育则通过选修课或专题讲座的形式，引导学生建立初步的循证意识，为后续专业学习奠定基础。

叙事医学以人文关怀为内核，强调通过对患者生命故事的倾听、理解与共情，构建更具温度的医疗服务模式。在中医教育体系中引入叙事医学，本质上是对“以人为本”理念的深化与具象化。其课程设置不仅需要系统传授叙事技巧与理论知识，更要通过跨学科整合，将伦理学、心理学等人文医学内容有机融入教学体系，形成多维度的人文素养培育模式。在师资队伍建设方面，通过组建跨学科教学团队，推动临床医生与人文社科研究者的深度协作，提升叙事医学教学的专业性与实践性。附属医院作为重要的临床教学基地，承担着叙事医学实践平台的功能，通过设立专门教研室，将叙事医学理念融入临床实践环节，促进了理论知识向临床技能的转化。学术期刊作为学术交流的重要载体，开设叙事医学专栏，为学术研究与经验分享提供了平台，推动了叙事医学在中医领域的理论创新与实践发展。在教材建设上，立足中华优秀传统文化，融合东西方人文医学精华，开发具有民族特色与时代特征的叙事医学教材，将叙事医学教育打造成为兼具知识传授与德育功能的核心课程。平行病历训练作为叙事医学的重要实践形式，要求医学生以非技术性语言记录患者的疾病体验与生命故事，这种训练模式打破了传统医学记录的技术化局限，重塑了医患关系的人文维度，生动诠释了“以人为本”的健康服务理念。

（三）重传承完善学位教育

在中医药学高等教育场域中，“博士不博，创新能力不足”的现实困境折射出学科人才培养体系与现代学术发展需求的深层矛盾。这一问题的本质，在于传统学术传承范式在信息爆炸与学科交叉融合的时代语境下，未能有效构建起兼具文化根脉与现代创新动能的育人机制。从学科思维本体论审视，中医学原创性思维的势微源于哲学根基的弱化——“象思维”作为中医理论建构的原发性认知方式，通过取象比类、得意忘形的思维路径实现对生命规律的整体性把握，其思维内核与复杂性科学的系统论高度契合，却在现行教育体系中因哲学课程的碎片化设置而逐渐失去生发创新理论的能力。临床实践阅历的匮乏则进一步加剧了这一困境：中医临床作为理论创新的“实验室”，其蕴含的辨证思维智慧需通过大量诊疗实践的沉浸式体验方能领悟，而当下部分博士研究生过早陷入细分领域的技术化研究，缺乏对临床复杂问题的系统性观察，导致学位论文的创新点难以触及中医诊疗的核心规律。信息时代的方法论挑战更为显著，王永炎院士提出的“确切疗效、规范标准、发现机理”研究框架，要求研究者具备从多源异构数据中提炼科学问题的能力，然而当前博士生在跨学科信息整合、复杂系统建模等方面的训练缺失，使得研究往往停留在低水平重复，难以在“整体设计—还原分析—整体结论”的科学闭环中实现理论突破。

高等中医药院校作为硕博士培养的核心载体，其办学定位与课程体系建构直接决定着创新人才的培养质量。王永炎院士强调的“教育科研型”发展路径，实质是通过承担国家重大科研项目、推动国际学术合作，将学科前沿的研究范式融入日常教学，使博士生在参与真实科研项目的过程中培育问题意识。在课程体系改革层面，通才教育的补位具有战略意义：国学基础与训诂学的系统学习，可帮助学生穿透中医经典的文字壁垒，抵达象思维的认知本源；而合成生物学、哲理数学等新兴交叉学科课程的设置，则为传统中医理论的现代诠释提供了技术工具，使学生能够在生命科学与信息科学的交叉地带开拓研究新领域。这种“固本培元”与“开疆拓土”并行的课程策略，旨在构建贯通古今、融合文理的知识图谱，为创新能力的培育奠定跨学科基础。

医学科学博士的学位论文选题，凸显了临床实践、学术前沿与研究条件的三维耦合逻辑。源于临床的选题取向，要求研究者深入真实世界诊疗场景，通过对疑难病症诊疗经验的挖掘，将碎片化的临床体悟升华为具有普遍意义的科学假说；追逐前沿的学术自觉，则需主动对接国际学术热点，在系统生物学、计算医学等领域寻找中医理论的现代阐释路径；而导师学术积累与实验室平台的支撑作用，本质上是为突破性研究提供知识储备与技术保障。三者的有机统一，使得博士研究既能坚守中医临床的实践根基，又能在学科交叉的无人区开展具有原始创新价值的探索，最终形成兼具临床指导意义与学术引领性的研究成果。

临床专业硕博连读的培养模式，折射出中医人才成长的特殊规律。“接地气”能力的培育，本质上是通过社区医疗实践、巡回医疗服务等基层锻炼，构建对多元疾病谱的整体性认知，这种全科训练不仅能够丰富临床阅历，更可在复杂诊疗情境中激发创新灵感。学术团队的组建与协同机制，则回应了现代科学研究的范式变革——在中医药现代化研究中，单一学科的力量已难以突破关键科学问题，唯有通过生物学、信息学、伦理学等领域研究者的深度协作，才能在跨学科对话中催生新的研究方法与理论模型。导师临证经验的传承机制，则指向中医独特的学术传承方式——那些散见于诊疗过程中的“要言妙道”，往往凝聚着几代人的实践智慧，通过建立系统化的传承记录与理论阐释机制，可将个体化的经验转化为可传播、可验证的学术思想，为创新研究提供源源不断的灵感源泉。

博士后科研工作站作为中医传承创新的“中转站”，其学术价值体现在对临床经验的系统化再生产。历代名医留存的医案作为中医诊疗规律的载体，蕴含着丰富的隐性知识，通过大数据挖掘、复杂网络分析等现代技术手段，可揭示其辨证用药的潜在模式，为建立具有中医特色的疗效评价体系提供实证依据。学术流派的传承研究则更具深度——不同流派在长期临床实践中形成的独特理论体系，本质上是对中医基本理论的差异化诠释，通过对流派学术思想的梳理、比较与整合，可在更高层次上实现中医理论的综合创新，这种“源于流派、超越流派”的研究路径，将为中医药学的发展开辟新的理论境界。

在科技革命与文化复兴交织的历史节点，中医药博士教育的革新本质上是一场思维方式的革命。唯有在坚守“象思维”哲学根基的同时，构建与信息时代相适应的知识获取、整合与创造机制，才能培养出既具文化自觉又具创新锐气的学术领军人才，使中医药学在现代学术体系中真正实现“博”而有“源”，“新”而有“根”的发展格局。

（四）回归象思维，完善证候体系

在中医药学的理论与实践体系中，辨证论治作为其原创优势的核心构成，承载着中华文明对生命规律的独特认知范式。这一诊疗体系以“辨证-辨治-理法-方药”的完整逻辑链条为依托，其终极目标在于针对现代疑难病症构建具有显著临床疗效的诊疗方案，而这无疑对各层级中医师的专业素养提出了极高要求。从教育维度审视，王永炎院士强调学士、硕士及临床专业博士需将综合性辨证论治课程作为核心主干内容进行系统学习，因其不仅是中医临床思维的集中体现，更是连接中医理论与实践的关键枢纽。这种学习过程本质上是对中医“整体观念”与“辨证施治”核心理念的沉浸式体悟，通过对“理法方药”内在逻辑的深度解构，使学习者能够在复杂临床情境中实现从症状识别到治疗方案生成的系统性思维跃迁。

中华民族传统文化中的象思维，作为中医理论建构的原发性认知方式，其思维轨迹呈现出“以象开端，象以筑境，境以扬神，象数意融通”的完整逻辑链条。在当代文化复兴的宏大背景下，象思维的回归不仅是对中医原创思维的寻根溯源，更是应对现代科学复杂性挑战的必然选择。以象思维重新审视中医药学的原创思维与优势，其核心在于将“象”的概念从具体的物质表象升华为对生命系统整体性的认知框架。在辨证论治的证候体系构建中，象思维的价值体现在对“象-素-候-证”病机链条的具象整合：通过对临床症状（象）、致病因素（素）、证候表现（候）、病机本质（证）的系统性关联分析，形成超越线性因果关系的复杂系统认知模型。这种思维方式将人体视为具有自适应、自调节、自组织能力的复杂巨系统，强调在动态变化中把握疾病的本质规律，与现代系统科学的核心理念形成跨时空的理论共鸣。

证候作为中医学对疾病现象的独特认知形式，其内涵研究需置于象思维与系统论的双重理论框架下展开。从哲学层面审视，象思维的本体论特征突破了二元论的认知局限，将生命现象视为“形”与“神”、“气”与“质”的统一体，这种整体观不仅为证候的多维属性提供了哲学支撑，更彰显了人文医学对生命本质的终极关怀。在方法论层面,结合复杂巨系统理论开展证候研究,意味着需将多元素、多变量的临床数据纳入非线性分析模型,通过对证候动态演变过程的跟踪研究,揭示其背后的复杂关联规律。这种研究路径既尊重中医传统的经验归纳方法,又引入现代科学的量化分析手段,实现了传统象思维与现代系统科学的方法论融合。从学科发展的前瞻性视角看,深入挖掘证候的哲学基础与人文属性,不仅是对中医理论内核的深度激活,更为构建具有中国特色的医学认知体系提供了原创性的思维范式,其对于中医传承与创新的深远意义,将在未来的医学发展中持续显现。

(五)整合医学的提出、奠基与未来

在国家确立中西医并重发展战略的时代语境下,“中医现代化与中西医结合”的学术争鸣深刻映射着不同医学知识体系在当代学术场域中的碰撞与重构。这一分歧的本质,源于中西医学在认知原点、理论架构与实践路径上的深刻差异,而王永炎院士的学术洞察则为超越这种二元对立格局提供了兼具历史纵深感与时代前瞻性的整合框架。

从中医药教育的人才培养维度审视,中医院校的育人体系需构建“文化主体性与全球兼容性”的双重坐标。王永炎院士提出的“参与卫生防疫的急重症诊疗”的实践要求,本质上是对中医“治未病”思想与急诊医学能力的现代性激活——通过重大公共卫生事件中的实战淬炼,使学生在直面生命危机的诊疗场景中,深度体悟中医整体思维对复杂病症的系统性干预价值,破除“中医仅能调理慢性病”的认知偏狭。在东学西渐与西学东渐交织的信息时代,中医人才的知识结构需实现“传统根脉”与“现代视野”的有机统一:既要从象思维、阴阳五行等核心哲学范畴中汲取原创性智慧,筑牢文化自信的根基;又需系统掌握现代科学的研究方法与技术工具,在与西医的对话中建立跨学科的学术互译机制。这种“守正”与“创新”并行的培养模式,旨在塑造具备文化自觉与学术包容力的新型医学人才,使其成为中西医文明互鉴的积极推动者。

进入 21 世纪高概念大数据技术时代,中医药科研与教育的整合特征呈现出多维突破态势:多学科交叉已从简单的方法叠加升华为“中西医理论整合、中医中药与理化生物学技术整合、象思维与概念思维认知范式整合、系统性研

究与描述性研究方法论整合”的立体创新生态。这种整合不仅体现在技术应用层面，如借助基因组学、代谢组学等手段解析中药复方的多靶点作用机制，更深入到思维范式的深层融合——将中医基于整体感知的象思维与西医注重分析还原的概念思维相结合，构建适应复杂生命系统研究的跨学科认知模型。王永炎院士特别强调“共识疗效”的核心地位，指出中医药的学科生命力在于获得“患者临床获益确信、西医同行疗效认同、学术界科学逻辑首肯、国际学术共同体标准肯定”的多层次验证体系。这一目标的达成，依赖于疗效评价体系的创新性建构：在方法论层面，需推动整体论与还原论的辩证统一，既通过系统生物学揭示中药干预的宏观调控网络，又借助分子生物学阐明活性成分的微观作用靶点；在评价维度层面，则需整合循证医学的量化证据链与叙事医学的患者生命体验，使疗效评估既符合现代科学的方法论规范，又能彰显医学的人文关怀本质。

针对整合医学理念引发的学术争议，王永炎院士以“医学是人学”的本质界定为核心，突破了中西医学在理论框架上的分野，为整合医学的学术共识构建提供了根本遵循。他指出，尽管中西医在起源背景、哲学基础上存在显著差异，但“以人为本”的核心理念具有跨文明的一致性。在基础研究领域，倡导“天道自然一体”的东方哲学观与唯物史观的结合，推动了结构生物学（微观机制解析）与合成生物学（宏观系统设计）的协同创新，这种研究路径突破了单一学科的认知边界，将人体置于“生物 - 心理 - 社会 - 自然”的复杂系统中进行整体性健康研究。回顾医学发展历程，20 世纪现代医学在传染病防控领域成就斐然，但其面对病毒变异等动态挑战时的局限性亦清晰可见，中医药在 SARS、甲型 H_1N_1 流感等公共卫生事件中的有效介入，既印证了传统医学的当代有效性，也为中西医协同应对新发突发传染病提供了成功范例。在现代难治性疾病领域，中医“扶正培本”治则对肿瘤患者生存质量的改善作用，与西医靶向治疗形成优势互补，这种差异医学价值的并存，恰恰凸显了整合医学在解决复杂医学问题中的必要性。

从文明互鉴的宏观视野考察，中西医整合是不同医学文明在全球化时代走向融合的历史必然。当前这一进程虽仍处于起步阶段，但其发展逻辑已清晰展现:这不是对传统医学的简单改造或对现代医学的被动追随,而是在尊重中西医学各自学科特质的基础上,通过思维范式的互鉴、研究方法的互补、临床经验的互证,构建更具包容性与解释力的新医学体系。王永炎院士的学术思想,为这一历史进程提供了"立足文化根源、拥抱科技革命、坚守人文底色"的方法论指引,预示着中医药学将在整合创新中开辟更具生命力的发展新境界。

王永炎院士对中医药高等教育存在的问题与改革方向的论述原文

中国高等教育转型已经迫在眉睫。我们面对医疗卫生体制的改革,公共卫生与医疗服务重心下移至乡村和社区;重点前移,认真贯彻预防为主的方针。WHO推广健康管理的理念,全科医生的培养模式更适合大众医学的普及,临床流行病学循证医学及卫生经济学备受重视,自然形成专科医生需要通识化教育以拓宽知识领域。对于中医和中西医结合的专科医生,需要兼通文史透视组学(基因组与蛋白质组学)具备相关前沿学科的知识,至于培育学科领军人才,提高创新能力,则更需要强化终生教育。关于中国高等教育转型的思考,如何将本土化与现代化结合,走出一条中国人自己的路。我们当追忆宋代书院教育模式,弘扬中医师承教育的优势。近年来,于临床优秀人才研修项目运作过程,我曾提出"读经典,做临床,参明师",复习理论指导实践,紧密联系临床书写心得体会,具策问书策论,取得了成功的经验。(图5-1)

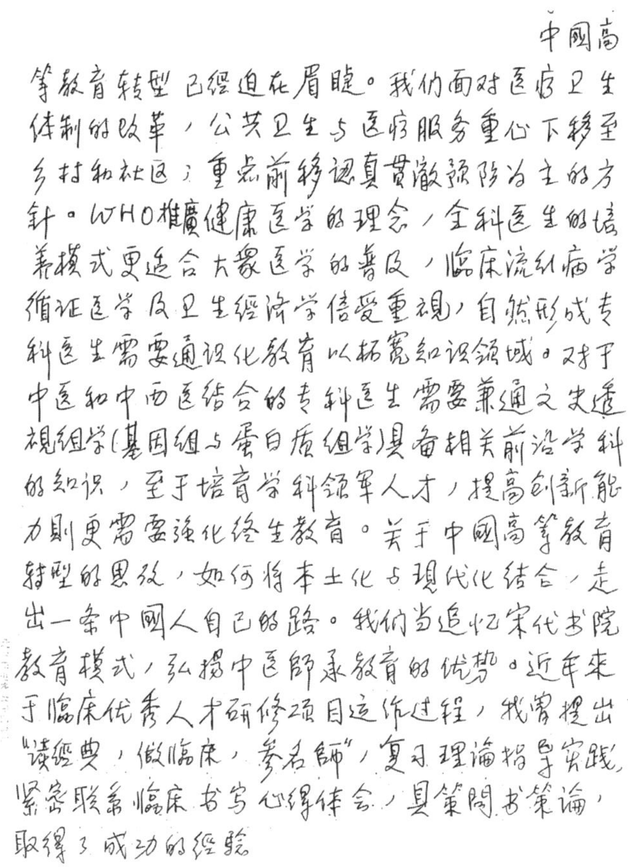

中国高等教育转型已经迫在眉睫。我们面对医疗卫生体制的改革，公共卫生与医疗服务重心下移至乡村和社区；重点前移认真贯彻预防为主的方针。WHO推广健康医学的理念，全科医生的培养模式更适合大众医学的普及，临床流行病学循证医学及卫生经济学倍受重视，自然形成专科医生需要通识化教育以拓宽知识领域。对于中医和中西医结合的专科医生需要兼通文史透视组学（基因组与蛋白质组学）具备相关前沿学科的知识，至于培育学科领军人才，提高创新能力则更需要强化终生教育。关于中国高等教育转型的思考，如何将本土化与现代化结合，走出一条中国人自己的路。我们当追忆宋代书院教育模式，弘扬中医师承教育的优势。近年来于临床优秀人才研修项目运作过程，我曾提出“读经典，做临床，参名师”，复习理论指导实践，紧密联系临床书写心得体会，具策問书策论，取得了成功的经验

图 5-1　王永炎院士有关中医高等教育问题与改革方向的论述手稿

二、高校教学计划需差异化培养民需国用人才

在中医药学科发展的宏大叙事中，人才培养与学科建设构成了互为支撑的有机整体——人才作为学科传承创新的主体，其成长轨迹深刻影响着中医药事业的发展脉络；而临床实践作为中医学的核心生命力，其教育模式的构建直接决定着合格中医师的培养质量。王永炎院士基于深厚的学术积淀与实践洞察，将“早临床、多临床、下基层”的培养理念提升至学科传承的战略高度，揭示出基层实践在中医人才成长中的不可替代性。

基层医疗场域由其独特的疾病谱构成，成为中医临床思维培育的天然课堂。农村、工矿、社区等基层医疗机构面对的病种，既包含城市医院常见的慢

性病种，更涵盖因生活环境、经济条件差异导致的特殊病症，这种复杂性与多样性为医学生提供了接触真实临床情境的多元视角。北京中医药大学早期推行的“县乡中医带教模式”，通过邀请具有丰富基层诊疗经验的中医师指导实习，构建了理论教学与临床实践深度融合的育人场景。王永炎院士本人的求学经历更具启示性：大学期间累计年余的基层实践，使其在诊疗数千例常见病、多发病的过程中，深刻体悟到辨证论治的灵活运用之道，这种“从实践中学习，在诊疗中成长”的路径，本质上是对中医“以临床为根基”传统的回归。

然而，近10年来中医教育领域出现的“临床基本功弱化”现象，暴露出人才培养体系与学科特性的偏离。医院普遍反馈的“动手能力不足”问题，其根源在于基层实践环节的缩水——当医学生缺乏对基层疾病谱的系统性观察，对常见病症的诊疗经验停留在教材层面的理论认知时，其临床思维的形成便失去了最鲜活的素材支撑。与此同时，带教教师基层阅历的普遍欠缺，进一步加剧了这种认知断层。缺乏基层诊疗经历的教师，难以将复杂临床情境中的辨证要点与治则运用转化为生动的教学内容，导致实践教学陷入“照本宣科”的困境。这种双重缺失引发的不仅是技能层面的退化，更可能导致中医原创思维传承的断裂——基层实践作为连接理论与经验的桥梁，其式微将使“象思维”等核心认知方式失去赖以生发的实践土壤。

江西中医药大学岐黄书院的探索，为破解这一困境提供了极具价值的实践样本。将“早临床、多临床”的理念转化为可操作的育人机制，学生深入农村开展医疗服务，在应对普通感冒一剂退热、暴发火眼两剂愈病的具体诊疗中，切实感受到中医药的临床效力。这种“在服务中学习，在疗效中认同”的培养路径，产生了三重递进式育人效应：首先，通过高频次接触基层疾病谱，学生对中医诊疗的理法方药形成具象化认知，夯实了辨证施治的基本功；其次，亲眼见证中医药在基层医疗中的显著疗效，激发了他们对学科的热爱与自信，巩固了专业信念；最后，以策论考核与专业硕士学位授予为评价机制，将实践经验升华为系统化的学术认知，实现从临床实践者到学术传承者的身份跃迁。

从学科发展的历史维度审视，基层实践的价值远不止于临床技能的培养——它更是中医原创优势传承的重要载体。当医学生在基层诊疗中直面现代医学尚未完全解决的健康问题时，通过中医药的整体调理获得确切疗效，这种体验将深刻揭示中医“治未病”“辨证论治”等核心理念的现代价值。正如王永炎院士的基层实践经历所证明的，数千例次的诊疗积累不仅是量的叠加，更是从“术”到“道”的认知飞跃，是对中医思维方式的沉浸式体悟。在中医药振兴发展的战略机遇期，重构“以基层实践为根基”的育人体系，既是对学科传统的回归，更是在现代医学语境中彰显中医特色优势的必然选择，其对于培养兼具临床能力与文化自信的中医药人才，推动学科可持续发展具有深远的历史意义。

人才是学科的根基，学科是事业发展的基石。临床医学是核心，早临床、多临床是培养合格中医师的重要经验，在王永炎院士看来，临床实践要下基层，最重要的是要去农村、工矿、城里社区，因为基层与城市医疗机构的疾病谱差异很大。北京中医药大学早期拥有数十位来自江苏省的经验丰富的青壮年中医带教实习，这为医学生创造了良好的学习环境。王永炎院士本人大学五六年级时两下怀柔、三下京西矿区，本科在读六年间在基层实践时间累计年余，由于常见病、多发病看得多，至毕业时约诊疗 1 000 例次。

王永炎院士以自身丰富的学术实践与教育经历为基，深刻洞察到中医传承教育的重要性。中医作为一门兼具理论深度与实践经验的学科，其知识体系的传承不仅需要现代教育体系的支撑，更依赖传统师承模式的延续。结合自身经历，王永炎院士多次强调中医需要传承教育，建议：执行中医名医临床优秀人才培养计划与名科名院建设的继续教育；办好临床专业学位硕博连读与住院医师系统培训；加强名老中医药专家师承教育与传承博士后，培养后备学科学科带头人。

21 世纪初王永炎院士受聘于国家中医药管理局科教司时，他全程参与了临床优秀人才的培训计划，提出了“读经典、做临床、参明师”与“写策论”的方案。引起领导高度重视，认定这是解决中医后继乏人乏术的大事，认真工作务求落实。于是他从当时的学员习作中，选出优秀“策论”，与诸位名医一起加上按语，出版了《中医临证思辨录》一书。有鉴于中医人才晚熟的一般性特征，任应秋老师生前提出名医须夯实学问根基，要读《十三经注疏》方可为儒医，刘渡舟老师主张儒道互补，竹林七贤的玄学应该涉猎，这对医学原理的理解多有帮助。这两位老师曾指出，国医国药是以国学为指归的。王永炎院士恩师董建华先生曾这样说过："不可轻言学术思想，读书临证中我们只做有思想的学术研究，要求异求真。"名医是民众和同行认可的，名医必是明医，做到明医必涉及国学的基础，如果连国学儒、释、道的经典书籍都没有读过，就难说是明医了。在此背景下，王永炎院士与曹洪欣教授共同倡议设立中医传承博士后工作站，吸引优秀人才深入钻研中医理论与临床经验，为学科长远发展储备领军人物。

高等中医药院校的教学计划，依培养目标的区别，其基础与临床、中医与西医的课程课时比例也应有差别。北京中医药大学第一任教务长祝谌予教授反复强调要培养富有时代特征的民之所需、国之所用的中医师，办学 70 年来大学本科教育延续至今，经过实践检验，中医院校的培养模式是正确的，当然不排斥自为家学和带徒师承教育，各种培养模式应该互容、借鉴，相得益彰。1985 年王永炎院士于北京中医学院院长任上时，1980 届中医系毕业生被分配到县市综合医院，报到后当地医院院长问道："救护车一响敢上车跟上跑吗？"据考察，大多数学生敢作为，但也有少数怯懦不敢为的学生做了"慢郎中"。在王永炎院士看来，其实急救处理不外乎感染休克、外伤出血、中风昏迷等情况，只要急救处理学会了也就过关了。1956 级中医系学生通过数十年的历练，大多数能做到师长们殷切希望的学科、学科带头人，他们中医功底厚实，在做全科的基础上又通过西医专科或专病培训，成为忠诚中医事业、富有时代特征的中坚骨干。1972 年，王永炎院士与田德禄先生受董建华先生委派于北京协和医院，分别在神经内科、消化内科学习进修，有了这样的经历，回院后田德禄先生筹建了胃镜室，而王永炎院士接受了中医药防治脑病的专项研究。

面对中西医课程比例的长期争议，王永炎院士提出的差异化设置方案，既尊重中医学科的主体性，又顺应学科交叉融合的发展趋势。建议中西医课程以 9∶1 的比例强化中医基本功，突出中医思维的核心地位；而对中医学长学制高层次人才增加理、化、生物与西医基础课程比例，则是为了培养能够站在学科前沿、运用现代科学技术推动中医创新发展的领军人才。

党的十八大以来，党中央作出人才是实现民族振兴、赢得国际竞争主动的战略资源的重大判断。在国家大力推动中医药事业发展的时代背景下，中医药人才培养被提升至战略高度。中医药事业的发展涵盖医疗、保健、科研、教育等多个领域，而人才作为第一资源，是推动学科进步、实现产业升级、促进文化传播的源头动力。未来，随着中医药国际化进程的加速，构建更具前瞻性、开放性的人才培养体系，将成为中医药事业实现高质量发展的关键所在。

三、重视全科医学技能与通才教育的培养

在医疗体制改革纵深推进与“健康中国”战略全面实施的时代背景下，全科医学教育与通才教育的融合发展已成为中医药人才培养的核心命题。这一转型既回应了基层医疗体系对复合型中医人才的刚性需求，也契合了中医药整体观与辨证论治的学科特质。王永炎院士基于对医学教育规律与中医药发展趋势的深刻洞察，构建了“全科思维＋通才素养”的人才培养理论框架，为破解当前中医药教育面临的结构性矛盾提供了系统性解决方案。

（一）全科医学教育的战略价值与现实挑战

全科医学作为整合临床医学、预防医学、康复医学及叙事医学的综合性学科，其“以个体健康为中心、家庭为单位、社区为范畴”的服务模式，与中医药“天人相应”的整体观形成理论互构。在深化医改进程中，基层医疗体系对全科医生的需求呈现刚性增长态势。然而，现有队伍多由临时调配或转岗医生构成，中医专业人才占比极低，这一结构性矛盾严重制约了基层中医药服务能力的提升。

从历史维度考察，中医的全科诊疗传统可追溯至宋代以前，古代医者以“儒道互补”的知识结构为基底，将国学修养、自然哲学与诊疗技艺熔铸为统一的临床能力体系。通过“望闻问切”的系统观察把握病证本质，综合运用药物、针灸、推拿等多元疗法，实现“阴平阳秘”的健康平衡状态。这种“全人医学”模式不仅关注疾病的生物学属性，更重视患者的心理状态、社会环境与自然节律的相互作用，与现代全科医学的核心理念形成跨时空的理论共鸣。

现代医学分科化进程虽推动了专科领域的技术精进，却也对中医的整体思维传统形成冲击。过度聚焦单一病理环节的诊疗模式，可能割裂中医对疾病“整体-局部-动态”的系统认知。在此背景下，重新审视全科医学与中医

学的理论契合性具有重要时代意义:全科医学强调的“个体-家庭-社会”健康网络,与中医整体观形成理论互构;其整合多元医学手段的实践路径,与中医传统综合疗法形成方法论呼应。构建“全科思维+专科能力”的中医人才培养模式,成为破解学科发展困境的关键路径。

(二)王永炎院士的全科医学教育改革构想

针对中医药高等教育的全科化转型,王永炎院士提出了系统性改革构想,其核心在于构建“防治康一体化”的知识体系与“双轨制”的实践教学模式。在学制与课程体系改革层面,他主张对本科五年制教育进行结构性调整,将预防医学与康复医学课程纳入核心知识模块,通过理论教学与实践训练的有机融合,打破传统学科壁垒,使学生形成跨领域的诊疗思维。

实践教学环节的创新尤为关键。王永炎院士提出的“双轨制实习模式”,将集中实习场域下沉至农村与社区医疗机构,由资深全科医生担任临床导师,使学生在真实医疗场景中掌握全科诊疗思维。同时优化毕业实习安排,通过延长多学科轮转周期,强化学生对不同系统疾病的综合处置能力。这种改革路径既遵循医学教育的实践属性,又契合中医药整体观的学科特质,为培养适应基层医疗需求的复合型中医人才提供了理论框架。

北京中医药大学1956级学生的培养模式为此提供了历史佐证。在长达六年的求学过程中,他们深入农村、厂矿开展临床实践,累计人均诊疗病例5 000 ~ 10 000例。这种沉浸式的基层实践,使学生得以将课堂所学的中医理论与临床实践紧密结合,不仅熟练掌握辨证论治的核心技能,更深刻领悟中医整体观念与辨证施治的精髓。这一经验印证了“早临床、多临床”教育理念的科学性,也为现代全科医学教育改革提供了实践范例。

(三)通才教育视域下的中医药人才培养路径

在通才教育领域,王永炎院士的思考触及高等教育学科分化与知识整合的深层矛盾。现代高等教育体系中,学科目录的细化虽推动了专业研究的深度发展,却也导致知识碎片化与人文素养弱化等问题。在中医药教育语境下,这种矛盾尤为突出——学科过度专业化使学生对中医理论的文化根基认知不足,训诂学等传统学术方法逐渐边缘化。

训诂学作为解读经典医籍的核心工具，不仅承担着文本诠释功能，更通过对字词音韵、语法结构的考据分析，培养学生的逻辑思辨与文化解码能力，是联结中医理论传承与创新的重要纽带。王永炎院士高度肯定江西中医药大学成立国学院的探索实践，并从文化传承与思维培养双重维度提出教育改革路径。他强调，《灵枢》《素问》《难经》等经典著作作为中医药理论的元典，承载着中华民族的生命认知智慧与医疗实践经验，其研习不应局限于医学知识层面，更应从文化阐释学视角解构其中蕴含的“象数意”思维体系。

这种发轫于《周易》《道德经》的传统认知方式，通过“取象比类”“立象尽意”的思维路径，将自然现象、社会规律与人体生命活动相贯通，是理解中医药原创思维特质的关键密钥。王永炎院士建议从医史学中增加中国科技史内容，尤其是回归原创象思维，以促进对中医“象数意”融通思维的理解。通过这种跨学科知识整合，可有效促进学生对中医理论体系的整体性把握，为学术创新奠定文化根基与思维范式。

（四）经典传承与临床实践的辩证统一

王永炎院士指出，通识教育的内涵不应局限于文、史、哲领域，中医传承应秉持正本清源的原则，以古鉴今。中医发展需遵循“守正创新”的路径：首先要系统化传承经典理论体系和临床诊疗经验，筑牢传统根基；在此基础上，通过现代化手段实现传统医学的创新性发展。这种教育观突破了传统文、史、哲的知识边界，将视野延伸至中医经典的哲学根基与方法论体系，强调以正本清源的态度回溯学科本源。

从学术史维度考察，历代中医大家均是熟谙经典、勤于临证的典范。“读经典、做临床”是中医人才成长的必由之路，经典医籍所提供的科学原理至今仍是维护健康防治疾病的准则。

训诂学在中医传承中具有深层价值，作为连接古今学术的桥梁，它不仅承担文本诠释功能，更担负思维训练与文化传承使命。通过对经典医籍的训诂研究，学习者得以穿透文字表层，深入理解中医理论的哲学内核与学术逻辑。这种研究过程本质上是一种严谨的学术训练，要求运用考据、义理分析等方法，在文献梳理中培养逻辑思维与批判性思维能力。同时，训诂学的实践也是对中医文化基因的解码过程，通过对古代医家学术思想的还原与阐释，使中医理论体系的文化特质得以完整保留与传承。

在人工智能与生命科学快速发展的当下，“读经典、做临床”的现实意义愈发凸显。经典医籍中蕴含的整体观、辨证思维等理论精华，为解决现代医学面临的复杂性问题提供了独特思路；而临床实践则是验证理论、推动创新的重要途径。两者的结合不仅能够培养兼具传统功底与现代视野的中医人才，更将为构建具有中国特色的医学理论体系提供创新动力，使中医药学在新时代焕发新的生机。

（五）“健康中国”战略下的中医全科医师培养使命

在“健康中国”战略全面推进的背景下，中医的全科诊疗传统因其对基层医疗需求的高度适配性，正重新焕发出时代价值。全科医学的实践场域深度植根于农村乡镇、城市社区等基层医疗机构，成为守护民众健康的首道防线。基层医疗对综合性医学人才的需求，与中医“简”“便”“验”“廉”的特色优势形成天然契合。通过恢复“早临床、多临床”的培养传统，强化学生对全科诊疗模式的实践体悟，尊重中医临床思维的生成规律，可使中医人才在应对复杂健康问题时，既保持整体观的认知优势，又具备解决专科疑难病症的技术能力。

中医全科医师的培养，本质上是对师承教育优势的传承与创新。师承教育作为中医传统人才培养的重要模式，强调在临床实践中师徒相授、口传心授，注重临床经验的积累与学术思想的传承。培养中医全科医师，延续了这种注重实践、强调传承的教育理念，让学生在基层医疗实践中，近距离观察、学习带教老师的诊疗思路与临床经验，实现理论知识与临床技能的同步提升。

在我国，从农耕文明向工业文明转型的历史进程中，中医全科医师深入基层、服务民众，既是对“顺自然、重实践”中医传统的坚守，也是对“悬壶济世、造福桑梓”医者仁心的践行。这种扎根基层、服务大众的精神，不仅契合中医“以人为本”的核心理念，更彰显了中医药学在新时代的社会价值与使命担当。王永炎院士的全科培养与通才教育理念，为中医药人才培养提供了兼具历史厚度与现实针对性的理论框架，推动中医药教育在守正创新中实现高质量发展，为“健康中国”战略的实施提供了坚实的人才支撑。

从教育本质来看，中医药人才的培养需要在全科思维与专科能力、经典传承与现代创新、文化素养与临床技能之间寻求动态平衡。王永炎院士的系统性构想，既回应了基层医疗对复合型人才的现实需求，又坚守了中医药学的文化根脉，为构建具有中国特色的医学教育体系提供了宝贵的理论探索与实践范式。在这一理念指导下，中医药教育必将培养出更多兼具全科诊疗能力与通才文化素养的优秀人才，推动中医药事业在新时代实现创造性转化与创新性发展。

四、重视文化自觉与道德、学风建设

（一）文化自觉

中医药学凝结着中华民族深邃的哲学智慧，承载着数千年健康养生理念与实践经验，既是中国古代科学的璀璨瑰宝，更是打开中华文明宝库的金钥匙。深入挖掘并系统总结中医药学内涵，对于丰富全球医学体系、推动生命科学前沿研究具有不可替代的战略价值，明确了其在构建人类卫生健康共同体进程中的时代使命。

在中华文化全面复兴、科技革命加速演进的历史交汇期，中医药学作为中华优秀传统文化的重要载体与实践典范，正处于守正创新、融合发展的关键阶段。面对世界百年未有之大变局，如何在多元文化激荡交融的时代浪潮中，坚定文化自信、强化理论自觉，妥善处理传统与现代、本土与外来、继承与创新的辩证关系，推动中医药学与现代科技深度融合，构建具有中国特色的医药卫生健康体系，已然成为关乎民族文化传承、人民健康福祉、国家文化软实力提升的重大时代课题。这不仅需要深刻把握中医药学的理论精髓与实践特质，更要求以系统思维统筹推进中医药事业发展，为建设健康中国、弘扬中华文化、推动构建人类命运共同体贡献中国智慧与东方方案。

王永炎院士指出，文化自觉对于中医药学发展具有重要意义。所谓文化自觉，是指生活在既定文化中的人对自身文化有“自知之明”，明白它的来历、形成的过程、所具有的特色和它发展的趋向。“自知之明”是为了加强对文化转型的自主能力，使自己的文化能够不断适应新环境，从而更好地传承发展。

文化自觉作为中华民族文化主体性的核心体现，本质上是对自身文明基因的系统性认知与创造性转化。这一理念要求中医药工作者以历史纵深视角深刻把握中医药文化的发展脉络。这种“自知之明”绝非简单的历史追溯，而是通过对文化本源的深度挖掘，构建起应对时代变革的自主调适能力，使中医药文化在保持民族特质的同时，持续焕发服务当代社会的生命力。

从这个意义上说，有“自知之明”才有文化自觉，有文化自觉才有文化自信，有文化自信才有文化繁荣。文化自觉、文化自信与文化繁荣构成了中医药事业发展的逻辑闭环与实践路径。唯有以文化自觉筑牢根基，方能在多元文化激荡中坚定中医药学的发展方向；唯有以文化自信凝聚力量，才能激发中医药科技创新与产业升级的内生动力；唯有实现文化繁荣，方可推动中医药全方位融入国家发展战略，在守护人民健康、服务“一带一路”建设、促进人类卫生健康共同体构建中发挥独特作用。

我们在发展中面对的复杂问题是前所未有的，对于中医药学发展而言，必须处理好的一个问题就是如何妥善处理其与西方文化、与西方医学体系的关系，既避免陷入文化虚无主义的误区，又防止形成封闭保守的发展桎梏，成为关乎中医药事业兴衰的关键命题。破解这一时代课题的核心，在于以文化自觉激活中华优秀传统文化的思想宝库，这就要求我们以高度的政治责任感与历史使命感，将文化自觉贯穿于中医药教育、科研、医疗服务的全过程，从中华传统文化中汲取智慧养分，系统阐释中医药学的科学内涵与人文价值，以创造性转化、创新性发展的实践成果，构建兼具民族特色与现代价值的学术话语体系，谱写新时代中医药传承发展的壮丽篇章。增强发展自信、发展动力，必须要有新思维。新思维从哪里来？从中华民族源远流长、博大精深的传统文化中来。这种基于文化自觉的新思维，不仅是对传统医学理论的创新性发展，更是增强中医药文化国际话语权、推动中华文明交流互鉴的战略支撑。这就需要了解中华传统文化的特点和发展趋势，明白中医药学与中华传统文化之间的紧密关系。简而言之，我们倡导文化自觉，就是要自觉弘扬中华优秀传统文化；我们强调发展中医药学要有文化自觉，就是要从中华传统文化的视角审视中医药学的生命力、发展趋势。

在百年未有之大变局加速演进的时代背景下，全球健康治理体系正经历深刻变革，人类健康事业面临着复合型、系统性危机的严峻挑战。王永炎院士以战略家的视野敏锐地指出，当代健康危机已突破传统医学范畴，其本质是工业化、全球化进程中文化价值失衡引发的系统性问题。资本逻辑主导下的经济发展模式，深刻重塑着人类生存的自然生态与社会生态，由此衍生出的健康风险呈现多维度交织态势：在发展中国家，贫困性营养不良、基础医疗资源匮乏等传统健康威胁尚未根除；在发达经济体，现代生活方式引发的代谢综合征、心脑血管疾病等"富贵病"持续蔓延。与此同时，社会竞争白热化、价值取向功利化导致的精神心理疾病呈暴发式增长，人口老龄化加剧带来的慢性病管理难题亦日益凸显。这些健康问题的复杂性与关联性，迫切要求我们突破传统医学思维定式，构建具有时代适应性的新型健康治理范式。

应对当代健康危机的破题之道，关键在于以文化视角重构医学发展理念。这种文化视角的核心是，深刻认识到医学不仅是自然科学的应用领域，更是承载着人类文明价值的社会文化实践。在物质主义价值取向冲击下，现代医学技术的过度工具化倾向，造成了对生命整体性认知的割裂与人文关怀的缺失。而中医药学所蕴含的"天人合一""阴平阳秘"等哲学智慧，正是破解这一困境的宝贵思想资源。其强调人体与自然、社会环境的有机统一，注重身心同治、防治结合的系统思维，为构建"以人民健康为中心"的整合医学模式提供了理论框架与实践路径。通过激活中医药文化中"治未病"的预防理念、"辨证施治"的个体化诊疗智慧，能够有效弥补现代医学在慢性病管理、亚健康干预、精神健康调节等领域的不足，推动医学模式从疾病治疗向健康促进的根本性转变。

推动中医药学传承创新发展，本质上是一场文化自觉引领下的健康治理革命。这种文化自觉要求我们以高度的历史主动精神，重新审视中医药文化与中华优秀传统文化的深层关联，将"以人为本""和合共生"等价值理念融入医学发展战略。通过系统阐释中医药文化的科学内涵与人文价值，既为解决当代健康难题提供中国方案，也为全球医学文明对话注入东方智慧。在推进"健康中国"建设、构建人类卫生健康共同体的伟大实践中，中医药学必将以其独特的文化基因与时代价值，为破解全球健康治理困局贡献中国力量，书写中华文明与世界文明交流互鉴的新篇章。

王永炎院士一直以来强调中医药学具有独特的文化优势。中医药学的文化基因深植于中华5 000年文明沃土，其理论体系与诊疗范式是儒、释、道多元文化交融共生的璀璨成果。儒家以“仁义为本”“和而不同”的价值理念，塑造了中医药学“大医精诚”的医德追求与辨证施治的整体思维；道家“道法自然”“天人合一”的哲学智慧，赋予中医药学顺应四时、形神共养的健康理念；释家“明心见性”“圆融无碍”的思辨精神，则深化了中医药学对生命本质的认知维度。这种文化交融形成的天地人整体观，体现在“人以天地之气生，四时之法成”的生命认知中，贯穿于“四气调神”“生气通天”的健康维护体系，构成了中医药学区别于现代医学的核心特质。正是这些凝结着东方哲学智慧的先进理念，使中医药学在应对当代复杂疾病挑战时，展现出独特的理论解释力与临床实践优势。

当前，在党和国家“传承精华、守正创新”战略的指引下，中医药发展迎来了前所未有的历史机遇期。但也要清醒认识到，中医药事业仍面临传统与现代、本土与国际、守正与创新等多重矛盾交织的复杂局面。破解这一发展困局的关键，在于以高度的文化自觉激活中医药的文化生命力。这要求我们立足中华文明立场，深化中华传统文化与中医药学的比较研究，系统阐释中医药理论的文化根基与科学内涵，推动两者在创造性转化、创新性发展中实现互促共进。同时，坚持以我为主、为我所用的原则，在中西医融通发展中保持文化主体性，既要积极吸纳现代医学的先进技术与研究方法，又要坚守中医药学的核心价值与思维特色，构建具有自主知识产权与文化标识的理论体系。

站在新的历史起点上，中医药学的发展必须融入国家发展战略全局，主动适应世界科技革命与卫生健康事业变革趋势。通过推动科学精神与人文精神深度融合，促进东西方医学理论与实践优势互补，着力构建以中医药为特色、以整体医学为方向、以人民健康为中心的中国特色医疗卫生保健体系。这不仅是建设“健康中国”的必然要求，更是弘扬中华优秀传统文化、增强国家文化软实力、推动构建人类卫生健康共同体的战略选择。唯有以文化自觉筑牢根基，以守正创新激发活力，方能让中医药这一中华文明瑰宝在新时代绽放更加璀璨的光彩，为增进人民健康福祉、推动人类文明进步作出新的更大贡献。

（二）道德建设

中医药学作为中华文明的璀璨瑰宝，深耕于中国哲学与传统文化的深厚土壤，历经数千年演进，既吸纳现代科技文明之精华，更彰显出其创造性继承与创新性发展之特质。其学科建构以农耕文明为底蕴，植根民间实践，熔铸民族智慧，形成“道”“术”合一的独特体系。“道”者，国学哲理之指引，涵摄宇宙观、生命观之根本；“术”者，临床经验之积淀，聚焦诊疗方法与技艺之创新，二者相济相成，共契于“致中和”之终极追求。

中华传统文化以“天人合一”为核心理念，此一哲学精神深刻渗透于中医药学的理论建构。《周易·系辞》云“一阴一阳之谓道”，《素问·阴阳应象大论》亦申“阴阳者，天地之道也，万物之纲纪，变化之父母，生杀之本始，神明之府也，治病必求于本”，将阴阳之道视为生命规律的终极阐释。中医药学以“怡神养性”为诊治要旨，所谓“道生一，一生二，二生三，三生万物”（《道德经》），“二”即阴阳之肇基，“神”为阴阳运化之灵枢。怡神养性之本质，在于引导生命融入自然节律，通过调适形神与天地之气的共振频率，顺应“生、长、化、收、藏”的五运六气规律，实现“阴平阳秘”的生理平衡。此乃“道”之哲理层面，体现为对生命本质的形上思辨与整体把握。

降至临床实践维度，中医药学以“怡情志，调升降，顾润燥，纳化常”为诊治总则，构建了丰富多元的技术体系。如《庄子·刻意》所载“吹呴呼吸，吐故纳新，熊经鸟申，为寿而已矣”之导引术，《黄帝内经》所载“针所不为，灸之所宜”之针灸疗法，以及《金匮要略》所载“膏摩勿大温”之膏摩法，皆以调畅气机、燮理阴阳为核心。这些诊疗手段既遵循“治未病”的预防医学思想，又贯穿“辨证施治”的个体化诊疗原则，将抽象的哲学理念转化为可操作的临床技艺，实现了“道”与“术”的有机统一。中医药学的每一次突破性发展，无不是“道”的哲思与“术”的创新相互激荡的结果。从张仲景“勤求古训，博采众方”著《伤寒杂病论》，到叶天士“温邪上受，首先犯肺”创立卫气营血辨证，皆体现了“以道御术，以术证道”的学术演进逻辑。在科技昌明的当下，中医药学正以开放姿态吸纳现代科学成果，但其核心价值始终植根于中华传统文化的沃土。唯有坚守“道”的哲学根基，激活“术”的创新活力，方能在跨学科融合中延续这一文明瑰宝的永恒魅力。

关于“道”的修养，王永炎院士认为“民为邦本，本固邦宁”“礼之用，和为贵”均是大道，是中华文化的核心。其理论体系以“民为邦本，本固邦宁”的治国理念与“礼之用，和为贵”的处世哲学为根基，将儒家仁政思想与中庸之道升华为中医药学科发展的核心价值导向。在医学教育领域，医学生的教育应先成“仁”，“仁”是生命的力量，是社会的规范，也是人文的准则，这种价值导向具体表现为“先成仁而后从医”的育人观——“仁德”。“仁德”不仅被视作个体生命的精神力量与社会行为的伦理规范，更被赋予人文医学准则的深刻内涵，强调医学从业者在掌握专业技能之前，须完成道德人格的塑造与人文素养的培育。

学科带头人的“仁德”修养，构成了学术团队建设的灵魂要素。学科带头人需以包容开放的胸襟整合多元学术观点，通过以身作则的示范效应，构建兼具凝聚力与创新力的学术共同体，重视源头历史，厘清中华民族的根本，接续民族精神的命脉。《易经》“日新之谓盛德”的变革思想要求与时俱进、实事求是、精益求精、自强不息。我们要坚守中医学文化姓“中”，不姓“西”，同时要积极吸纳融汇外来的现代文明。在继承传统文化精髓的同时，赋予“易、数、象”等传统概念以新时代内涵，将“仁、义、礼、智、信”等儒家核心价值观转化为当代学术研究的精神指引。这种转化不仅体现在理论层面，更延伸至文化传播的实践领域：通过数字化、网络化、人工智能等现代技术手段，构建传统文化的创新性传播路径，使经典智慧在当代社会生活中实现创造性转化；注重传统文化与现代家庭结构、生活方式的适应性融合，将民俗文化与家庭文化有机结合，在民间社会中培育文化传承的深厚土壤。

中医学作为中华文明的智慧结晶，其理论体系与实践范式深植于国学文化的丰沃土壤之中，以“形与神俱，形立神生”的生命认知为根基，构建起心身合一、形神兼养的独特医学哲学体系。这一体系不仅体现了中国传统哲学对生命本质的深刻洞察，更完整映射了人类知、情、意的心理过程，形成了区别于现代医学的东方认知范式。《黄帝内经》所言“故能形与神俱，而尽终其天年”，精准诠释了中医对生命整体性的理解——形为神之宅，神为形之主，二者相互依存、协同共生，唯有兼顾形体调摄与精神涵养，方能实现生命的和谐与健康。

在当代医学人文精神回归的时代背景下，王永炎院士提出，医务工作者需要完善修养，更须强调人文关怀，以人为中心，坚守仁爱，虔诚品行，建设情感-道德共同体，强调中医药学人要提高文化自觉，倡导敢于担当为社会服务，团结包容，建设好开放创新的学术团队，以“道通为一”“无朴纯素”的精神，顺应自然，合乎规律地造福民生。他对医务工作者修养的论述，为中培养医学人才指明了方向，其倡导的“以人为中心”理念，将人文关怀提升至医学实践的重要地位，要求医务工作者以仁爱之心为根本，以虔诚之品为准则，构建医患间情感交融与道德互信的共同体。这种人文精神的培育，不仅是对“大医精诚”传统医德的传承，更是对现代医学技术理性化倾向的纠偏。在学术团队建设层面，强调以团结包容的胸襟汇聚多元智慧，以开放创新的姿态推动学科发展，使中医研究既保持文化根脉的纯正性，又具备与时俱进的生命力。

中医药学作为打开中华文明宝库的钥匙，其发展历程本质上是传统哲学智慧与现代科学文明的对话与融合过程。从“道通为一”的道家哲学中汲取顺应自然规律的智慧，以无朴纯素的精神追求回归医学本质，中医药学始终秉持着“以人为本”的核心理念，致力于为民众健康福祉服务。在新时代语境下，中医药学的创新发展既要坚守文化主体性，深入挖掘“象思维”“辨证论治”等原创思维的科学内涵，又要以开放包容的姿态吸纳现代科技成果与西方医学精华。通过将基因组学、人工智能等前沿技术引入中医研究，推动传统理论的现代诠释与临床实践的技术革新，实现“以新图变，变中图强”的跨越式发展。

（三）学风建设

中医药学“天人合一”“和而不同”的哲学智慧，以“以平为期”为价值皈依，在“和”的美学维度中构建起生命认知、学术品格与伦理精神的统一体。这种独特的学术范式，将人体身心、宇宙万物纳入多元共生的和谐场域，通过“物我合一”“知行合一”“形神合一”的认知路径，实现了个体情感体验与哲学思辨的深度交融，形成了区别于西方医学的东方生命美学体系。

“和”是多元多样的统一，相杂与相济、相同与相异既对应又关联，整个世界自然与社会，人的情感心理就是多样的矛盾统一体。“和”作为中华医药学的核心范畴，本质上是对宇宙间一切对立统一关系的抽象概括。《国语·郑语》“夫和实生物，同则不继”的论断，奠定了“和而不同”的哲学根基——相杂、相济的差异性要素通过动态平衡达成共生共荣，此一规律贯穿于自然节律、社会结构与人体机能的各个层面。王永炎院士以“心平德和”为至善境界，强调先知其“大”后识其“平”，以大象无形太虚寥廓，肇基化源之原象思维，平秘天地阴阳，自我调节、沟通、协同、均衡，这就是“平”，就是“和”。中正合和，则求真立意以明，以理为美。这种思维范式将《黄帝内经》“阴平阳秘，精神乃治”的经典理论升华为学术追求的方法论，使中医药学在诊疗实践中既重视疾病的局部特征，更关注机体的整体协同，在矛盾对立中寻求动态平衡的“和”之境界。

王永炎院士认为，在学风建设的实践维度要使“乐”与“礼”的辩证关系成为关键切入点。“乐”不仅是艺术形式，更是贯通情感、伦理与认知的核心范畴。相较于“礼”的外在规范，“乐”以“仁近于乐”的特质直指人性深处，更具浸润心灵、塑造人格的深层作用。《乐记》“仁近于乐”“义近于礼”的论断，揭示了“乐”在学术道德培育中的独特价值。在“读经典、做临床”过程中使“大医精诚”的医德准则转化为内在情感需求；领悟“至真至善至美”的“乐道”理趣；在“穷究生命”中获得“悟得真机”的精神愉悦，体现了“君子乐得其道”的学术境界。《乐记》:“以道制欲，则乐而不乱”的警示，更赋予“乐”以理性节制的内涵，强调学术追求需超越个人私欲，在“反情和志”中达成道德自觉与学术自由的统一，恰如程颢“万物静观皆自得”的治学境界。通过以“乐”成教的理念，引导学者超越个人私欲，强调“以道制欲”的自我约束与“反情和志”的情感升华，要求学者在学术实践中坚守道德根基，避免陷入技术主义的功利迷途。学者们以追求“仁者爱人”“泛爱众”为最高伦理境界，最终达成“老者安之，朋友信之，少者怀之”的社会理想。

在当代学术语境中，这种学风传统启示我们：真正的学术创新须以“和”的智慧整合多元思想资源，在“乐”的坚守中保持开放包容、心怀天下的学术襟怀。学者的成长则需通过情感修养与理性认知的协同提升，实现“德”与“才”的辩证统一。唯有如此，方能在继承中华医药学优良传统的基础上，构建兼具人文温度与科学深度的现代学术体系，让“和”的智慧在新时代的医学实践中持续焕发璀璨光芒。

正如王永炎院士所言：业医者，服务于人学，疗伤治病战疫救灾，以“仁”“礼”“乐”为本，以道制欲，以和泛爱众，恪守唯仁唯学，强化医德医风，培育医患道德共同体。这一论断将医学的价值坐标锚定于人文精神的高地，强调医疗实践不仅是技术的运用，更是以“仁”“礼”“乐”为根基的道德实践。“以道制欲，以和泛爱众”的理念承续了中华文明的伦理传统，要求医者在疗伤治病、战疫救灾的实践中，构建以仁德为核心的医患道德共同体。这种将技术理性与价值理性相统一的认知，突破了现代医学的工具化困境，为医患关系的重构提供了“性命相托”的精神范式。

在全球经济一体化的时代语境下，物质主义的膨胀引发了价值观的异化，贪婪、暴戾、欺诈等伦理失范现象对医学的人文本质构成严峻挑战。华夏文明以“克己复礼”为批判武器，通过教化引导人性向美向善，这一延续数千年的价值体系，为中医药学人抵御物欲陷阱提供了精神铠甲。“大医精诚”作为中医药文化的核心价值，既包含“博极医源，精勤不倦”的术业追求，更强调“见彼苦恼，若己有之”的仁德情怀。这种“德术兼修”的职业伦理，使中医药实践超越了商业交换关系，升华为“嘉惠医林，泽被苍生”的道德事业。

中医药学人的价值追求，体现在“格物正事明医明道”的学术实践中。“格物”强调以实证精神探究生命规律，“明道”则要求以仁德统帅学术方向，二者的统一构成了“致良知”的完整路径。在义利之辨中，中医药学始终秉持“以义制利”的价值导向，既肯定医术的功利性价值，更强调“医乃仁术”的道德属性，使中医药学成为技术理性与人文关怀有机融合的典范。“道”作为医学的精神意向，“德”作为实践的内在力量，“仁”作为终极的价值归依，共同构筑了中医药学的精神谱系。医者通过“游于艺”的实践过程，将技艺与道德二者从“合乎规律性”与“合乎目的性”相统一而贯通的精神。每一味中药的炮制、每一次针灸的施术，都渗透着“如临深渊，如履薄冰”的诚敬之心。在物质主义盛行的当下，中医药学人正以诚敬铸就职业灵魂，在传承创新中坚守“正德、利用、厚生”的价值追求，为医学的人性化发展提供了珍贵的文明样本。

中医药学的伦理体系犹如穿透物质迷雾的精神之光，既以“礼”的规范抵御人性之恶，又以“乐”的教化培育向善之情。这种“扬善抑恶”的价值导向，不仅是对个体医德的要求，更是对医学文明发展方向的整体性建构。当技术创新与伦理建构达成动态平衡，当医者的“术业之精”与“仁德之诚”实现内在统一，中医药学必将在人类健康事业中彰显出“美美与共”的文明力量。

五、立志明医朝向人生美育之路

人，至高境界真善美与天壤而同久。古今智者贤哲、苍生大医均以求真、储善、立美为行为示范。学人受教育，幼年重养成、素质，至成年后，成功教育与创造教育塑造人生格局，德、智、体、美教育结合。人的自然生命是第一宝贵的，人若没有自然生命就没有一切。生命美育针对人怎样活着才能体现生命的本性，具有生命的能量并激发生命力度，使有限的生命具有无限的生命力，创造人生真善美的价值。生命美育贯穿人类的各种教育，涉及生命的全过程，从受孕胎教到死亡终结的审美现象与审美体验，灌注了情感生命与精神世界的内涵。

（一）认知生命美育特征

生命美育是人学的组成部分，融美学与教育于一体。人群智者倡导终生教育重塑美德，渴求生命之树茁壮成长，生命之花灿烂绽放，生命之火辉煌燃烧，生命之水欢畅奔流。当今科技文明的进化，在大科学高概念背景下重视生命本质、生命活力状态，推进生命感性、理性、悟性的协调一致，体现了物质与精神存在发生、发展的规律。生命美育的体现，需克服理性至上的片面性，在感性与理性的辩证统一中寻求动态平衡，最终回归对悟性生命体验的原创性观照。生命美育的特征，首先是寓理性于感性之中，从感性出发，可见可触可闻可感知是鲜活的身心愉悦、惆怅与苦痛，又必须有理性内涵的接受、理解与慰藉，这是生命现象的审美感悟。倘若感性失于理性的支持，审美只能是漂泊的浮萍。只有感性理性协调互动才能带来生动灵活的情绪、感情与形式。自然性与社会性共存，审美感悟涉及世事的方方面面，生命美育接触自然社会时空最大的体量。自然美包括群山叠翠、江河湖海、稼禾平原等，而其顶峰是人与动物的生命。社会美包含仁德诚信、献身精神、社会责任感、历史使命感等，而其最重要的是生命能量的生命力，推动着人类社会攻坚克难永远向前。

生命美育的形象性与趣味性由于象思维的回归，更突显了价值取向。具象思维与逻辑概念思维相结合，重视原象思维的创生性，表象心理折射的镜像，幽玄恍惚魂魄意志的精神大象，观象是审美体验的开端，形象带给人们振奋人心、发人肺腑、扣人心弦、启发深思联想的魅力，使生命美育伴随着具体、生动、鲜明的感性，有生命本质真切的感受。趣味性寓于形象中，精神生活具有高格调、高品位，不失人的生灵气韵。梁启超先生讲："凡人必常常生活于趣味之中，生活才有价值。"从过程到动态生命具有时间性，生命美育在过程流转中表达审美感悟。生命冲动是生命之流，让生命生生不息，过程动态的整体观一以贯之。朱熹诗云："半亩方塘一鉴开，天光云影共徘徊。问渠那得清如许？为有源头活水来。"对于青少年的生命美育应给予特别关注，将其作为终生教育的重要环节。其一，可消除青少年生命冲动的盲目性和无序状态，使之生存成长与客观现实和睦相处，避免对抗性的矛盾激化。其二，把握青春期活力，强化能源提高质量，升华积极向上的创造性，培育审美心理意识，发现美和欣赏美。生命贵在创造，让生命走向成熟，培育美学的素养，有助于塑造优良美好的人生格局。

（二）优化医德医风需要重温生命美育

回首 20 世纪后半叶，数理化学融入生物科学，创造出新的先进诊疗设备，开始了生命原理的探索，日趋形成了生命科学，推动了医学技术的进步，但也出现了医学人文的淡化，医德缺失、医风世俗化，与患病的人情感本体疏远，甚而医患矛盾冲突频繁发生。究其原因：其一，在 1986 年至 1996 年的 10 年间，医疗管理政策曾进行市场化方向调整。这一过程中，患者就医选择更倾向于三级医院，导致城区一级医院、乡镇卫生院及村卫生所面临服务需求不足的情况，出现资源利用效率不高与运营发展的挑战。与此同时，三级医院医务人员承担了较重的诊疗压力，医患之间因沟通、预期等问题产生的分歧有所增多，个别情况下甚至出现纠纷,影响了医患关系的和谐氛围。其二,生命科学的出现,而生命美育尚待培育,医学人文伦理淡化,这些情况尚须改进。在医学生的教育方面,希波克拉底的誓词失声,中医各类学校,参照医圣仲师对"企踵权豪,孜孜汲汲,惟名利是务"的批判及"大医精诚"的嘱咐、"恻隐之心"以归属感服务民生,缺少作为医生行为规范的要求。其三,中医药学具有科学人文双重属性,传承中华优秀文明必须"我主人随"。国医国药以国学原理为指导,仁德和合、无朴纯素、儒道互补是为人业医的主导精神。我们不反对理性科学与还原分析,但我们必须扬己之长,追踪国学而明医明道,恪守天道酬勤而义利事功。从诊务上先中后西、能中不西、据病情需求中西合用,以仁心、公心、天心体现仁术之精粹,改进优化医德医风需要人文医学教育。其中 21 世纪初兴起的叙事医学应当大力推广,目前已有教师教材、期刊逐渐形成二级学科,值得庆幸。生命美育是贯穿人生全过程的教育,首先是审美素质的形成,使外在生命现象转化为内在的生命体验。中医药学以象思维为主体本体,以阴阳五行为关系本体,论阴与阳既关联又对立,既互根又互相转化,以象推之可千可万,邪与正、胜与负、白与黑等均是正负相抵、同步相长的辩证统一,是生命本质向内、向上、向前的目标动力系统。内向中正和合、形神兼养是身心和谐医学,向上重视通天大脑的神明智慧,向前重视预防预测医学治未病。

中药以本草学为主体,重法象多用复方,其性味、归经、功效与季节、土壤、水质、物候等密切关联,体现了整体动态流变的哲理,是生命美育的研究命题。

青少年美育禀受于良好的家风,师长垂教,学校社团书画歌咏等和风细雨、潜移默化的熏陶。个体后天生命进程,积极朝向人性化,他的生命轨迹就趋向真善美,行为曲线就呈现自由独立而创新。作为医务工作者面对患病的人,尤其是战乱灾疫后的重症患者与伤残者,他们身处生命过程的负状态,应当纳入医护人员生命美育的对象,给予他们性命之托、以人为本、至高至尊的信任。仁心仁术的和合精神,恰如武汉抗疫中举国同心的实践所诠释——以医德仁心凝聚精神力量,以医术科学整合物质资源,在体制保障下实现精神与物质的协同平衡,最终铸就伟大抗疫精神,赢得人民战争的伟大胜利。医生、护士、志愿者等各行业抗疫者展现的民族精神与科学品格,本身即是中华民族优秀文明的生动诠释，蕴含着不朽的生命美育价值。

医护学将叙事医学用于日常疗伤治病诊务中，通过生命美育的途径方法，以同理心抚慰体谅患者的疾苦，激励患者战胜自我、挑战自我的生命力。一方面，医生要相信重症患者，他们虽身体羸弱，但意志坚强不屈，并不比健全人差。另一方面，医生面对社会人群的复杂系统，需从慢性久病患者的心理情感中细察“郁证”的深层病因——如人生理想受挫、生活秩序干扰等导致的长期愤懑不舒。“郁”作为健康大忌，本质是情绪压抑与心理失衡的累积，需以超常的耐心穿透表象，通过觉解患者内心的显性困惑与隐性症结，实现心身并治、形神兼养的干预：既要安抚情绪，更要启迪其对生命状态的觉知，引导“向思而解”的心理转化。老庄之学“知其白，守其黑，为天下式”，居于谷底隐忍蓄力才有逆势顺转、塞翁失马的机遇，所以能守住“黑”常是生命之根。医者还当注意骤然顺势到来、悲喜交集顿时急重病危的发生，同样是心理病理的失衡，是生命美育关注的事情，也是医学人文的关怀。

生命负状态的最后是死亡，生老病死是人生法则不可逾越的规律，是一个深刻的哲学问题，也是生命美育研究的必答题。死亡是生命终点，生死相依，以健康人生为开端，死亡是生命之美另一种形式的体现。古今贤哲对死亡的审美态度赋予生命美育深刻的启示。印度泰戈尔写道：“生如夏花之绚烂，死如秋叶之静美。”叶落归根，就是这一片片黄叶换来了森林大树盎然的生机，同时也标志着四季的变化。当我们胸怀仁德，生命走到临尽头时回归大地，应感到庆幸。

（三）仁学指引社会人群走向真善美的未来

仁学以儒学为主体，崇仁德、尚和合、重教化是古今中华民族的社会主流认识。生命美育是医学人文的重要组成学问，着眼于生命的本体性，关注审美本质与审美现象是真善美的哲学思考，是医学的形而上学之道。中华传统文明于春秋战国时期迎来诸子百家争鸣，儒家、道家、墨家、名家、阴阳家、法家等虽源出于不同社会阶层，学说侧重领域各异（如伦理、自然、逻辑、政治等），但均围“人”的生存、生活、生命展开探讨，尤其在人性本体的认知与诠释方面，为生命美育研究提供了深厚的哲学基础与思想资源。隋唐之后的南北朝及五代十国的玄学大帜，知识界于战乱灾疫中为谋求生存理想的出路，第二次的百家争鸣涌现出许多思想家，及至宋明理学，新儒家之理学、新学与新道家的主理派与主情派对生命美育都有深化进步的内容。还有隋唐以后佛学的本土化过程，其中不立文字、以心传心的禅宗，使禅修在人生负状态下的觉悟解脱成为美育的一种形式。近现代的美育纳入哲学门类以儒道互补为宗旨，仁德和合与无朴纯素互融互动，国学渗灌到国医国药，以人为本、生命至上、顺应自然。让自然真正成为自然，生灵万物生长化收藏，人的生命生长壮老已，医家以患者为友，厚德求真以立美。美育以诚信存于心胸以敬代静，动静有序而守敬至善。

生命审美自由自在、豁然贯通是生命感受的过程，既有深思而得的真知，又有悠然而至的诗意，既有精神的超越，又有由衷的喜悦，融审美理解、审美享受于一体的生理心理，体现了高尚的审美境界。人的思想、情操、精神秉承内在美，东方重视节奏和谐，知行合一、心物合一、美善合一，“天地与我并生，而万物与我为一”，宁静安详舒适康乐，同时崇尚“天行健，君子以自强不息”的生命美。生命体验包含生命感觉的直观感知，以及生命能力通过迁移、扩散并融入人格经验后，凝聚升华而成的情感心理能量。生命感觉作为机体功能的体现，其本质是人类通过各种感官完成的能量吸收与释放过程。当人以敏感之心面对孤独、坎坷与苦痛时，对困境的接纳与忍耐会转化为心理蓄力，进而升华为对生命力的主动追求。这种生命力（古贤哲称之为元气、真灵之气）既源于生命本能的自然驱动力，也源于社会文化对心神境界的感召与滋养。

老年朋友的生命美育有圣贤指路、友人帮助、自我与家人的维系，总体要求是淡雅、闲逸、安宁、康乐顺畅地度过晚年。对于 70 ~ 90 岁身心尚能自立于日常生活的人，当净化心灵，陶冶仁德和合的操守，拒绝鄙俗的心理雾霾，强化生命能量，克服生命过程中的负状态，以立美求真朝向生命的辉煌。青壮年在注重美化生活的同时必当美化生命，生命美化激发真善美的未来，才能更好地美化生活。综观生命美育的学养修炼，应该贯穿于人生的全过程，普及整个社会。

六、中医教育最终指向终身教育

在 21 世纪知识文明浪潮的冲击下，教育的本质正在经历从“知识传递”到“生命成长”的范式革命。中医教育终极指向必然超越阶段性培养的局限，锚定于终身教育的宏大坐标。这不仅是高等教育大众化的时代要求，更是由中医知识的复杂性、临床技能的具身性与文化传承的活态性共同决定的历史必然。

中医知识体系具有“超文本”的复杂性属性，本质上需要终身学习的认知支撑。经典医籍如《黄帝内经》的“文简义奥”，决定了其诠释是一个贯穿职业生涯的动态过程——青年医生通过训诂学破译文字密码，中年医生结合临床经验领悟病机真谛，老年医生在学术反思中揭示微言大义。这种“文本 - 实践 - 再诠释”的循环，构成了中医认知的螺旋上升路径。

临床技能的“具身认知”特征，决定了中医人才成长的终身性。“望闻问切”的诊断技艺、“君臣佐使”的配伍思路、“得气守气”的针灸技法，均属难以通过标准化教材传递的默会知识。叶天士“拜师十七人”的成才历程表明，临床经验的培育需历经数十年临证体悟，从“依法用方”的机械模仿，到“据证变方”的灵活运用，最终抵达“以意驭方”的自由境界。这种能力跃迁，唯有通过终身学习持续积累方能实现。

文化传承的“活态性”本质，要求中医教育突破学制限制。中医不仅是医学技术，更是承载着国学文化价值理念的文化活体，其精神内核的体悟、传承需贯穿职业始终，是通过终身学习实现文化基因的代际激活，确保技术创新不偏离人文轨道。

终身教育体系的核心在于突破传统教育，实现学校教育、社会实践与持续进修的衔接，涵盖人生各阶段的教育需求。中医人才的终身教育体系，应遵循“院校基本教育—毕业后中医教育—继续中医教育”的递进式架构。我国中医药高等教育历经 60 载，通过多轮学科优化与教学改革，其院校教育体系已形成规范化格局，但终身教育理念仍待广泛树立。当此之际，建议提高中医师认识，构建覆盖职业全周期的教育框架，强化中医师毕业后教育及继续教育体系建设，进一步培育高素质中医人才队伍。唯有贯通终身教育脉络，方能使中医药事业在传承经典智慧与吸纳现代成果的双向互动中，持续释放学科生命力，实现可持续发展。

（一）院校基本教育

全球关注的高等教育改革已朝向高等教育大众化与精英培养并重的方向迈进。中医药学科迎来了良好的发展机遇期，中医从求生存向谋发展过渡，急切期待着领军的学科创新人才培养能够落到实处。为此，从人才培养的理念到措施都需要进行认真研讨。

中国教育在近30年发展得相当快，但在最重要的任务（即培养杰出的领军人才方面）却少有建树。现行的教育体制不利于学生发展自我特色。追求高分的应试教育限制了学生创造力的发展。著名教育家陶行知说："生活即教育。"然而，在中小学教育中，更多的孩子感受的是"教育即应试"。梦想是创造力的源泉，而在疲于应试的奔跑与喘息中，我们的孩子还会有梦想吗？教育过于追求公平，实际上，公平是相对的，公平的相对性有其可操作性的一面，也有越其常规不公平操作的一面。对于高校招生自主权，很多学校的领导不要也不敢要，呼唤教育改革多年，仍然举步维艰。显然，首先要克服教育体制、机制的弊病。

中医药是一个开放的巨系统，需要借鉴多学科的思路与方法，但要坚持"我主人随"，要做中医研究，而不是研究中医。要发掘中医办教育的优质资源，应该倡导博雅教育作为中医药大学的核心价值观。重新思考、考察与调研书院式的教育，发掘其中的优质资源，充实目前的高等教育。宋代书院强调基本功的训练，强调案头书，提倡主动地制订读书计划，而后师长们根据学生的问题作辅导。如果在韩愈的传道、授业、解惑的基础上再加强创意，那么将会走出来一条中国人自己的路。中医中药教学可以重新考察、探讨太医院的教习模式。太医院的教习强调案例教学，相当于现代的教学查房。还要进一步弘扬与推广"策论"的撰写，由老师"问策"，学生"射策"，而后撰写"策论"，这才是原汁原味的中医。可以向全国推广传承博士后的培养模式，在本专业里选拔优秀人才传承老专家、老中医的经验，在继承导师学术思想的基础上进行深入研究。还可以尝试非医、多学科专业的博士后班，吸引多学科人才参与中医研究。

弘扬中医的原创思维与原创优势，还要补读一些尼采、康德的书，中国的学问要读陈寅恪、熊十力、马一浮的著作。科学与人文融合是中医药学的双重属性，也正是后科学时代要研究的主要对象。中医药学重视临床，重视临床思维的方法，中医诊疗能否取得疗效，关键在于悟性，在于思维、思想，以及思考、思辨的能力，还要靠实践中临床鲜活的经验积累。这是现象理论指导下的实践。中医学理论的原创优势体现在理论框架上，即是天人相应、形神一体、辨证论治。把中医的优势与现代科学技术整合起来，在系统论指导下还原分析，走出自主创新的可行之路。

（二）毕业后中医教育

当前对终身学习理念的重视不足，直接影响学生职业发展的后劲。面对社会实际需求，中医药高等教育在构建毕业生培养体系时，既要立足于当下岗位能力要求，更要着眼于长远发展需要。应当遵循中医药传承特点，将终身学习理念渗透至课程设计、实践教学、职业引导等关键环节。教学单位需将“终身学习”纳入办学定位，从入学教育到毕业指导全程强化，构建课内课外联动、岗位进修衔接的学习机制。在培养学生的过程中需重点破除学生对专业的认知盲区，通过临床实践与文化浸润增强其职业认同，使其在理解中医学独特价值中建立专业自信，真正领悟终身学习对个人成长与行业发展的双重意义。

自 1993 年起试行住院医师规范化培训制度，至 2010 年，国家为建立标准化培训体系，在上海、北京、江苏等地率先开展由卫生行政部门统筹指导的中医住院医师规范化培训试点。住院医师规范化培训仍是当前我国医学生毕业后教育的主流模式。完整培训周期通常为 3 年，分两个阶段实施：前 24 个月为通科轮转阶段，重点培养中医临床能力及西医基础技能，需在中医内科、中医外科、中医妇科、中医儿科及针灸、推拿、康复、骨伤、中医耳鼻喉科、中医眼科等科室轮转，并完成辅助科室与中药房实训；后 9 个月进入专科强化阶段，根据学员执业方向选择二级学科深度培养，着重提升中医专科诊疗水平，深化相关西医技术应用能力，掌握专科辅助检查的判读方法。

毕业后中医教育需着重夯实中医临床思维根基，强化经典著作研习深度，避免过早局限于专科领域，着力拓宽学员学术视野。建议此阶段通过系统性训练，使学员深化对中医理论体系的认同感，激发其传承发展中医的使命感。具体实施中，要求学员精读《内经》《伤寒》等中医典籍，熟练掌握重点条文、方药配伍核心要义，并通过反复实训规范望闻问切、针灸推拿等临床操作。能力培养应聚焦中医辨证论治思维框架下的处方能力、急危重症处置能力及医患沟通能力三大核心，与时俱进补充现代医学诊疗新进展知识。建议建立培训基地准入审核制度，制定明确的师资、设施等建设标准，并配套动态评估与退出机制。将规范化培训合格认证与职称晋升直接挂钩，形成有效的激励约束机制，推动毕业后教育真正成为中医人才成长的重要阶梯。

（三）继续中医教育

中医继续教育作为毕业后教育的延伸，是以更新专业理论与技术为核心的终身学习过程。其根本目标是保障中医从业者在职业生涯中持续提升诊疗能力与职业素养，保持医德操守，跟进医学科技发展步伐。此阶段强调通过自主研习掌握学科前沿动态，注重临床实用技能强化，同时着力培养中医人才的综合素质与创新能力。实施过程中应建立规范管理制度，采取适当强制性措施以确保学习实效，重点引导中医师构建系统化终身学习机制。通过持续的知识更新与实践深化，使中医人才既能恪守学科本质特色，又能适应现代科技与医疗体系发展需求，最终实现个人专业成长与中医药事业发展的双向促进。

20世纪80年代我国引入继续教育理念，中医药行业着手探索专业人员继续教育机制。卫生部与国家中医药管理局先后出台《继续医学教育暂行规定》《中医药继续教育暂行规定》，各地陆续组建中医药继续教育委员会，逐步建立项目审批、规划制定等管理体系。当前中医药继续教育仍存明显短板：其一，管理制度规范化不足，国家层面缺乏统一监管标准，项目评审重准入轻过程，缺失质量追踪评估机制，培训机构资质认定尚未完善，导致区域发展失衡、项目质量参差不齐；其二，教学内容未凸显中医特色，部分临床学科继续教育简单套用西医模式，弱化中医思维传承；其三，继续教育成果未与职称评聘、执业注册有效挂钩，部门协同机制尚未健全；其四，师资队伍专业水平差异显著，教学内容与形式难以满足实际需求。这些问题直接影响中医药人才持续培养的实效性，亟待建立符合中医规律、凸显学科特质的继续教育体系。考虑接受继续中医教育的群体中，知识、技能和所在单位的级别、条件存在差别，建议继续中医教育分医院级别，分医生层次来实施。应针对不同对象与需求构建多元化、立体式的继续中医教育体系。在培训过程中要针对学习对象的基础、培训单位的条件、培训项目的内容等具体情况，采取集中授课培训、临床进修与研修、学术讲座、学术会议、专题讨论会、参与科研课题、业务考察和有计划有组织有考核的自学等多种方式组织实施。

王永炎院士对中医教育即是终身教育的论述原文

大爱无疆即无限热衷从事的事业，无限尊重社会人群；大音无声即内心澎湃、积淀深厚而上善若水；大象无形即当以象为素，从象开始，其形神并俱。当今已迈入知识社会，知识工作者所具有的创新能力来源于多学科的交叉渗透融会及实践经验的积累；共情能力则体现在团队建设与人才的培育；还有全局意识既面向国际，又重视切合国情，为学科与行业发展尽一份责任。晚近倡导大众教育与终身教育。有鉴于高等教育固有的学科专业体系已不能适应知识社会培养人才的需求，另外高校与社会的界限模糊了，许多社会机构诸如企业、基金会等也在办教育、搞科研、生产新知识新技术，所以教育转型已迫在眉睫。中国的教育不能仅是模仿西方或是借鉴与赶超欧美，亟需追忆太学与宋代书院的教育模式，取其精华而古为今用。中医学教育更是如此，师承教育无疑是继续教育的重要组成部分，以至于高等中医药教育包含学位与博士后教育均有必要将师承的好传统融汇其中。（图 5-2）

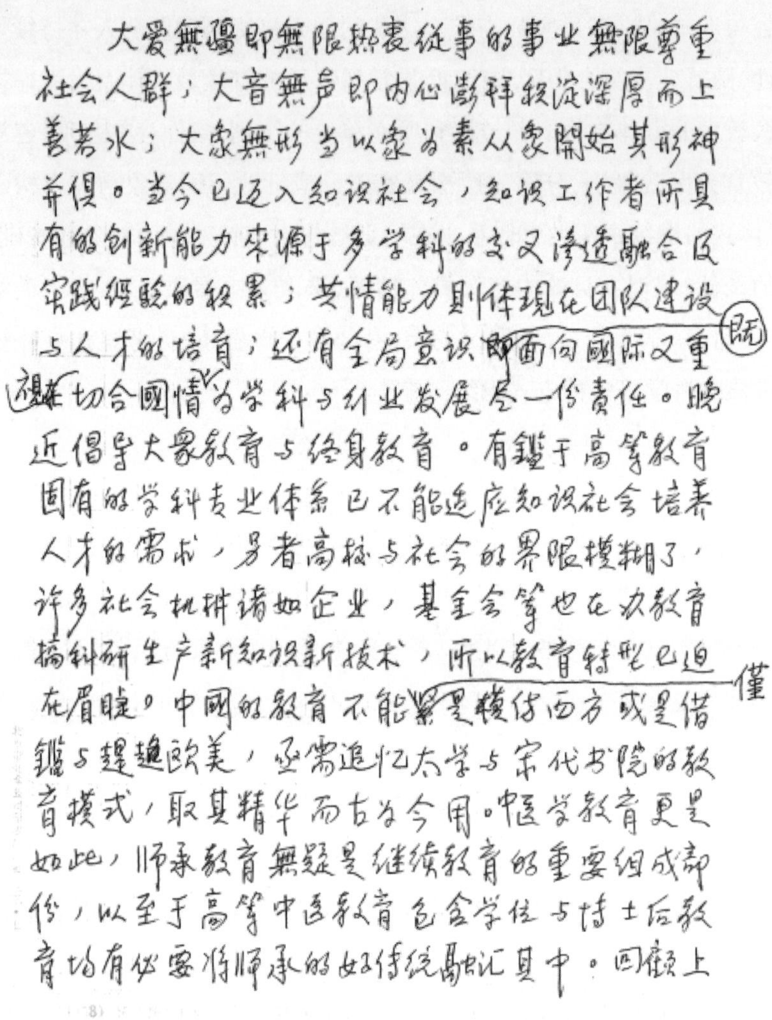
大爱無疆即無限热衷从事的事业無限尊重社会人群；大音無声即内心澎湃积淀深厚而上善若水；大象無形当以象为素从象開始其形神并俱。当今已迈入知识社会，知识工作者所具有的创新能力来源于多学科的交叉渗透融合及实践经验的积累；共情能力则体现在团队建设与人才的培育；还有全局意识既面向國际又重视切合國情为学科与行业发展尽一份责任。晚近倡导大象教育与终身教育。有鉴于高等教育固有的学科专业体系已不能适应知识社会培养人才的需求，另者高校与社会的界限模糊了，许多社会机构诸如企业、基金会等也在办教育搞科研生产新知识新技术，所以教育转型已迫在眉睫。中國的教育不能仅是模仿西方或是借鉴与趕超欧美，亟需追忆太学与宋代书院的教育模式，取其精华而古为今用。中医学教育更是如此，师承教育無疑是继续教育的重要组成部份，以至于高等中医教育包含学位与博士后教育均有必要将师承的好传统融汇其中。回顾上

图 5-2　王永炎院士有关中医教育与终身教育的论述手稿

第二节　教学改革

一、青年教师要加强临床实践

教师是教育的核心力量，青年教师作为中医药教育事业的未来与希望，其

专业素养和教学能力直接关系到中医药人才培养质量。王永炎院士早在 1984 年担任北京中医学院院长期间，便签发了《北京中医学院关于加强教学工作的暂行规定》，明确要求："各教研室应重视青年教师培养，有计划地提升其专业技术水平与教学能力。中医基础教研室新教师需参加临床工作两年，其他专业或基础课新教师须在实践基地或实验室开展实践工作。为保障教学质量持续提高，教研室应有序选派教师脱产进修。中医教研室教师平均每年至少投入三分之一时间参与临床实践，尤其青壮年讲师以上主力教师，每年需安排一定时间从事临床诊疗与带教工作。"

这一规定具有极强的针对性与前瞻性。中医药学科的显著特点是理论与实践紧密结合，青年教师虽具备一定理论知识，但普遍缺乏临床实践和实操经验。规定要求中医基础教研室新教师进行两年临床实践，其他专业教师参与基地或实验室实践，从制度层面打破了传统教育中理论与实践脱节的桎梏。中医作为实践性极强的学科，青年教师只有深入临床一线和实践基地，才能将书本理论转化为实际应用，积累丰富的临床经验与技能。在临床实践中，他们直面复杂病症、观察病情演变、掌握辨证论治精髓，进而在教学中以真实案例讲解知识，让抽象的中医理论变得通俗易懂，显著提升教学效果。这种培养模式为青年教师搭建了理论与实践融合的成长平台，助力其快速成长为既有扎实理论基础，又具备丰富实践经验的优秀教师，为中医药教学事业奠定坚实的人才基础。

教师长期参与临床实践，还能及时把握中医药临床发展的新动态、新需求，将最新临床经验和研究成果融入教学内容，使教学始终保持时代性与生命力。在临床带教过程中，教师通过示范诊疗思维和操作经验，引导学生在实践中学习、在学习中实践，培养学生的临床思维能力和解决实际问题的能力。这种"教学—临床—教学"的良性循环，不仅有助于传承中医药独特的理论体系和诊疗技术，更能培养出真正学以致用、服务患者的中医药人才，推动中医药特色优势的永续发展。

实践是检验真理的唯一标准，也是中医药教学质量的重要保障。规定中强调的脱产进修制度，能让教师接触前沿学术成果和研究方法，拓宽学术视野、更新知识结构；通过与同行交流，学习先进教学理念和方法，提升教学水平。而临床实践与带教工作，则是保持教师临床能力和教学活力的关键——前者夯实专业根基，后者反哺教学创新，二者共同构成提升中医药教学质量的双引擎。

王永炎院士的这一系列举措，不仅在当时对北京中医学院的教学工作起到了积极的推动作用，更对整个中医药教育领域产生了示范和引领作用。它明确了中医药教育中理论与实践相结合的重要性，为中医药院校的教师培养和教学工作提供了可借鉴的模式。在当时的历史背景下，中医药教育面临着诸多挑战，如现代医学的冲击、中医药人才培养模式的探索等。北京中医学院的这一规定为中医药教育指明了方向，强调了实践教学和教师队伍建设的重要性。这使得中医药院校更加注重培养学生的实践能力和创新精神，加强教师队伍的建设和管理，提高教学质量和办学水平。

在当前中医药事业迎来大好发展机遇的背景下，当年北京中医学院的这些教学规定依然具有重要的时代价值和现实启示。它提醒我们，中医药教育必须坚守自身特色，始终将理论与实践相结合作为人才培养的核心原则。在现代教育技术飞速发展、教育理念不断更新的今天，我们更应重视教师队伍的建设和培养，为教师提供更多的实践机会和学习平台，鼓励教师不断创新教学方法，提升教学质量。

此外，这些规定也为中医药院校的教学管理提供了宝贵的经验。学校应制定科学合理的教学管理制度，建立完善的教师培养和评价机制，引导教师积极投身教学和临床实践，形成良好的教学氛围和学术环境。只有这样，才能培养出适应时代发展需求、具有创新精神和实践能力的高素质中医药人才，推动中医药事业的传承与创新发展，让中医药这一中华民族的瑰宝在新时代绽放出更加耀眼的光芒。

以下是王永炎院士在北中医期间批示的“有关青年教师加强临床实践”的文件。（图 5-3、图 5-4）

各系、部、医院及各教研室：

现将《北京中医学院关于加强教学工作的暂行规定》讨论稿发给你们，望认真组织讨论，提出修改意见，经系、部、医院办公室汇总并作修改后，务必于元月23日报院教务处。

阅过 可否常委讨论一次后颁发 请春阳同志斟酌决定

王 1/2

北京中医学院教务处

一九八四年元月十日

图 5-3　王永炎院士有关青年教师加强临床实践的批示文件(1)

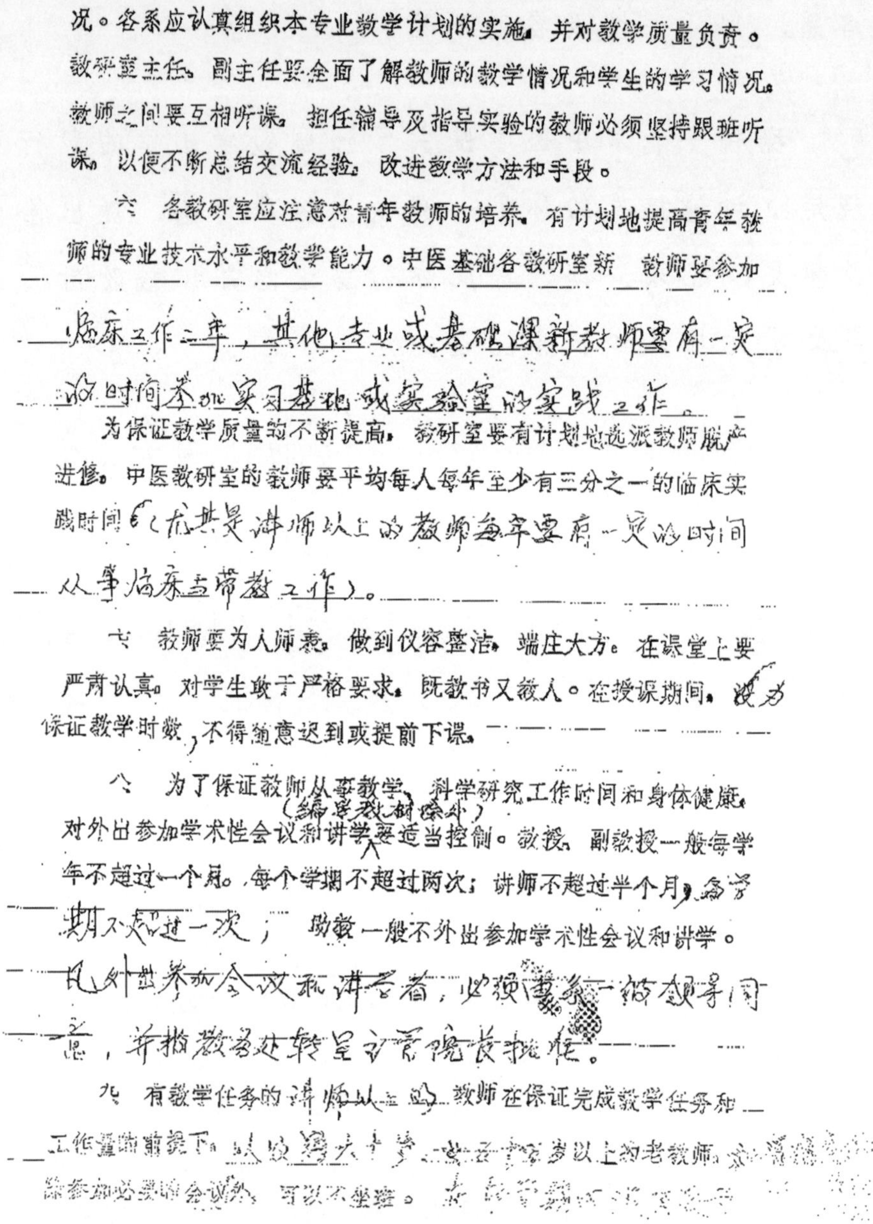

况。各系应认真组织本专业教学计划的实施，并对教学质量负责。教研室主任、副主任要全面了解教师的教学情况和学生的学习情况。教师之间要互相听课。担任辅导及指导实验的教师必须坚持跟班听课，以便不断总结交流经验，改进教学方法和手段。

六、各教研室应注意对青年教师的培养，有计划地提高青年教师的专业技术水平和教学能力。中医基础各教研室新教师要参加临床工作二年，其他专业或基础课新教师要有一定的时间参加实习基地或实验室的实践工作。

为保证教学质量的不断提高，教研室要有计划地选派教师脱产进修。中医教研室的教师要平均每人每年至少有三分之一的临床实践时间（尤其是讲师以上的教师每年要有一定的时间从事临床与带教工作）。

七、教师要为人师表，做到仪容整洁，端庄大方。在课堂上要严肃认真，对学生敢于严格要求，既教书又教人。在授课期间，为保证教学时数，不得随意迟到或提前下课。

八、为了保证教师从事教学、科学研究工作时间和身体健康，对外出参加学术性会议和讲学（编写教材除外）要适当控制。教授、副教授一般每学年不超过一个月，每个学期不超过两次；讲师不超过半个月，每学期不超过一次；助教一般不外出参加学术性会议和讲学。凡外出参加会议和讲学者，必须经系一级领导同意，并报教务处转呈主管院长批准。

九、有教学任务的讲师以上的教师在保证完成教学任务和工作量的前提下，[illegible]岁以上的老教师，[illegible]除参加必要的会议外，可以不坐班。[illegible]

图 5-4　王永炎院士有关青年教师加强临床实践的批示文件（2）

二、“选修课”与“学分制”的教学试验工作

20 世纪 80 年代中期，高等教育领域亟待突破传统模式的束缚，以适应国

家发展需求。彼时，中医药教育面临"左"的思想束缚与体制僵化的双重挑战。恰逢全国高等中医药教育改革座谈会召开之际，会议明确提出"扩大高校自主权""突破统一教学模式"等方向。在此背景下，王永炎院士在北京中医学院担任院长期间推行系列教学改革，率先试行弹性学期制与学分制，将"教育要面向现代化、面向世界、面向未来"的宏观战略转化为具体教育实践，为中医药教育注入了新的活力，对中医药教学工作具有里程碑式的意义。

在"北京中医学院一九八五年工作计划要点"中，王永炎院士着重强调了"全体教职工应本着教育'三个面向'的战略思想，对教学计划、课程内容、教学方法、考试制度等各个教学环节进行改革，探索高等中医药教育的新路子。为此，学院1985年在部分年级试行弹性学期制，每一学期空出2～3周，作为弹性学期，增设选修课；并从1985年新生开始执行新的教学计划，第六学年作为弹性学年，进行专科定向培养。实行弹性学期和弹性学年制，有利于开拓学生的知识面，有利于培养学生的自学能力，有利于学生临床实践能力的提高。教务处要会同各部、系做好教学计划的修订工作。1985年在中药系新生中试行学分制，使学有余力的学生多选修课。教师要'因材施教'，要善于发现并培养优秀学生。教务处和中药系要不断研究试行过程中出现的新情况、新问题，认真总结经验，争取在全院推广。"

此次改革以教育"三个面向"战略思想为指引，全面覆盖教学计划、课程内容、教学方法、考试制度等各个关键教学环节，展现出系统性与前瞻性的改革思维。其中，弹性学期制与弹性学年制的试行堪称一大创举。在部分年级设置弹性学期，每一学期空出二至三周时间，增设选修课，为拓展学生知识面提供了广阔空间。从课程设置角度来看，选修课的增加打破了传统中医药教育单一的知识传授模式，使学生能够接触到更多元化的学科知识，无论是中医药领域的前沿研究，还是与中医药相关的交叉学科内容，都能纳入学生的学习视野，有助于培养学生的综合素养。而将第六学年设为弹性学年，进行专科定向培养，则充分考虑到中医药人才培养的专业性与个性化需求，让学生能够根据自身兴趣和职业规划，在某一专科领域进行深入学习，为社会输送具有专精特长的中医药人才。这种制度设计极大地激发了学生学习的主动性与创造性，有利于培养学生的自学能力和临床实践能力。学生不再局限于被动接受知识，而是能够主动探索感兴趣的领域，通过自主学习和实践，将理论知识更好地应用于临床，提高解决实际问题的能力。学分制在中药系新生中的试行同样具有深远意义。它打破了传统固定课程模式的限制，赋予学有余力的学生自主选择课程的权利，真正实现了“因材施教”。这一举措不仅满足了不同学生的学习需求，激发了学生的学习动力，还为优秀学生的脱颖而出提供了平台。教师在这一过程中也能更加关注学生的个体差异，针对不同学生的特点进行个性化指导，发现并培养具有潜力的优秀人才。同时，通过在中药系先行试点，积累经验，为学分制在全院的推广奠定了坚实基础，推动了整个学院教学管理模式的革新。

从宏观层面来看，王永炎院士的这些改革举措紧密围绕中医药教育的核心目标，即培养理论与实践并重、兼具传承与创新能力的高素质中医药人才。在当时，传统中医药教育存在课程体系僵化、学生实践机会不足等问题，而这些改革通过灵活的学制设计和教学模式创新，有效解决了这些弊端。它们使中医药教育更加贴近临床实际，培养出的学生能够更快地适应工作岗位，提升了中医药人才培养的质量和效率。

此次改革对中医药教学工作的影响不仅局限于当时，更具有长远的示范和引领作用。它为后续中医药院校的教学改革提供了宝贵的经验借鉴，推动了整个中医药教育领域向更加科学化、现代化的方向发展。其倡导的注重学生个性化发展、强调理论与实践结合、鼓励教学模式创新等理念，至今仍是中医药教育改革的重要指导思想。

王永炎院士 1985 年推行的系列教学改革，是中医药教育改革史上的一次伟大探索。它以高瞻远瞩的战略眼光、求真务实的改革精神，为中医药教学工作注入了新的生命力，对中医药教育事业的发展产生了不可磨灭的影响，值得我们深入研究和传承。

以下是王永炎院士在北中医期间批示的“选修课、弹性学制等教育改革”的文件。（图 5-5、图 5-6、图 5-7）

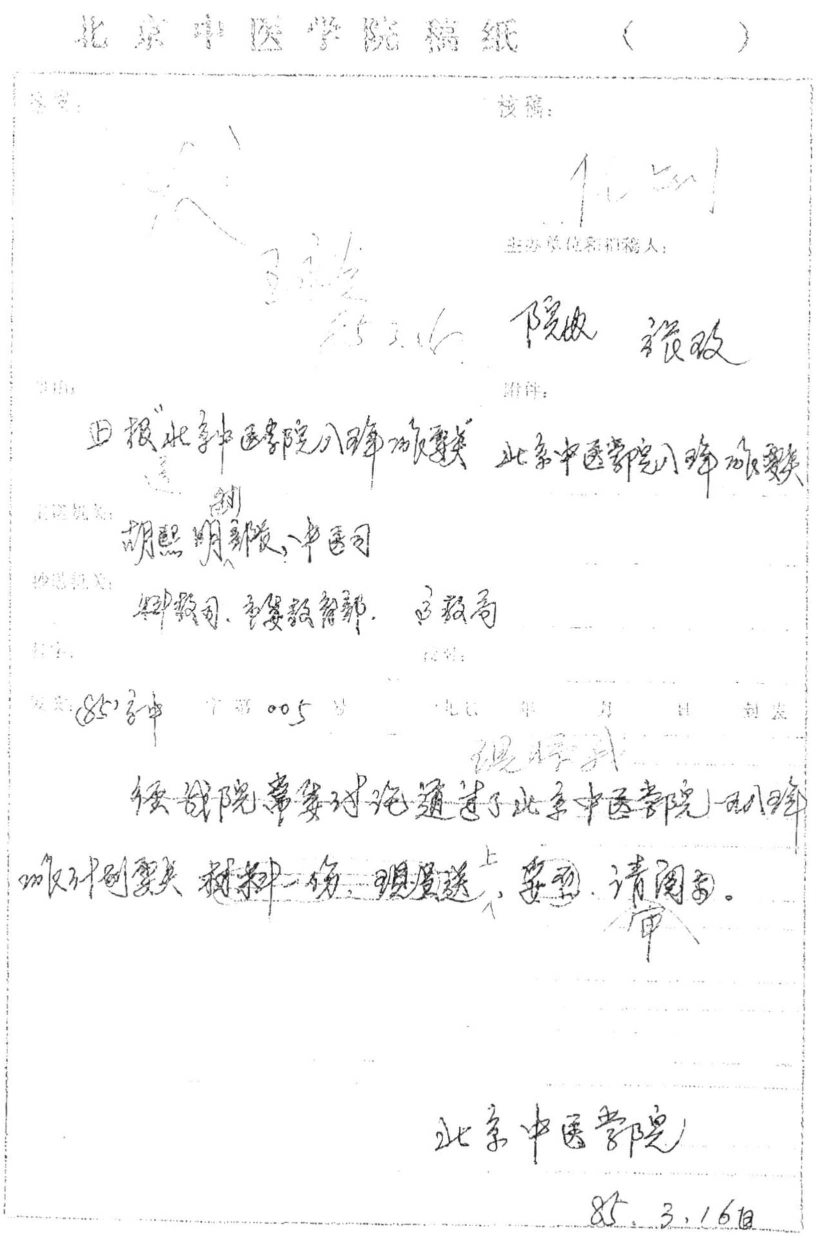
北京中医学院稿纸 （ ）

报"北京中医学院八五年改革方案"

北京中医学院八五年改革方案

胡熙明副部长、中医司

北京中医学院

85.3.16日

图 5-5　王永炎院士有关选修课、弹性学制等教育改革的批示文件(1)

北京中医学院

一九八五年工作计划要点

一九八四年我院遵照党的十二次代表大会精神，各项工作开始全面改革。学院各部门从实际出发，制定了改革方案，不同程度地进行了改革的试点和探索工作，调动了广大教职员工的积极性，推动了我院教学、科研、医疗工作的发展。一九八五年我院工作的重点是进一步落实改革方案，并根据改革中出现的新情况、新问题，修订和完善改革方案；继续坚持突出中医特色的办院方针，努力提高管理水平，使管理工作系统化、科学化；把提高教学质量和科研水平作为改革的中心环节，多出人才，快出人才，出好人才，努力开创我院工作的新局面。

一、教 学 工 作

一九八五年我院除了继续完成在院学生教学工作外，将招收358名新生，其中本科生240人，专科生60人，研究生58人。同时还将招收函授生450人；夜大班40人；基础、临床进修生150人。

为了完成上述招生任务，并切实做好原有在校学生的培养工作，全体教职工应本着教育"三个面向"的战略思想，对教学计划、课程内容、教学方法、考试制度等各个教学环节进行改革，探索高等中医教育的新路子。为此，学院将在一九八五年在部分年级试行弹性学期制，每一学期空出二～三周，作为弹性学期，增设选修课；并从一九八五年新生开始执行新的教学计划，第六学年作为弹性学年，进行专科定向培养。实行弹性学期和弹性学年制，有利于开拓学生的知识面；有利于培养学生的自学能力；有利于学生临床实践能力的提高。教务

—1—

图 5-6　王永炎院士有关选修课、弹性学制等教育改革的批示文件(2)

处要会同各部、系做好教学计划的修订工作。

一九八五年在中药系新生中试行学分制，使学有余力的学生多学选修课。教师要“因材施教”，要善于发现并培养优秀学生。教务处和中药系要不断研究试行过程中的新情况、新问题，认真总结经验，争取在全院推广。

课堂教学是教书育人、传授知识、开发智力、培养能力的重要环节。要加强教学法研究，改变课堂教学“满堂灌”的方式。各级教学人员要加强责任心，提高讲课的艺术水平。各门课程要根据教学对象、教学内容的需要，采取启发式、讨论式教学，引导学生自学，加强学生治学方法的指导，培养自学能力，注重独立思考、分析、解决问题的能力，同时启迪学生的开拓精神并锻炼学生的表达能力。

在上学期各系成立考核小组基础上，一九八五年上半年学院将成立考核委员会，建立全院各科题库，制定考核的规章制度，采取考查、实习、实验、笔试等多种形式进行考核。各级教学人员要重视对学生实践能力的考核、自学能力的考核、分析判断能力的考核、解决问题能力的考核，克服“高分低能”的弊端。

继续修订教师工作量和计算方法，制订教师工作规范，健全教学管理制度。为了迎接卫生部教学质量检查，教务处三月份根据卫生部检查提纲要求，制定我院自检计划，发至各部门，并于五月初和六月底分别进行两次教学大检查。

三 科 学 研 究 工 作

为落实完成把我院办成“既是教学中心，又是研究中心”的任务，1 9 8 5 年要在过去一年的基础上，继续搞好科研管理改革，在改革

—2—

图 5-7　王永炎院士有关选修课、弹性学制等教育改革的批示文件(3)

三、分类培养，二段教学，主辅修制，跨院（系）选课

20 世纪 90 年代，全球医学模式正从“以疾病为中心”向“以健康为中心”转型，中医药教育面临三大时代挑战。①学科方向调整：现代科学向系统科学、复杂网络转变，要求中医药突破线性还原论框架，强化整体思维与辨证论治特色。②人才需求变化：社会对中医药人才的需求从“单一技能”转向“复合能力”，需兼具临床、科研、跨学科知识。③教育模式革新：传统“专业壁垒”导致知识结构固化，难以适应快速变化的医疗健康领域。王永炎院士作为中医药行业的领军人物，敏锐地意识到中医药教育需要与时俱进，以适应现代医学模式和健康理念的转变。为此，王永炎院士于 1997 年 4 月召开了教学工作会议，会议批准通过了北京中医药大学本科生教学改革方案；本着“拓宽基础、淡化专业，提高学生素质，增强学生的社会适应性”原则，制定了“分类培养、两段教学、跨院（系）选课、主辅修制”“促进启发式教学，加强学生自学能力的培养，加强创新能力培养，加强素质教育”的整套教学实施方案。

1. 教学指导思想的转变

王永炎院士对于本科生教学改革方案确定了“加强基础，淡化专业，拓宽知识面，提高人才质量”的指导思想，契合了当时社会对复合型人才的需求。在知识更新换代迅速的时代背景下，这种指导思想有助于培养能够适应多领域、多岗位需求的中医药人才，使学生具备更广泛的适应能力和更强的竞争力。此外，淡化专业界限，拓宽知识面，有利于打破学科壁垒，促进中医药学科与其他学科的交叉融合。这不仅有助于学生形成跨学科的思维方式，还能为中医药的创新发展提供新的思路和方法，推动中医药现代化进程。

2. 教学改革方案的创新

分类培养：根据不同学生的特点和需求，实施分类培养方案，体现了教育的个性化和差异化。这种做法能够更好地满足学生的兴趣和发展方向，使每个学生都能在适合自己的路径上得到充分发展，培养出具有不同专长和技能的中医药人才。

二段教学：是将教学过程分为基础阶段与专业阶段，先强化中医基础理论

（如经典著作、方剂学等）和现代医学基础（如生理学、药理学、生物化学），再根据学生兴趣与专长分方向培养，兼顾“厚基础”与“个性化”。具体而言，前段（1 ~ 3 学年）强化中医经典与现代医学基础，通过《中医专业本科生基本功训练及检测方案》确保核心能力达标；后段（4 ~ 5 学年）实施“专科定向培养”，如中医、养生、康复等专业修订教学计划，增设预防医学、康复医学等课程，适应分级诊疗需求。第一阶段注重基础理论知识的学习，为学生打下坚实的基础；第二阶段则侧重于实践能力的培养和专业技能的提升，使学生能够更好地将理论与实践相结合，提高解决实际问题的能力。

主辅修制：允许学生在主修中医专业的同时，辅修西医、康复、中药等专业，例如，中医专业学生可辅修针灸推拿，或选修现代医学的生理学课程，为学生提供了更多的学习选择和发展空间。学生可以根据自己的兴趣和职业规划，选择一个主修专业和一个辅修专业，拓宽知识领域，培养跨学科思维能力。这种制度不仅有助于培养复合型人才，还能提高学生的综合素质和就业竞争力，打破了中医教育的封闭性，培养“中医为主、西医为辅”或“中西医结合”的复合人才。

跨院（系）选课：鼓励学生跨院（系）选课，打破了院（系）之间的界限，使学生能够接触到不同学科领域的知识和教学资源。这有助于拓宽学生的视野，激发学生的学习兴趣和创新思维，促进学科之间的交流与合作，为学生的全面发展创造良好的条件。

3. 对中医药教育改革的引领作用

王永炎院士于 1997 年在北京中医药大学担任校长期间开展的系列教学改革，对中医药教育改革产生了深远的引领作用，具体体现在以下几个方面。

推动教育理念更新：王永炎院士的这一系列教学改革举措，为中医药教育改革提供了新的思路和方向，推动了中医药教育理念的更新和转变。传统的中医药教育往往侧重于专业知识的传授和技能的培养，而忽视了学生的个性化发展和综合素质的提升。王永炎院士提出的“加强基础，淡化专业，拓宽知识面，提高人才质量”的指导思想，打破了这种传统模式，强调以学生为中心，注重学生的全面发展和个性化成长。这种教育理念的转变，使中医药教育更加关注学生的个体差异，鼓励学生根据自己的兴趣和特长选择学习内容和发展方向，培养出具有创新精神和实践能力的高素质中医药人才。这种以学生为中心、注重个性化发展和综合素质培养的教育理念，逐渐成为中医药教育改革的主流趋势，对全国中医药教育改革产生了积极的引领作用。它促使各中医药院校重新审视自身的教育理念和教学模式，积极探索适应时代发展需求的教育改革路径，推动了中医药教育事业的整体发展。

促进教育模式创新：这些改革措施的实施，促使中医药院校积极探索新的教育模式和教学方法，如案例教学、实践教学、自主学习等，提高了教学效果和人才培养质量。在传统的教学模式中，教师往往采用“满堂灌”的方式，学生被动地接受知识，缺乏主动思考和实践的机会。而王永炎院士倡导的教育模式创新，鼓励教师采用多样化的教学方法，激发学生的学习兴趣和主动性。例如，案例教学法通过引入实际的临床案例，让学生在分析和解决问题的过程中加深对理论知识的理解和掌握；实践教学法则强调学生的动手能力和实践操作能力，使学生能够在实践中积累经验，提高解决实际问题的能力；自主学习法则培养学生的自主学习能力和终身学习意识，使学生能够根据自己的学习进度和需求，自主安排学习内容和时间。这些新的教育模式和教学方法的运用，不仅提高了教学效果，还培养了学生的创新思维和实践能力，为中医药教育的国际化发展提供了有益的借鉴。在全球化的背景下，中医药教育需要与国际教育接轨，提升自身的国际影响力。王永炎院士的改革举措为中医药教育的国际化发展奠定了基础，推动了中医药教育在课程设置、教学方法、人才培养模式等方面与国际教育标准的接轨，使中医药教育能够更好地适应国际社会的需求，培养出具有国际视野和竞争力的中医药人才。

提升人才培养质量：通过加强基础、拓宽知识面、培养实践能力和创新思维等措施，有效地提高了中医药人才的培养质量。王永炎院士的改革方案，特别强调了基础教育的重要性，他认为只有具备扎实的基础知识，学生才能更好地理解和掌握专业知识，为今后的学术研究和临床实践打下坚实的基础。同时，拓宽知识面也是培养高素质中医药人才的关键。通过跨院（系）选课、主辅修制等措施，学生能够接触到不同学科领域的知识，培养跨学科思维能力，拓宽视野，提高综合素质。此外，实践能力和创新思维的培养也是王永炎院士改革的重点。通过增加实践教学环节、鼓励学生参与科研项目等方式，学生的实践能力和创新思维得到了有效的锻炼和提升。培养出的学生不仅具备扎实的专业知识和技能，还具有较强的综合素质和适应能力，能够更好地满足社会对中医药人才的需求。这些高素质的中医药人才为中医药事业的发展提供了有力的人才支持，推动了中医药的传承与创新。

王永炎院士 1997 年的教学改革，体现了他对中医药教育规律的深刻理解和把握，展现了其高瞻远瞩的教育理念和对中医药事业发展的高度责任感。这些改革举措不仅在当时具有很强的创新性和前瞻性，而且对加强中医药教学工作、提高教学质量、培养高素质中医药人才产生了深远的影响，为中医药教育事业的持续发展提供了宝贵的经验和借鉴。他的改革实践为中医药教育的现代化、国际化发展开辟了新的道路，也为培养适应时代需求的中医药人才提供了重要的指导和启示。

以下是王永炎院士在北中医期间批示的“分类培养、二段教学、主辅修制等改革措施”的文件。（图 5-8、图 5-9）

北京中医药大学

京中字［1997］第145号　　王永炎　签发

关于下发我校一九九七年上半年工作总结和一九九七年下半年工作要点的通知

校内各单位：

我校一九九七年上半年工作总结和一九九七年下半年工作要点经校党委会议讨论通过，现下发给你们，望认真贯彻学校下半年工作要点，制订本部门工作计划，切实做好下半年工作。

北京中医药大学

一九九七年九月一日

抄报：国家中医药管理局

图5-8　王永炎院士有关分类培养、二段教学、主辅修制等改革措施的批示文件(1)

得效益。

图书馆上半年已完成期刊、阅览室的计算机管理准备工作，将使全馆形成一个完整的局域网。引进金盘公司期刊计算机软件，并根据我馆实际情况对金盘公司的软件和我馆软件接口程序进行修改。对馆里计算机及网络进行调配，并将网络连线加长，使期刊著录工作提高了效率。完成了输入中文期刊馆藏信息数据 470 多种，打印期刊条码 5 万条，粘贴条码 1 万条。完成中医图书回溯建库 8 百种。建立了中国学术期刊检索咨询二级站，开展了电子期刊的阅览工作。

三、教育教学改革工作得到进一步深化

在教学改革方面，4 月召开了教学工作会议，会上确定了现阶段“加强基础，淡化专业，拓宽知识面，提高人才质量”的指导思想和实行“分类培养，二段教学，主辅修制，跨系选课”的教学改革方案。确定了以主辅修制、跨系选课为突破口，推动我校教学改革深入发展的这一教改思路。拟定了《北京中医药大学本科生主辅修制试行办法》、《北京中医药大学本科生任意选修课管理办法》等文件。根据教学改革的方案，修订了中医、

7

图 5-9　王永炎院士有关分类培养、二段教学、主辅修制等改革措施的批示文件(2)

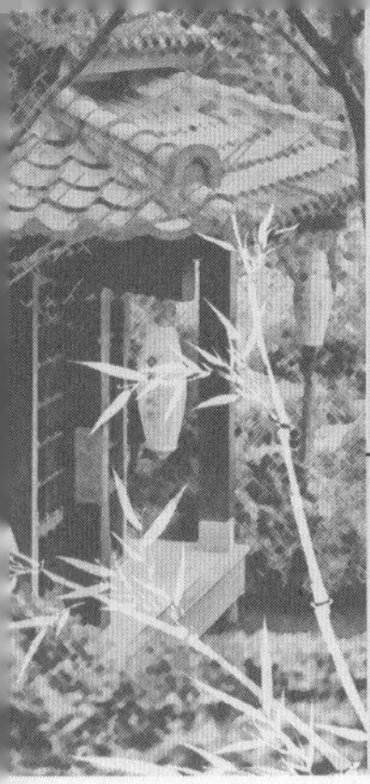

第六章

社会服务

中医药教育作为传承和发展中医药事业的关键环节，在现代医学体系中占据着举足轻重的地位。它不仅肩负着培养高素质中医药专业人才的重任，更是传承中医药文化、推动中医药学术进步、促进中医药现代化和国际化的重要力量。高质量的中医药教育能够培养出具备扎实专业知识、精湛临床技能和深厚人文素养的中医药人才，为社会提供优质的中医药服务，满足人民群众日益增长的健康需求，同时也有助于提升中医药在国际医学领域的影响力，促进中医药文化的传播与交流，推动全球医学的多元化发展。

王永炎院士作为我国中医药领域的杰出代表，在中医药学术发展、临床实践和教育等方面都取得了卓越成就。他的中医药教育理念内涵丰富，其中“社会服务”理念更是具有关键价值。王永炎院士强调中医药教育要紧密联系社会实际，培养学生的社会责任感和服务意识，使中医药人才能够积极投身于社会服务中，将所学知识和技能应用于解决社会的健康问题，发挥中医药在维护和促进人民健康方面的独特作用。这一理念对于深化中医药教育改革、提高中医药人才培养质量、促进中医药事业与社会发展的紧密结合具有重要的指导意义。深入研究王永炎院士在中医药教育理念中的“社会服务”理念，有助于我们更好地理解其教育思想的精髓，为中医药教育的改革与发展提供有益的借鉴和启示，同时也能够进一步明确中医药人才的社会责任和使命，推动中医药在社会服务中发挥更大的作用，促进中医药事业的可持续发展，具有重要的理论和实践意义。

王永炎院士丰富的学术经历和卓越的成就，使他深刻认识到中医药教育的重要性和紧迫性。他在临床实践中接触到大量患者，了解到社会对中医药服务的需求；在科研工作中，他不断探索中医药的科学内涵和创新发展路径；在教育过程中，他致力于培养高素质的中医药人才。这些经历促使他形成了中医药教育要紧密联系社会服务的理念，强调中医药人才不仅要具备扎实的专业知识和技能，更要关注社会需求，积极投身于社会服务中，为中医药事业的发展和人民群众的健康作出贡献。

王永炎院士对知识服务社会的论述原文

今天，人们进入了知识社会。知识文明、知识经济造就了知识机构，培养出了新时代的知识工作者。当今的知识工作者，需要多学科的知识与技能，需要克服学院式的教育走出书斋，满足社会的需求，提高适应时代的能力。毋庸置疑，医生与医学生属于知识工作者，为此，我们必须考虑医学教育的转型问题。19世纪德国教育构建了学科专业体系，鼓励学人的自由探索，曾显示出辉煌的成就。时至今日，面对高等教育走向大众化；高校与社会界限模糊了，企业可办教育、搞科研、生产知识与技术，培养的人才直接服务社会；还有传统知识体系学科专业界限不清了，诸如以需求引领的人口与健康、环境与生态的领域，必须是多学科交叉渗透融合，以深化领域内科学问题的研究与应用。（图6-1）

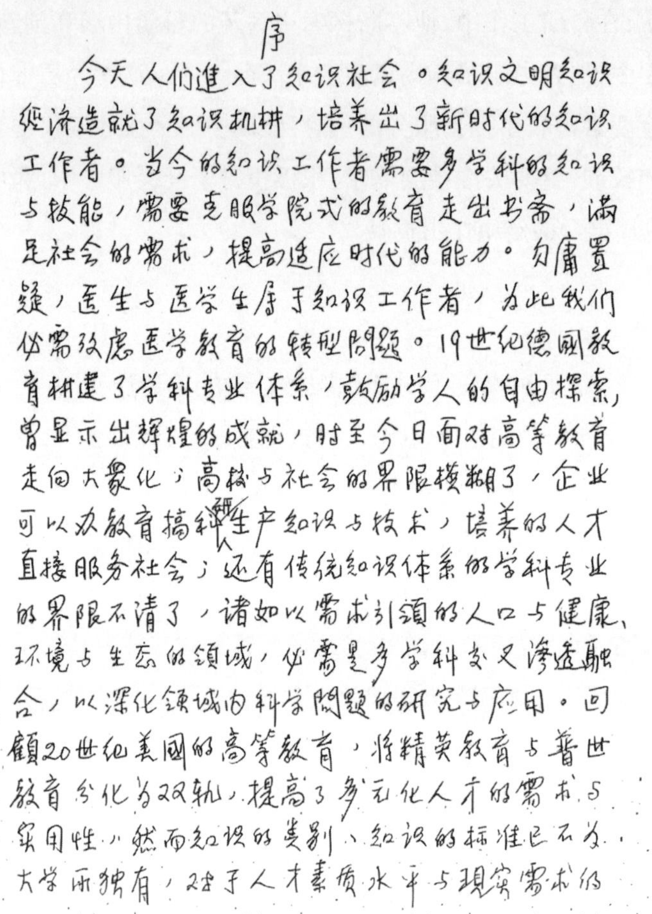
序
今天人们進入了知识社会。知识文明知识
经济造就了知识机構，培养出了新时代的知识
工作者。当今的知识工作者需要多学科的知识
与技能，需要克服学院式的教育走出书斋，满
足社会的需求，提高适应时代的能力。勿庸置
疑，医生与医学生属于知识工作者，为此我们
必需考虑医学教育的转型问题。19世纪德国教
育构建了学科专业体系，鼓励学人的自由探索，
曾显示出辉煌的成就，时至今日面对高等教育
走向大众化，高校与社会的界限模糊了，企业
可以办教育搞科研生产知识与技术，培养的人才
直接服务社会；还有传统知识体系的学科专业
的界限不清了，诸如以需求引領的人口与健康、
环境与生态的領域，必需是多学科交叉滲透融
合，以深化領域内科学问题的研究与应用。回
顧20世纪美国的高等教育，将精英教育与普世
教育分化为双轨，提高了多元化人才的需求与
实用性，然而知识的类别、知识的标准已不为
大学所独有，对于人才素质水平与现实需求的

图 6-1　王永炎院士对知识社会服务的论述手稿

第一节　“社会服务”在中医药教育理念中的核心地位

一、中医药教育目标与社会服务的关联

中医药教育的根本目标是培养德才兼备、全面发展，具备扎实中医药专业知识和技能，能够为社会提供优质中医药服务的专业人才。这一目标与社会

服务紧密相连，社会服务不仅是中医药教育目标的重要体现，更是实现教育目标的关键途径，贯穿于中医药教育的各个环节。

从知识传授层面来看，中医药教育旨在让学生系统掌握中医基础理论、中医诊断学、中药学、方剂学等核心知识，以及中医内科学、中医外科学、中医妇科学、中医儿科学等临床学科知识。这些知识的学习并非孤立进行，而是通过参与社会服务实践，使学生更好地理解和运用知识。例如，在社区中医药服务中，学生有机会接触到各种常见疾病的患者，他们可以运用所学的中医诊断方法，通过望、闻、问、切收集患者的症状信息，运用中医理论进行辨证论治，开具中药方剂或采用针灸、推拿等中医特色疗法进行治疗。在这个过程中，学生能够将课堂上所学的知识与实际病例相结合，加深对知识的理解和记忆，提高运用知识解决实际问题的能力。

在技能培养方面，中医药教育注重培养学生的临床实践技能，如中医诊断技能、针灸推拿技能、中药炮制与调剂技能等。社会服务为学生提供了丰富的实践平台，让他们在真实的医疗环境中锻炼技能。以培养针灸推拿技能为例，学生在参与养老院、康复机构等社会服务时，为老年人和康复患者进行针灸推拿治疗，能够熟练掌握穴位定位、针刺手法、推拿力度和频率等操作技巧，提高临床技能水平。同时，在与患者的互动中，学生还能学会如何根据患者的个体差异调整治疗方案，增强应对复杂病情的能力。

中医药教育还强调培养学生的职业道德和人文素养。社会服务有助于学生树立正确的职业道德观念，增强社会责任感和使命感。在为患者服务的过程中，学生能够深刻体会到作为一名中医药工作者的职责和使命，学会关爱患者、尊重生命，培养良好的医德医风。此外，通过与不同背景的患者交流，学生能够提高沟通能力和人文关怀意识，更好地理解患者的需求和心理状态，为提供优质的医疗服务奠定基础。

二、社会服务对中医药传承创新的意义

社会服务在中医药传承与创新中发挥着不可替代的重要作用，是推动中医药事业发展的重要动力。

在中医药文化传承方面，社会服务为中医药文化的传播提供了广阔的平台。中医药文化源远流长，蕴含着丰富的哲学思想、人文精神和价值观念。通过开展中医药文化讲座、义诊、健康咨询等社会服务活动，能够将中医药文化融入社会生活中，提高民众对中医药文化的认知度和认同感。例如，在社区举办中医药文化讲座，向居民介绍中医药的历史渊源、理论体系、特色疗法及养生保健知识，让更多的人了解中医药文化的博大精深，激发他们对中医药的兴趣和热爱。一些中医药院校组织学生走进中小学，开展中医药文化科普活动，通过生动有趣的实验、故事和互动体验，培养青少年对中医药文化的认知和传承意识，为中医药文化的传承培养后备力量。

社会服务还有助于传承中医药的经典理论和临床经验。在临床实践中，中医药工作者将经典理论应用于疾病的诊断和治疗，通过不断的实践和总结，传承和发扬经典理论的精髓。同时，老中医药专家的临床经验在社会服务中得以传承。年轻的中医药学生和从业者在跟随老专家参与社会服务的过程中，能够近距离学习他们的诊疗思路、用药经验和临床技巧，将这些宝贵的经验传承下来，避免其失传。一些中医药传承工作室在社区设立服务点，老专家定期坐诊，带教年轻医生，通过临床实践传授经验，促进了中医药临床经验的传承和发展。

在中医药创新方面，社会服务为创新提供了丰富的灵感和实践基础。在社会服务过程中，中医药工作者会遇到各种复杂的疾病和患者需求，这些实际问题促使他们不断探索和创新中医药的治疗方法和技术。例如，针对一些慢性病患者，传统的中医药治疗方法可能需要较长的治疗周期，患者依从性较差。为了解决这一问题，中医药工作者在社会服务中尝试将中医药与现代康复技术、心理治疗等相结合，创新出中西医结合的康复治疗模式，提高了治疗效果和患者的生活质量。一些中医药科研人员通过对社会服务中收集的大量病例数据进行分析和研究，发现新的疾病证候规律和治疗靶点，为中医药新药研发和诊疗技术创新提供了依据。

社会服务还促进了中医药与其他学科的交叉融合，为中医药创新创造了条件。在参与社会服务的过程中，中医药工作者与西医、康复医学、心理学、社会学等领域的专业人员合作交流，借鉴其他学科的先进理念和技术，拓展了中医药的研究和应用领域。例如，在社区健康管理中，中医药与现代信息技术相结合，开发出智能化的中医药健康管理平台，通过大数据分析和人工智能技术，为居民提供个性化的中医药健康服务，实现了中医药服务模式的创新。中医药与康复医学融合，形成了中医康复学，为康复患者提供了更加全面、有效的康复治疗方案。

第二节　王永炎院士“社会服务”理念内涵

一、培养服务社会的中医药人才

（一）强调人才的综合素质培养

王永炎院士认为，培养具备扎实专业知识、良好医德医风、人文素养和社会责任感的中医药人才是中医药教育的核心任务。扎实的专业知识是中医药人才服务社会的基础。在中医基础理论方面，学生需要深入理解阴阳五行、经络气血、藏象学说等理论，这些理论构成了中医认识人体生理病理、进行疾病诊断和治疗的基石。只有对这些理论有透彻的理解，才能在临床实践中准确运用中医思维分析病情。例如，在面对一位长期失眠的患者时，医生需要依据阴阳学说判断患者是阴虚火旺还是心脾两虚等证型，从而制定相应的治疗方案。在中药学知识方面，学生要熟悉各种中药的性味归经、功效主治、配伍禁忌等。了解黄芪性微温，味甘，归脾、肺经，具有补气升阳、固表止汗等功效，在治疗气虚乏力、久泻脱肛等病症时常被应用。同时，掌握中药的配伍原则，如“相须”“相使”等，能提高中药的疗效，减少不良反应。方剂学知识同样不可或缺，学生要掌握方剂的组成、方解、主治病症等。以经典方剂“四物汤”为例，它由熟地黄、当归、白芍、川芎组成，具有补血调血的功效，主治营血虚滞证，对于女性月经不调、痛经等病症有较好的疗效。

王永炎院士认为良好的医德医风是中医药人才的必备品质。中医药强调

“医者仁心”“大医精诚”，要求医生关爱患者、尊重生命、诚实守信。在临床实践中，医生要耐心倾听患者的诉求，关心患者的身心健康，不贪图私利。比如，面对经济困难的患者，医生应尽可能选择疗效确切、价格合理的治疗方案，避免过度医疗。在处理医患关系时，要尊重患者的知情权和选择权，与患者进行充分的沟通，让患者了解治疗的目的、方法和可能的风险，赢得患者的信任和配合。

人文素养也是中医药人才综合素质的重要组成部分。中医药文化蕴含着丰富的人文精神，与中国传统文化紧密相连。学生需要学习中国传统文化，如儒家、道家、佛家思想等，从中汲取人文营养，培养仁爱之心、宽容之德和敬畏生命的态度。了解儒家的“仁爱”思想，能让医生在医疗工作中更加关爱患者；道家的“顺应自然”理念，有助于医生在治疗中遵循人体的自然规律。同时，中医药人才还应具备一定的艺术修养，如书法、绘画、音乐等，这些艺术形式能够陶冶情操，提高审美能力，进而提升人文素养。例如，中医的针灸穴位图绘制就需要一定的绘画基础，而音乐疗法在中医康复治疗中也有应用。

社会责任感是中医药人才的使命担当。中医药人才要关注社会的健康需求，积极参与社会公益活动，为提高全民健康水平贡献力量。在疫情防控期间，许多中医药人才主动投身抗疫一线，运用中医药知识和技能参与患者救治、疫情防控宣传等工作。他们不顾个人安危，舍小家为大家，充分展现了中医药人才的社会责任感。在社区健康服务中，中医药人才可以开展中医药科普讲座、义诊等活动，向居民普及中医药养生保健知识，提高居民的健康意识和自我保健能力。

（二）树立正确的职业价值观

王永炎院士注重引导学生树立以患者为中心、奉献社会的职业价值观。在教育过程中，他常通过言传身教，向学生传递这种价值观。在临床带教中，他要求学生时刻关注患者的需求和感受，把患者的利益放在首位。例如，在查房时，他会耐心地向患者询问病情，认真倾听患者的诉求，并亲自为患者进行检查和治疗。他还会教导学生如何与患者沟通，让患者感受到温暖和关怀。他会告诉学生，与患者沟通时要注意语气和表情，要用通俗易懂的语言向患者解释病情和治疗方案，让患者能够理解并积极配合治疗。

王永炎院士指出，中医药院校应该开展相关的教育活动来培养学生的职业价值观。通过开设医德医风课程，系统地向学生传授职业道德规范和伦理准则。鼓励学校组织学生参加志愿服务活动，如社区义诊、关爱孤寡老人等，让学生在实践中体验为他人服务的快乐，增强社会责任感和使命感。

二、促进中医药与社会发展的融合

（一）参与公共卫生体系建设

中医药在预防保健、疫情防控等公共卫生领域发挥着重要作用，王永炎院士也提出了相关的理念与建议。在疫情防控中，中医药也展现出了独特的优势。在 SARS 疫情和新型冠状病毒感染疫情中，中医药都发挥了重要作用。中医药可以通过扶正祛邪的方法，提高人体的免疫力，预防疾病的感染。在疫情期间，一些地方为密切接触者和易感人群发放中药预防方剂，取得了较好的预防效果。在治疗方面，中医药可以改善患者的症状，缩短病程，提高治愈率。对于轻型和普通型新型冠状病毒感染患者，中医药通过辨证论治，采用中药方剂、针灸、推拿等治疗方法，能够有效缓解发热、咳嗽、乏力等症状。对于重症患者，中医药与西医结合，能够提高救治成功率，降低病死率。王永炎院士建议加强中医药在公共卫生体系中的地位和作用，推动中医药与现代医学的融合。他提出要建立健全中医药参与公共卫生的机制和政策，加大对中医药公共卫生服务的投入。加强中医药公共卫生人才培养，提高中医药人员应对突发公共卫生事件的能力。鼓励中医药科研机构和高校开展中医药公共卫生领域的研究，探索中医药在疾病预防、控制和治疗中的新方法和新技术。加强中医药与现代医学在公共卫生领域的合作，形成优势互补，共同提高公共卫生服务水平。在疫情防控中，建立中西医协同救治机制，让中医药和西医在患者救治中发挥各自的优势，提高救治效果。

（二）助力健康产业发展

中医药在健康养生、康复理疗等产业具有巨大的发展潜力，通过教育培养人才能够推动产业的发展。在健康养生领域，中医药有着丰富的理论和实践经验。中医养生强调顺应自然、形神共养、动静结合等原则，为人们提供了科学的养生方法。中医药的食疗、药膳、艾灸、拔罐等养生方法深受人们喜爱。在食疗方面，根据不同的季节和个人体质，选择合适的食材进行搭配，制作出具有养生功效的菜肴和汤品。在夏季，食用绿豆粥可以清热解暑；在冬季，食用羊肉汤可以温补肾阳。艾灸、拔罐等传统疗法能够疏通经络、调和气血、扶正祛邪，对一些慢性疾病和亚健康状态有很好的调理作用。随着人们健康意识的提高，对中医药健康养生服务的需求不断增加，为中医药健康养生产业的发展提供了广阔的市场空间。

在康复理疗领域，中医药同样具有独特的优势。中医康复理疗注重整体调理和功能恢复，采用针灸、推拿、按摩、中药熏蒸等方法，对中风后遗症、颈椎病、腰椎间盘突出症、骨折术后康复等疾病有显著的疗效。针灸通过刺激穴位，可调节人体的经络气血，促进神经功能的恢复，对中风后遗症患者的肢体功能康复有很好的帮助。推拿按摩可以缓解肌肉紧张，改善关节活动度，减轻疼痛，常用于颈椎病、腰椎间盘突出症等疾病的治疗。中药熏蒸利用中药的药力和热力，通过皮肤渗透，达到温通经络、散寒止痛、消肿化瘀的目的，对骨折术后康复有辅助治疗作用。随着老龄化社会的到来和人们对康复服务需求的增加，中医药康复理疗产业发展前景广阔。

为了推动中医药健康产业的发展，需要通过教育培养一批高素质的中医药专业人才。中医药院校应加强相关专业的建设，优化课程设置，注重培养学生的实践能力和创新能力。开设健康养生、康复理疗等专业课程，让学生系统学习中医药在这些领域的理论和技术。加强实践教学环节，与相关企业和机构合作，建立实习基地，让学生在实践中积累经验，提高专业技能。鼓励学生参与科研项目和创新创业活动，培养他们的创新意识和创业能力。例如，一些中医药院校的学生成立了中医药健康养生创业团队，开发出了具有特色的中医药养生产品和服务，受到了市场的欢迎。通过培养这些专业人才，能够为中医药健康产业的发展提供有力的人才支持，促进产业的创新和发展。

第三节　“社会服务”理念的影响与启示

一、对中医药教育的影响

（一）促进教育模式创新

“社会服务”理念为中医药教育模式创新注入了新的活力，在教学方法、课程体系和人才培养模式等方面引发了深刻变革。在教学方法上，传统的中医药教育多以课堂讲授为主，学生被动接受知识，缺乏实践和互动。而“社会服务”理念促使教育者引入案例教学法，通过实际的社会服务案例，如社区义诊中遇到的疑难病症、中医药在公共卫生事件中的应用等，让学生运用所学知识进行分析和讨论，可提高他们解决实际问题的能力。

情景模拟教学法也得到了广泛应用，通过模拟医院门诊、病房、社区卫生服务中心等场景，让学生在虚拟环境中进行实践操作，增强他们的临床技能和沟通能力。在模拟医院门诊场景中，学生扮演医生，与扮演患者的同学进行互动，进行问诊、体格检查、开具处方等操作，锻炼了他们的临床思维和医患沟通能力。

在课程体系方面，为了更好地体现“社会服务”理念，中医药院校增加了与社会服务相关的课程。除了“中医药与社区健康管理”“中医药文化传播实践”等选修课程外，还将社会服务实践纳入了专业核心课程的教学内容。在中医诊断学课程中，增加了社区诊断实践环节，学生们深入社区，为居民进行中医诊断，并建立健康档案，将课堂知识与实际应用紧密结合。一些院校还开设了“中医药与社会发展”“中医药政策与法规”等课程，让学生了解中医药在社会中的地位和作用，以及相关的政策法规，为他们今后参与社会服务提供理论支持。

在人才培养模式上，“社会服务”理念推动了院校与社会机构的深度合作。中医药院校与社区卫生服务中心、养老院、康复机构等建立了长期稳定的合作关系，共同培养中医药人才。院校为合作机构提供专业知识和技术支持，合作机构为学生提供实践场所和机会，实现了资源共享和优势互补。例如，某中医药院校与一家养老院合作，定期安排学生到养老院进行实习，学生们为老人提供中医药健康服务，包括中医体检、养生保健指导、针灸推拿治疗等，在实践中提高了专业技能和服务意识，同时也为养老院的老人带来了健康和关爱。

（二）提升教育质量与人才培养水平

“社会服务”理念对提高学生实践能力、职业素养，培养适应社会需求的中医药人才发挥了关键作用。在实践能力培养方面，通过参与社会服务，学生有更多机会接触真实的患者和临床场景，将理论知识转化为实际操作能力。学生应该在社会服务中积累丰富的实践经验，学会应对各种复杂的病情和患者需求，增强了应对突发公共卫生事件的能力。在疫情防控期间，许多中医药院校的学生参与到社区疫情防控工作中，运用中医药知识为居民提供预防和治疗建议，参与中药预防方剂的发放等工作，在实践中锻炼了自己的应急处理能力。

职业素养的提升也是“社会服务”理念带来的重要成果。在社会服务过程中，学生与患者密切接触，深刻体会到作为一名中医药工作者的责任和使命，培养了关爱患者、尊重生命的职业精神。学生们在为患者服务时，耐心倾听患者的诉求，关心患者的身心健康，尽力为患者提供优质的医疗服务，逐渐形成了良好的医德医风。在与患者沟通的过程中，学生们学会了如何理解患者的心理状态，运用恰当的语言和方式进行交流，提高了他们的医患沟通能力，这也是职业素养的重要组成部分。

通过“社会服务”理念的引导，中医药院校培养出的人才更加适应社会需求。这些人才不仅具备扎实的专业知识和技能，还具有较强的社会责任感和服务意识，能够积极投身于中医药社会服务中，为提高全民健康水平贡献力量。他们在毕业后，无论是在医院、社区卫生服务机构还是其他相关领域工作，都能迅速适应工作环境，发挥自己的专业优势，受到社会的广泛认可和好评。一些毕业生在社区卫生服务中心工作，积极开展中医药特色服务，为居民提供便捷、有效的中医药治疗和养生保健服务，已成为社区居民信赖的健康守护者。

二、对中医药行业发展的推动作用

（一）增强中医药社会影响力

通过社会服务，中医药在社会中的认知度、认可度和影响力得到了显著提升。在认知度方面，中医药科普与文化传播活动发挥了重要作用。中医药科普讲座、文化展览等活动，将中医药知识和文化以通俗易懂的方式呈现给大众，让更多人了解中医药的理论、方法和价值。在社区举办的中医药科普讲座中，专家们深入浅出地讲解中医药的养生保健知识，如何通过饮食调理身体、如何运用中医方法预防疾病等，吸引了众多居民参加。一些居民表示，通过参加讲座，他们对中医药有了全新的认识，原来中医药不仅可以治疗疾病，还能在日常生活中起到预防和保健的作用。

文化展览则通过展示中医药的历史文物、古籍文献、传统器具等，让公众直观地感受中医药文化的博大精深。在中医药文化展览中，观众可以看到古代的针灸铜人、中药炮制器具、中医药古籍等珍贵文物，了解中医药的发展历程和独特魅力。这些展览不仅吸引了普通民众，还引起了媒体的关注和报道，进一步扩大了中医药的传播范围，提高了其认知度。

在认可度方面，临床服务与医疗救助活动让民众亲身体验到中医药的疗效，从而增强了他们对中医药的信任和认可。义诊活动中，中医药专家为患者提供免费的诊疗服务，许多患者在接受中医药治疗后，病情得到了明显改善。一位颈椎病多年的患者，在参加义诊时接受了针灸和推拿治疗，经过几次治疗后，颈部疼痛和僵硬的症状得到了缓解，他对中医药的疗效赞不绝口。这些实际案例在患者之间口口相传，使得更多人愿意尝试中医药治疗，提高了中医药在社会中的认可度。

中医药在公共卫生领域的贡献也进一步提升了其社会影响力。在疫情防控中，中医药发挥了重要作用，为疫情防控做出了积极贡献。中医药参与患者救治，改善了患者的症状，提高了治愈率，降低了病死率。如以“清肺排毒汤”为代表的中药方剂在新型冠状病毒感染疫情治疗中的广泛应用，取得了显著的疗效，得到了国内外的广泛关注和认可。中医药还在疾病预防、康复理疗等方面发挥着重要作用,为维护公众健康做出了贡献,进一步提升了中医药在社会中的地位和影响力。

(二)促进中医药国际化进程

"社会服务"理念在助力中医药国际交流合作、海外推广应用等方面发挥了积极作用。在国际交流合作方面,通过参与国际医疗援助、学术交流等社会服务活动,中医药与国际医学界的联系日益紧密。在国际医疗援助中,中医药工作者将中医药知识和技术带到受援国家和地区,为当地民众提供医疗服务。在非洲一些国家,中国医疗队中的中医药专家运用针灸、推拿等中医技术为当地患者治疗疾病,受到了当地民众的欢迎和赞誉。这些医疗援助活动不仅为当地民众带来了健康福祉,也增进了中医药与当地医学的交流与合作。

学术交流活动也为中医药国际化提供了平台。中医药专家积极参与国际学术会议,分享中医药的研究成果和临床经验,与国际同行进行深入交流和探讨。在国际中医药学术会议上,中医药专家们介绍中医药在治疗慢性病、疑难病症等方面的独特优势和疗效,展示了中医药的科研成果,吸引了国际同行的关注和研究兴趣。一些国际医学研究机构开始与中国的中医药科研机构合作,共同开展中医药研究,推动了中医药的国际化发展。

在海外推广应用方面,中医药通过在海外开展社会服务活动,如开设中医诊所、举办中医药文化讲座等,逐渐在国际市场上崭露头角。在一些欧美国家,中医诊所越来越多,为当地民众提供中医药诊疗服务。这些中医诊所采用中医传统疗法,如针灸、中药治疗等,治疗当地常见的疾病,如疼痛、失眠、消化系统疾病等,取得了良好的疗效,受到了当地民众的认可。中医药文化讲座也在海外受到欢迎,通过讲座向当地民众介绍中医药文化、养生保健知识等,提高了当地民众对中医药的认知和接受度。一些海外院校开始开设中医药相关课程,培养中医药专业人才,为中医药在海外的推广应用奠定了人才基础。

三、对其他医学教育的借鉴意义

(一)培养全面发展的医学人才

王永炎院士中医药教育理念中的"社会服务"理念,对其他医学教育在培养具备人文关怀、社会责任感和实践能力的医学人才方面具有重要的借鉴价值。在人文关怀培养方面，“社会服务”理念强调医学教育要注重培养学生关爱患者、尊重生命的意识。通过参与社会服务，医学生能够与患者密切接触，了解患者的痛苦和需求，从而培养出人文关怀精神。在社区医疗服务中，医学生为患者提供医疗咨询和诊疗服务，与患者建立了良好的沟通和信任关系，学会关心患者的身心健康，不仅仅关注疾病的治疗，还关注患者的心理状态和生活质量。这种人文关怀精神能够使医学生在今后的职业生涯中，更好地理解患者，提供更加人性化的医疗服务。

社会责任感的培养也是其他医学教育可以借鉴的重要方面。“社会服务”理念让医学生认识到自己作为医学工作者的社会责任，关注社会的健康需求，积极参与社会公益活动。在公共卫生事件中，医学生能够积极响应，参与到疫情防控、疾病筛查等工作中，为保护公众健康贡献力量。在社区健康普查活动中，医学生协助医护人员为居民进行健康检查，宣传健康知识，提高居民的健康意识，增强了他们的社会责任感。这种社会责任感能够激励医学生在今后的工作中，不断努力提高医疗服务水平，为社会的健康事业做出更大的贡献。

实践能力的提升是医学教育的关键环节，“社会服务”理念为其他医学教育提供了有益的借鉴。通过参与社会服务实践，医学生能够将课堂上所学的理论知识应用到实际工作中，提高了他们解决实际问题的能力。在临床实习中，医学生跟随带教老师参与患者的诊疗过程，学习如何进行病史采集、体格检查、诊断和治疗等，积累了丰富的临床经验。在参与社区医疗服务时，医学生需要独立面对各种疾病和患者，锻炼了他们的临床思维和应急处理能力。这种实践能力的培养能够使医学生在毕业后迅速适应工作岗位，成为合格的医学人才。

（二）加强医学教育与社会的联系

借鉴中医药教育的“社会服务”理念，能够促进其他医学教育与社会需求的紧密结合。在课程设置方面，其他医学教育可以参考中医药教育，增加与社会服务相关的课程。开设“医学与社会”“医患沟通技巧”“社区医学”等课程，让医学生了解医学在社会中的地位和作用，掌握与患者沟通的技巧，熟悉社区医疗服务的模式和内容。“医学与社会”课程可以介绍医学的社会功能、医学伦理、医疗政策等内容，使医学生认识到医学不仅仅是技术问题，还涉及社会、伦理、法律等多个方面。“医患沟通技巧”课程通过案例分析、角色扮演等方式，可培养医学生与患者沟通的能力，提高医患关系的质量。“社区医学”课程可让医学生了解社区卫生服务的特点和需求，掌握社区常见疾病的防治方法，为今后从事社区医疗工作做好准备。

在实践教学方面，其他医学教育可以加强与社区、医院等社会机构的合作，建立实践教学基地。通过在实践教学基地的实习，医学生能够接触到真实的医疗环境，了解社会对医学人才的需求，提高实践能力。医学生在社区卫生服务中心实习时，能够参与到社区居民的健康管理、疾病预防、诊疗服务等工作中，了解社区居民的健康状况和医疗需求，提高解决实际问题的能力。在医院实习时，医学生能够跟随临床医生参与患者的救治工作，学习先进的医疗技术和诊疗经验，提高临床技能水平。这种与社会机构的合作能够使医学教育更加贴近社会实际，培养出符合社会需求的医学人才。

医学教育还可以鼓励学生参与社会服务活动，如志愿者服务、公益医疗活动等。通过参与这些活动，医学生能够增强社会责任感，提高团队协作能力和沟通能力。在志愿者服务中，医学生为社区居民提供健康咨询、医疗救助等服务，锻炼了自己的实践能力和社会责任感。在公益医疗活动中，医学生参与到偏远地区的医疗援助工作中，为当地居民提供医疗服务，了解基层医疗的现状和需求，增强了他们为社会服务的意识。通过这些社会服务活动，医学教育与社会的联系更加紧密，培养出的医学人才能够更好地适应社会发展的需求。

在未来，中医药教育在“社会服务”理念指导下，应深化教育改革。在课程设置上，进一步优化课程体系，增加与社会服务紧密相关的课程，如“中医药与公共卫生应急管理”“中医药在养老服务中的应用”等，以培养学生应对社会复杂健康问题的能力。加强实践教学环节，建立更多高质量的实践教学基地，拓宽实践渠道，让学生有更多机会参与到社会服务中，如参与基层医疗卫生机构的日常诊疗工作、社区健康管理项目等，提高学生的实践技能和社会责任感。

拓展服务领域也是未来发展的重要方向。中医药教育应积极响应国家健康战略,在健康养生、康复理疗、预防保健等领域发挥更大作用。培养更多适应健康产业发展需求的中医药人才,推动中医药与健康旅游、健康养老、互联网医疗等新兴产业的融合发展。例如,开发中医药健康旅游产品,将中医药文化体验与旅游相结合;开展中医药养老服务,为老年人提供中医药特色的健康管理和康复护理服务;利用互联网技术,开展远程中医药诊疗和健康咨询服务,扩大中医药服务的覆盖面。加强国际交流与合作也是必不可少的。中医药教育应积极参与国际医学教育交流活动,分享中医药教育的经验和成果,学习国际先进的医学教育理念和方法。推动中医药国际教育标准的制定和完善,促进中医药教育的国际化、标准化发展。加强与国际医疗机构和教育机构的合作,开展联合科研项目、学生交流项目等,培养具有国际视野和跨文化交流能力的中医药人才,推动中医药在国际上的传播与应用。

下篇

实践与展望

第七章

王永炎院士临床带教实践创新

第一节　带教核心理念——中西医融合与传承创新

王永炎院士的临床带教始终秉承“承古纳新、中西合璧”的理念，强调以中医经典为根基Ⅳ，以现代医学技术为延伸，形成“理论 - 临床 - 思维”三位一体的教学体系。他提出“读经典、做临床、参明师”的培养路径，要求学生既精通《伤寒论》《黄帝内经》等中医典籍，又掌握神经影像、理化检查等现代诊断手段，在宏观辨证与微观辨证的结合中深化对疾病的认知。

在带教过程中，王永炎院士尤为注重“证候学”与“症状学”的融合。他指出：“中医临床诊断有三个环节，一是观察体悟症状学；二是综合分析发病史，即过程分析；三是理性思维证候学。”这种思维模式打破了传统中医单一辨证的局限，将西医的病理生理机制纳入中医辨证体系，例如通过检眼镜观察动脉硬化作为中医“肝风内动”的客观依据，将头颅 CT/MRI 影像视为“脑络瘀阻”的微观佐证。

第二节　五步查房法——标准化带教流程的核心框架

王永炎院士创立的“问、查、阅、议、结”五步查房法，是临床带教的标准化流程，通过层层递进的逻辑链，培养学生系统分析病情的能力。以 2009 年脑病科查房案例为例，该流程的具体实施如下。

一、问——多维病史采集与医患互动

问诊策略：强调“患者主诉 + 家属求证”的双向验证，不仅关注现病史（如眩晕发作形式、伴随症状），还需深挖既往史（如高血压、脑梗病史）、个人史（如职业、生活习惯）及疾病演变过程。例如，在一例小脑萎缩患者查房中，院士通过追问 10 年前车祸史，锁定颈椎损伤与小脑蚓部萎缩的关联，修正了“原因不明”的初始诊断。

融入人文关怀：要求学生在问诊中关注患者心理状态，如对记忆力减退的老年患者，采用“电视剧情景回忆检测”评估其认知功能，既获取病情信息，又体现对患者尊严的尊重。

二、查——中西医结合的体格检查体系

中医特色诊法：严格践行三部九候诊法，取“人迎、寸口、趺阳脉”辨证病位与病机。如某患者人迎脉大于趺阳脉三倍，院士判定“病位在上，肝风上扰”；右手尺脉虚，对应“命门火衰”，将脉象与脏腑病机直接关联。

西医技术延伸望诊：将检眼镜、神经系统查体等作为中医望诊的延伸。例如，通过检眼镜观察动脉硬化程度，佐证“痰瘀阻络”；通过肌力分级（如左上肢Ⅳ - 级、左下肢Ⅲ + 级）判断“脑络受损”的具体部位。

舌诊细节：强调舌体大小、舌质颜色、舌苔质地的全方位观察，甚至亲自触摸舌面感知颗粒粗细。如某患者舌面发灰、有紫气，结合爪甲暗淡，确诊“痰瘀化热、瘀血内停”证型。

三、阅——全维度病历与检查资料分析

资料整合：要求学生系统查阅入院病历、影像报告（如头颅 CT 示“新发腔隙性脑梗死”）、生化指标（如 BUN 10.8mmol/L 提示肾功异常），并对比既往病史资料。例如，在分析高血压患者血压波动（160 ~ 200/85 ~ 100mmHg）时，需结合脑血管病急性期应激反应与基础血压水平综合判断。

疑点挖掘：针对矛盾点深入探究，如患者既往有腔隙性病灶史，但 CT 无

法区分新旧病灶时，引导学生从症状演变（如急性起病伴肢体力弱）推断新发梗死的可能。

四、议——开放式讨论与思维碰撞

互动式教学：组织实习医生、护士围绕诊断、辨证、治疗展开辩论，如“眩晕是高血压引起还是后循环梗死所致”“中医诊断为‘眩晕’还是‘类中风’”。院士通过反问“梅尼埃病与后循环梗死的鉴别点”，引导学生从发作年龄、伴随症状（如恶心呕吐、构音障碍）等维度分析。

跨学科整合：鼓励结合西医病理（如小动脉闭塞型脑梗死）与中医病机（痰瘀化热、肝风内动）讨论，例如解释“血管源性帕金森综合征”时，将锥体外系神经环路损害与“风动痰生、毒损脑络”理论相结合。

五、结——系统性总结与诊疗方案的制定

中西医诊断定型：通过讨论明确中西医诊断，如某患者最终诊断为“中医：类中风——风眩（痰瘀化热、肝风内动）。西医：急性缺血性脑卒中小动脉闭塞型、血管源性帕金森综合征”。

治疗策略细化：结合中药炮制（如醋柴胡增强疏肝之功）、方剂配伍（天麻钩藤饮平肝息风）及西医对症治疗（非洛地平控制血压），制定个体化方案。院士特别强调“老年患者用药需药少力专，勿伤正气”，如对干漆等猛药慎用，改用水蛭、桃仁等平和化瘀药。

第三节　带教方法创新——从症状学到辨证思维的进阶

一、症状学体悟：以象测机的临床训练

体征关联病机：院士要求学生将细微体征与中医理论结合，如观察到患者

“眼球浮动、舌体细颤”，引导联想“诸风掉眩，皆属于肝”，判定“内风扰动”；“右下肺捻发音”对应“痰热蕴肺”，需在方剂中加入全瓜蒌、桑白皮清热化痰。

现代检查中医化解读：将超声心动图“左心室肥厚”归为“心脉痹阻”，血凝指标“纤维蛋白原（FIB）3.113g/L”视为“血瘀之象”，形成“西医指标 - 中医证候”的映射思维。

二、病史过程分析：纵向把握疾病演变规律

时间轴梳理：要求学生绘制疾病 timeline，如某患者“4 天前眩晕发作→ 1 天后症状加重→ CT 示新发脑梗死”，结合血压波动（240/90mmHg → 160/85mmHg），推断高血压急症诱发急性脑梗死的可能。

诱因溯源：重视非典型诱因挖掘，如一例“健忘伴舌颤”患者，通过追问“长期伏案工作史”，结合“久视伤血，血虚生风”理论，将病位定位于肝血不足，而非单纯心肾阳虚。

三、辨证思维训练：分类辨证与病机推演

辨病与辨证相结合：提出“同病异类”概念，如“中风”分为“真中风”（前循环梗死，见歪斜偏废）与“类中风”（后循环或腔隙性梗死，见眩晕、言语不利），以清代《医学心悟》理论结合西医解剖定位，深化学生对“病 - 证 - 型”体系的理解。

病机层次分析：教导学生从“本虚标实”角度拆解病机，如某患者“右脉沉细尺脉虚”为肝肾不足（本虚），“舌苔黄腻、脉弦滑”为痰瘀化热（标实），“表情呆滞、记忆力下降”为毒损脑络（兼夹病机），形成立体辨证网络。

第四节　教学特色——经典传承与人文浸润并重

一、经典活化——从经文到临床的转化

王永炎院士极为重视年轻医生阅读习惯的养成，始终鼓励年轻一辈持续

学习、不断进取。他秉持“读经典、做临床、参明师”的教学理念，为年轻医生的成长之路指明了方向。在王永炎院士看来，研读经典是开启医学思路的钥匙。经典医籍中蕴含着古人智慧的结晶，是医学领域的瑰宝。只有深入研读经典，才能站在巨人的肩膀上，领略医学的博大精深。而临床实践则是检验经典的试金石，将经典理论应用于实际病例，通过观察、分析和总结，才能真切地感受到经典的魅力与价值。至于参明师，则是在前两者的基础上，进一步参悟医学的真谛。名师们丰富的临床经验和独到的见解，如同明灯，照亮年轻医生前行的道路，助力他们不断提升临床诊疗技能。

王永炎院士常言，历代名医贤哲皆对经典医籍了如指掌，并能灵活运用于临床实践，从而在传承古义的基础上，融合新知，推动医学的发展。在查房过程中，一旦遇到相关病症，王永炎院士便会向学生提问医典经文。若学生回答不上来，他会亲自诵读，从大段经文到每个方歌，都娓娓道来。这让年轻的学子们深感汗颜，也激发了他们深入学习的决心。跟随王永炎院士查房，我们深刻领悟到了“勤求古训，融汇知新”的内涵。在这个中西学术兼收并蓄、科学人文融合互动的新时代，王永炎院士对年轻一代医生寄予了新的期望。他强调，在继承传统文化的同时，要与时俱进，积极学习现代信息，引进现代科学的方法手段。为此，他建议科室形成惯例，每天查阅最新的医学动态，并在晨会交班时进行简短的汇报。例如，“背诵一首方歌，介绍一则最新医学信息”等，这样的举措旨在让全科医生和学生学会阅读，养成良好的学习习惯。王永炎院士的教诲如春风化雨，滋润着年轻医师的心田。在他的引导下，年轻医师们不仅在医学知识上不断积累，更在医德医风上得到了熏陶。他们深知，医学之路漫漫，唯有不断学习、不断进取，才能成为一名优秀的医师，为患者的健康保驾护航。而王永炎院士所倡导的“读经典、做临床、参明师”的教学理念，也将成为他们医学道路上永恒的指引。

二、人文关怀——从“治病”到“治人”的升华

良好的临床沟通与深厚的人文关怀能力，是一名优秀医生不可或缺的核心素质，是医学“仁术”的最高体现。王永炎院士在其教育实践中，对此也给

予了极高的重视。他反复教导学生，必须发自内心地尊重每一位患者，不仅要关心他们的身体疾病，更要关怀他们的心理健康，在临床诊疗的全过程中，必须与患者及其家属进行充分、有效的沟通。他深刻地强调，医生的职责绝不仅仅是治疗患者的“病”，更要疗愈患“病”的“人”，要主动关注患者的心理状态、精神压力和实际生活需求，努力让每一位患者都能感受到医学的温暖和人性的关怀。在诊病的过程中，他提倡一种“聆听—思考—再聆听—再思考”的循环模式。他会引导学生去细致地询问患者的性格特点、生活方式、人生阅历、专业特征、周围人际与自然环境、所处的社会变迁和人文生态，以及患病后其工作、生活、经济及社会地位的变化与适应情况等。通过这些看似与疾病无直接关联的信息，进一步进行归纳与推理，思考“什么是最重要的，对疾病的发生、发展有无贡献，它们之间的内在联系是什么”，从而精准掌握心理社会因素在病情中所起的复杂作用及其未来的发展趋势，为疾病的全面诊断提供更丰富的依据。

在临床沟通技巧方面，王永炎院士会以身作则，向学生传授各种实用的沟通技巧，例如，如何通过开放式提问来倾听患者的真实诉说、如何运用通俗易懂的语言向患者解释复杂的病情和治疗方案、如何通过共情和支持来取得患者的深度信任与积极配合等。他要求学生在与患者沟通时，必须避免使用冷冰冰、居高临下的专业术语，而是要学会使用简单、形象、充满善意的语言进行说明，以确保患者能够真正理解并正确执行医嘱。同时，他还教导学生要时刻注意沟通时的态度和非语言行为，要始终保持耐心、细心、关心，用真诚的眼神和温暖的微笑，让患者感受到被尊重和被关爱。他强调医患间的有效交流，尤其是倾听的艺术，这包括了仔细聆听患者的语言内容、语音语调、观察其面部表情、身体语言等。先生在查房时，其沟通模式极具代表性：总是以一句亲切的“您怎么不舒服”开始，给予患者充分的表达空间；以一句温暖的“还需要我帮您做些什么”结束，传递出无限的关怀与责任。他认为，在治疗的初始阶段就与患者建立起良好的信任和互动关系，对于提高最终的疗效，有时会起到意想不到的巨大作用。

在人文关怀的践行方面，王永炎院士更是以身作则，为学生们树立了“大医精诚”的光辉榜样。他在查房时,不仅会一丝不苟地关注患者的病情变化,还会像家人一样,亲切地关心患者的生活起居、家庭状况,并主动给予他们力所能及的心理安慰和精神支持。他用自己的实际行动教导学生,要深刻地理解患者身心的双重痛苦,尊重他们的人格与权利,在临床诊疗的每一个细节中,都要自然地流露出温暖的人文关怀精神。例如,在对待一位因长期患病而情绪极度低落的患者时,他会专门抽出时间,耐心地与患者交流,静静地倾听患者的满腹烦恼,并给予他真诚的鼓励和坚定的安慰,帮助患者重拾战胜疾病的信心和勇气。正是通过这种“润物细无声”的言传身教,学生们的临床沟通能力与人文关怀素养,在潜移默化中得到了持续的滋养与提升。

三、中药炮制与道地性强调

炮制工艺传承:亲自示范炮制方法,如“天竺黄浸透广郁金”增强清热化痰之力,“醋柴胡”缓和升散之性,强调“炮制失宜,则药性异矣”,纠正年轻医生只重处方不重药材炮制的误区。

道地药材规范:处方中注明“广郁金、川桂枝、茅苍术”等道地品种,呼吁医院恢复传统炮制工艺,避免“只教原药材,不教饮片”的教学缺陷。

第五节　侍诊带教案例解析——以帕金森综合征患者为例

一、查房场景还原

问:患者主诉“肢体僵硬、步态不稳1年”,家属补充“近3个月记忆力下降,表情呆滞”。王永炎院士追问既往史,发现患者5年前有“多发性腔隙性脑梗死”史。

查:三部九候诊脉示“人迎脉亢盛,趺阳脉沉弱”,舌诊见“舌体震颤、舌苔黄腻”,神经系统查体提示“双上肢齿轮样肌张力增高,肌力Ⅳ级”,检眼镜见

“动脉硬化Ⅱ级”。

阅：头颅CT示“双侧基底节区多发腔隙灶”，简易精神状态评价量表（MMSE量表）评分26分（轻度认知损害），超声心动图示“左心室肥厚”。

议：引导学生讨论“腔隙性脑梗死与帕金森症状的关联”。学生提问：“是否为帕金森病？”院士纠正：“血管源性帕金森综合征多无典型静止性震颤，且与脑血管病病史相关，属‘类中风——风痉’范畴，病机为‘痰瘀阻络、肝风内动’。”

结：中医诊断“类中风——风痉（痰瘀化热、毒损脑络）”，西医诊断“血管源性帕金森综合征、血管性认知损害”，治疗方案为“醒脑静注射液＋天麻钩藤饮加减，配合康复训练”，并强调“定期复查头颅CT，监测病灶进展”。

二、带教要点解析

鉴别诊断思维：通过对比原发性帕金森病与血管源性帕金森综合征的临床特征（如起病急缓、震颤形式），培养学生“同症异治”的辨证能力。

多系统病变整合：将脑血管病、认知损害、运动障碍视为“毒损脑络”的不同表现，引导学生从“脑-神-筋”整体观分析病机。

预后与调护指导：教导学生向患者说明“病情可能渐进性加重”，并制定家庭护理方案（如“高蛋白低脂饮食、防跌倒措施”），体现全程管理理念。

三、带教成效与启示

王永炎院士的临床带教模式通过“标准化流程＋个体化指导”，培养了学生系统的中西医临床思维。其核心启示包括以下方面。

中西医结合的落地路径：将西医检查作为中医四诊的延伸，而非独立体系，实现“辨病辨证相结合”的诊疗统一。

经典理论的现代诠释：用现代医学知识阐释“三部九候”“肝风内动”等理论，如将“人迎脉大”解释为颈动脉窦压力感受器异常，赋予传统医学新的科学内涵。

临床思维的分层培养：从症状采集（现象）到病机分析（本质）再到治疗决

策(应用),形成“观察 - 推理 - 验证”的闭环思维训练。

这种带教模式不仅适用于脑病科,更可推广至其他专科,其本质是通过“知识传授 - 技能训练 - 思维塑造 - 人文养成”的四维培养,造就兼具传统底蕴与现代视野的中医临床人才。

第八章

王永炎院士中医药领军人才教育实践创新

王永炎院士的中医药教育思想，以“守正创新”为核心，通过系统化的实践项目、标志性的学术成果和开创性的人才培养模式，深刻重塑了现代中医药教育的格局。其教育实践始终贯穿“经典传承与时代创新并重、临床实效与理论突破共生、标准化建设与国际化拓展并行”的逻辑，不仅培养了大批高层次中医药人才，更构建了中医药教育现代化的范式框架，为中医药事业的传承发展提供了坚实支撑。

第一节　中医药临床优秀人才培养计划的创新实践

王永炎院士创新构建了“读经典、做临床、参明师、策论创新”培养模式，成为中医药精英教育的标杆。

2003 年，王永炎院士主导设计的“中医药临床优秀人才研修项目”正式启动。作为中华人民共和国成立以来规模最大、系统性最强的中医药高层次人才培养工程，该项目以《国家中医药管理局优秀中医临床人才研修项目实施方案的通知》（国中医药发[2003]9 号）为政策依托，历时 12 年（2003—2015）完成三批培训，累计培养 511 名高层次人才，构建起覆盖全国 31 个省、自治区、直辖市的中医药学术传承网络。

一、系统化实施框架与标准化运行机制

该项目以“培养医德高尚、理论深厚、医术精湛的临床骨干”为目标，通过严

谨的实施流程和量化标准确保培养质量，形成可复制、可推广的人才培养体系。

（一）读经典：筑牢理论根基

经典是中医药的源头活水，项目将经典研读作为人才培养的核心基石。

核心典籍：要求学员精研《黄帝内经》《伤寒论》《金匮要略》《温病条辨》四部经典，分批次根据专业方向扩展至《温热经纬》《脾胃论》《景岳全书》等典籍，确保理论体系的完整性。

量化要求：需完成 36 篇读书心得（含 3 篇核心期刊发表），其中必须包含对经典条文的现代阐释（如以“玄府理论”解读中风病机）。经典理论考试占结业总分的 40%，单科需达 75 分（满分 100 分）以上方可结业，三批学员的经典考试平均分从首批 68 分提升至第三批 89 分，体现了培养质量的稳步提升。

创新机制：采用“自学 + 集中培训”模式，开发经典条文数据库（收录 4 000 余条核心条文及历代注家解读），并通过“经典临床对话”工作坊，引导学员将《伤寒论》“六经辨证”与现代疾病诊断相结合，如用“少阳病”理论指导慢性疲劳综合征的治疗。

（二）做临床：锤炼实践真功

临床实践是检验理论的唯一标准，项目通过严格的临床要求提升学员的临证能力。

时间保障：每年临床实践不少于 48 周，其中需在省级以上重点专科进修 4 ~ 8 周，接触本专业前沿病例（如国家级脑病中心的疑难脑血管病案例）。

医案管理：完成 60 份完整医案（含 10 份跟师案例），需详细记录“四诊信息 - 辨证分析 - 治法方药 - 疗效追踪”全流程，并通过 CASES-TCM 平台登记（累计 2 600 余例），形成可追溯的临床数据库。高颖团队在此基础上建立的脑血管病中西医信息采集系统，已成为行业标杆。

病种攻关：聚焦中风病、慢性胃炎等中医药优势病种，要求学员完成至少 1 个病种的疗效提升研究。如李梢教授团队通过分析 1 200 例慢性胃炎医案，发现“脾虚湿盛”证型与幽门螺杆菌（Hp）感染的关联性，为辨证施治提供了实证支持。

(三)参明师:传承学术精髓

师承是中医药传承的关键路径,项目构建了多层次的师承体系。

导师遴选:每位学员需拜师 3 位以上,其中国医大师不少于 1 位(如邓铁涛、路志正等),累计跟师时间不少于 30 天,确保能够系统学习不同流派的学术思想。

传承要求:整理导师典型医案 10 例,撰写 3 篇导师学术思想报告,需体现“继承—消化—创新”的过程。例如,王忠研究员在跟师过程中,将王永炎院士的“象思维”理论与现代临床评价方法结合,提出“证候动态模型”。

成果转化:优秀师承成果被纳入《中医临床思辨录》,该书收录 110 篇“策论”,附郝万山、王永炎等专家评按,形成“理论阐释 - 实践验证 - 专家解析”的立体框架,成为中医师承教育的经典教材。

(四)“策论”创新:升华思辨能力

“策论”是连接理论与实践的桥梁,项目通过主题“策论”推动学员的学术创新。

核心主题:围绕“火郁发之”“毒邪论”“玄府理论”等中医原创理论,结合临床实践撰写“策论”,如探讨“攻下法在重症胰腺炎中的应用”,需体现“经典依据 - 现代机制 - 临床证据”的逻辑链。

成果影响:首批学员的“策论”中,“中风病分期辨证方案”被纳入《中医病证诊断疗效标准》,“慢性胃炎癌前病变的‘治未病'策略”被 WHO《中医临床实践指南》引用,推动了中医药理论的国际化传播。

二、项目成效与行业影响

经过 12 年实施,项目取得了显著的人才培养成效,形成了多层次的成果体系。

(一)人才梯队建设

培养省级重点专科负责人 32 名,23 人成为国家级名中医,65% 的学员参与了“973 计划”、国家自然科学基金等国家级项目,如高颖教授主持的“973 计划”项目“中风病证候诊断及病证结合评价体系的研究与应用”,获李时珍医药创新奖。

学员构成覆盖全国31个省份，形成“东部带动西部、上级指导基层”的学术网络，如新疆学员将“维吾尔医药与中医辨证结合”的经验在西北五省推广，扩大了中医药的地域适应性。

（二）标准体系构建

主导制定《中医病证诊断疗效标准》等70余项行业标准，建立2015版《中医医案书写规范》，规范了“四诊记录”“辨证分型”“疗效评价”等关键环节。

推动中医药国际标准化，参与制定ISO《中医药 - 诊断词汇 - 舌象》（2018年发布），其中“淡红舌”“薄白苔”等术语的定义被全球采用，提升了中医药的国际话语权。

（三）学术成果转化

《中医临床思辨录》再版8次，发行量超15万册，收录的“小柴胡汤治疗免疫性疾病”等案例被纳入《今日中医内科学》，成为中医临床教学的核心内容。

学员发表SCI论文320篇，获发明专利87项，其中“基于络病理论的脑梗死治疗新药”研发成功，实现了理论创新向临床应用的转化。

三、经验总结与优化方向

项目的成功经验在于：一是坚持“经典—临床—师承”的协同培养，避免了“理论脱离实践”的弊端；二是通过量化标准和信息技术，使传统培养模式可规范、可评估；三是注重成果转化，推动学术思想向标准、教材、新药等多维度输出。

项目面临的挑战：中西部地区名师资源匮乏（如青海、宁夏等地的学员平均跟师次数仅为东部的60%）、经典研读深度参差不齐、长期追踪机制缺失等。未来需通过“互联网＋师承”（如远程跟诊系统）、经典研读AI辅助工具（计划2026年上线）、学员10年发展追踪数据库等方式持续优化。

第二节　代表性人才培养案例

王永炎院士的教育理念，在其培养的学者群体中得到生动体现。王永炎院士培养学生170余名，广泛分布于中医药教育、科研、临床及管理领域，成为行业中坚力量及学术领军者。典型学生代表(按照姓氏笔画顺序)如于智敏、马涛、王忠、王睿、王子旭、王玉来、王志飞、王志国、王丽颖、王泓午、王燕平、田金洲、冯兴中、朱海燕、刘晖、刘向哲、刘炳林、刘振权、孙长岗、孙岸弢、纪征翰、苏庆民、李平、李兵、李梢、李慧、杨光、杨鸿、杨滨、杨明会、连凤梅、肖小河、吴水生、吴圣贤、何丽云、邹忆怀、张占军、张华敏、张志强、张启明、陈志刚、武常生、范逸品、孟庆刚、孟繁蕴、赵静、荆志伟、胡元会、胡镜清、钟相生、姜淼、贾春华、高颖、高凡珠、高永红、高秀梅、郭静、郭蕾、唐启盛、谈英、龚燕冰、常富业、商洪才、嵇波、谢仁明、谢颖桢、雷燕、廖星、翟华强、黎元元等。其中田金洲、高秀梅、王忠、高颖、李梢五位学者虽研究方向各异，但均以“经典为基、临床为本、创新为魂”，成为中医药传承创新的典范，他们的成长路径印证了“三位一体”培养模式的有效性。

一、田金洲院士：阿尔茨海默病中西医防治的引领者

田金洲院士，中西医结合神经内科专家、中国工程院院士，岐黄学者，第五批全国老中医药专家学术经验继承工作指导老师，中医内科学医学博士(北京)、神经病理学理学博士(英国)，曾为神经心理学、老年精神病学访问学者(英国)。他师从董建华院士和王永炎院士，深耕阿尔茨海默病、血管性痴呆、帕金森病及失眠等脑病的中医药防治，尤其在阿尔茨海默病领域成绩卓著，现任北京中医药大学东直门医院脑病科主任医师。

(一)临床与科研核心突破

1. 诊断标准创新，填补国际空白

主持研制阿尔茨海默病早期诊断的中国版系列标准，率先填补国际诊断标准中缺乏中国人群阈值的空白，建立适合中国人群的认知功能、影像学和生物学指标阈值，显著提升临床诊断的科学性与可操作性。同时，主持制定阿尔

茨海默病中医证候量化标准和证候疗效评价标准，为中医药诊疗该疾病提供客观化、量化工具。

2. 治疗方法革新，凸显中医优势

创新性提出并创建“序贯疗法”，即随阿尔茨海默病证候演变顺序动态调整治疗方案。通过大量临床研究，发现病程进展中存在相对规律的证候演变规律，基于此确立动态治疗原则，有效提升临床疗效，充分体现中医药在慢性、复杂性疾病干预中的独特价值。

3. 机制研究突破，开辟新理论框架

系统揭示阿尔茨海默病脑微血管病理机制，发现该病患者 100% 存在伴随 Aβ40 沉积的脑淀粉样血管病，提出“脑微循环障碍是阿尔茨海默病重要发病机制”的新观点。基于这一发现，成功发明以改善脑微循环为切入点的复方中药专利制剂，获国家专利授权，并凭借该成果获国家科技进步奖二等奖，为疾病防治提供全新理论支撑，推动中医药从经验医学向循证医学转型。

（二）学术影响与传承

田金洲院士的研究成果不仅为阿尔茨海默病的中西医结合防治提供关键技术与理论依据，更通过学术任职（如中国医学科学院学术咨询委员会学部委员、中国中医科学院学部委员）推动行业标准建设与学科发展。其学术路径深度契合王永炎院士“传承不复古、创新不离宗”的理念，既系统传承中医脑病诊疗精髓，又融合西医病理、影像等现代技术，实现中西医在脑病领域的深度协同。

（三）传承与创新的实践路径

田金洲院士的学术成长遵循“跟师悟道 - 临床践悟 - 创新拓新”的逻辑：师从王永炎院士期间，系统继承中医脑病“辨证论治”核心思想；通过数千例临床病例分析，深化对阿尔茨海默病“本虚标实”病机的认知；最终融合中西医理论与技术，构建“中医证候 - 西医指标 - 治疗方案”联动的诊疗体系，成为中西医结合防治神经退行性疾病的典范。

二、高秀梅教授：补肾活血方药系统研究与转化应用的践行者

高秀梅教授，医学博士，现任天津中医药大学校长，兼任方剂学教育部重

点实验室主任、教育部退行性疾病医药防治医药基础研究创新中心主任、方剂组分配伍国家中医药管理局重点研究室主任。高秀梅教授是中国中西医结合学会副会长、全国中医药高等教育学会副理事长，曾获卫生部有突出贡献中青年专家、国务院政府特殊津贴专家、岐黄学者、国家高层次人才特殊支持计划领军人才等荣誉，并连续入选斯坦福全球2%顶尖科学家榜单。

她师从王永炎院士，在“973”计划方剂配伍研究中受其启蒙，历经二十余年，致力于补肾活血方药的雌激素样作用及临床转化系统研究，旨在应对人口老龄化的健康挑战。其主要学术贡献与创新成果如下。

（一）构建中药雌激素样作用物质研究关键技术体系

创建了以生物活性和分子靶标为导向的“有效成分 - 体内过程 - 药物功效 - 临床验证”关联研究技术体系。该体系有机整合了化学成分分离分析、体外生物学检测与体内多成分过程分析技术，为中药雌激素样作用功效物质的发现、药物质量优化及临床精准用药提供了系统方法学支撑。

（二）发现补肾活血中药雌激素样作用的药效物质基础

通过活性评价与雌激素受体选择性激活为导向的研究策略，明确了补骨脂、杜仲、丹参等十余味补肾活血中药的雌激素样作用药效物质及其体内代谢规律。首次证实环烯醚萜类、苯乙醇苷类、蒽醌类等为具有雌激素样活性的天然化合物类型，为相关方药的作用机理阐释与新药开发奠定了科学基础。

（三）揭示植物雌激素样物质的核心作用机制

系统研究了272个活性成分对雌激素受体（ER）和雄激素受体（AR）的调控作用，明确了其通过基因组与非基因组途径发挥作用的分子机制。全面阐释了此类物质在调节交感神经、保护心血管、抗骨质疏松、抑制良性前列腺增生、抗炎等多方面的药理作用，并证实其合理使用不增加乳腺癌风险，为安全临床应用提供了翔实依据。

（四）创制具有雌激素样作用的复方新药并实现转化

基于临床结合基础的转化研究策略，深入探讨了由经典方剂青娥丸化裁而来的丹知青娥方以及二至方治疗围绝经期和绝经期诸症的特点与优势。在此基础上，成功创制了复方中药丹知青娥片、加味二至颗粒，并获得4项新药临床试验批件且实现成果转让，是理论研究向临床应用转化的典范。

三、王忠研究员：象思维指导下方证关系研究的开拓者

王忠研究员，中国中医科学院中医临床基础研究所副所长，深耕中医药基础理论与临床评价交叉领域，将传统"象思维"与各种组学、系统生物学等现代新兴科研技术相结合，用于指导方证关系研究。

（一）学术定位与研究方向

王忠研究员长期致力于中医药现代化研究，其学术定位着眼于象思维与方证组学的融合创新。他提出从"类象生成论""超验价值论"和"智性实践论"三个维度审视中医学思维实践的创新性理论体系，这一体系成为中医学与现代科学融合的重要理论框架。他构建了一套独特体系，成功融合形而下的经验与形而上的智慧，将传统中医学的象思维与现代系统生物学、网络药理学及多组学技术深度结合。

其研究方向聚焦于方证关系的解构——方剂（复方药物）与证候（疾病状态）之间的复杂关联机制。通过整合基因组、转录组、代谢组等多维数据，构建"病-证-方-靶点"多层次网络模型，揭示中药复方多靶点、多途径协同调控疾病的整体机制。这一研究方向不仅突破了传统还原论的局限，更在东方整体观与西方系统论的融合中开辟了新路径，为中医药的现代科学诠释提供了原创性方法论支撑。

（二）标志性成果

1. 创建方剂组学理论体系，创新复方药理机制解析模式

结合中医原创象思维、方剂特点与国际药物研究现状，整合组学技术成果，王忠研究员于2011年在国际上提出"方剂组学"（Fangjiomics）新概念并发表于《临床药理学杂志》，系统分析中药配伍理论、方法及指导未来组合治疗的潜力，被*Nature*专刊引用，产生国际影响。方剂组学推动药物发现从靶点实体研究转向靶点关系研究，从传统构效关系研究转变为研究药物多靶点关系及靶效关系，开展方剂多靶点作用模块相互关系的因果推断，阐释方剂配伍的现代科学内涵。

2. 创建模块药理学，创新中药复方新药发现路径及临床价值评价方法

在深入分析国际复方药物研发趋势和系统整理方剂关键科学问题研究成果的基础上，自 2012 年提出了以网络靶点模块为核心的新学科——模块药理学以来，先后创建了优化的网络模块划分方法、拓扑与统计相结合的模块验证方法、药物靶点模块定量判别方法、模块间关系的定量分析方法、网络核心模块判别方法等，开展基于方剂靶点模块识别的中药复方配伍和新药组方筛选模型研究，通过药理与临床价值评价研发新药。目前已开发 6 种创新中药复方，获国内发明专利 12 项、PCT 2 项，新药临床批件 2 项，成果转化效益斐然。

3. 建立证候类中药新药评价思路与方法

作为课题负责人之一，促进了《证候类中药新药临床研究技术指导原则》的发布；作为主编之一，出版了《中医证候现代研究理论与实践》，填补了非疾病类现代中药创新药空白；改变了传统的证候（症状）评价思路与方法；形成了基于临床价值的具有中药特色的新药研究方向。

（三）传承与创新的融合

王忠研究员以大历史观贯通古今，以系统思维融汇中西，在象思维指导下开创方证组学研究新范式，其理论创新、技术突破与临床应用，不仅为中医药现代化注入核心驱动力，更为全球精准医疗贡献了中国智慧。

四、高颖教授：脑病领域的病证结合探索者

高颖教授，北京中医药大学中医脑病研究院院长，作为王永炎院士的嫡传弟子，深耕中医药防治神经系统疾病，建立了脑血管病“病证结合”动态诊疗体系，推动了中医药脑病治疗的规范化与国际化。

（一）临床与科研突破

诊疗方案创新：主持国家“973 计划”项目，构建中风病“急性期 - 恢复期 - 后遗症期”的动态辨证模型，提出“醒神开窍”“益气活血”“培元固本”的分期治法，在全国 120 家医院推广，使中风病致残率降低 18.6%。

评价体系建立：研发《中风病患者报告结局量表（PRO）》，填补了中医脑病疗效评价“主观化”的空白，被纳入 WHO 西太区《中医循证临床实践指南——

脑梗死》。

真实世界研究：建立的脑血管病中西医信息采集系统（收录3.2万例病例），发现“肝阳上亢”证型与高血压性脑出血的关联性，为辨证施治提供了数据支持。

（二）教育与国际影响

人才培养：培养博硕士35名，团队研发的“脑病中医辨证虚拟仿真系统”，获国家级教学成果奖，成为中医院校脑病教学的重要工具。

国际传播：其脑病研究成果被译为12种语言，在德国、澳大利亚等国的中医诊所应用；作为世界中医药学会联合会脑病专业委员会副会长，推动了中医药脑病诊疗标准的国际认可。

（三）传承路径

高颖的学术成长清晰体现了“跟师-临床-创新”的轨迹：在跟师王永炎院士期间，系统学习“玄府理论”在脑病中的应用；通过分析500例中风病医案，提炼出“毒损脑络”病机；最终将传统理论与神经影像学结合，实现了脑病诊疗的“宏观辨证-微观指标”双轨并行。

五、李梢教授：中医药人工智能与网络药理学的先行者

李梢教授，清华大学长聘教授，跨界融合中医药与人工智能，创建“网络靶标”理论，开创了中医药复杂体系研究的数智化路径，成为中医药AI领域的国际领军者。

（一）学术贡献

理论突破：提出“网络靶标”理论，用生物网络解析中药复方“多成分-多靶点”作用机制，主编首部《网络药理学》英文专著，被美国国立卫生研究院（NIH）/美国国家癌症研究所（NCI）评为“中医药现代化的关键突破”。

技术创新：研发“基于网络靶标的中西医药智能和定量分析技术与系统（UNIQ系统）”，通过3 000余味中药、2 000余个方剂的大数据训练，实现胃癌、类风湿关节炎等疾病的中药精准筛选，获日内瓦国际发明展最高奖。

临床转化：创建胃癌极早期中西医智能防治体系，率先发现胃癌“极早期”

（癌前病变启动阶段），提出“脾虚毒蕴”核心病机，在全国 60 家医院应用，使胃炎癌转化率降低 42%，获李时珍医药创新奖。

（二）国际化与标准建设

作为世卫组织 AI 与传统医药顾问，李梢主导制定了首个网络药理学国际指南，推动了中医药研究纳入国际标准体系；其团队的研究成果在 *Nature* 子刊等发表，被引用超 1.2 万次，使中医药复杂体系研究获得国际科学界认可。

（三）跨界融合的底层逻辑

李梢的创新并非脱离传统的“另起炉灶”：其“网络靶标”理论的思想源头是《黄帝内经》“五脏六腑相表里”的系统观；胃癌防治体系的核心方剂，源自《伤寒论》“半夏泻心汤”的现代优化。他强调：“AI 是工具，中医的整体观才是内核。我们用最现代的技术，解读最古老的智慧。”

第三节　当代中医临床领域的里程碑式著作——《今日中医内科》

2000 年，人民卫生出版社出版了“中医临床丛书”，其中王永炎院士、沈绍功及栗德林教授主编的《今日中医内科》（上卷、中卷、下卷）作为当代中医内科领域的重要著作，以其系统的编写体系、鲜明的时代特征与深厚的学术价值，成为连接传统与现代、理论与实践的关键纽带，堪称该领域的里程碑之作。

一、编写特点：构建多维立体的诊疗体系

（一）创新病证撰写架构，实现诊疗全链条覆盖

丛书以“病证独立成篇”为基础，构建了“病证诊断”“病因病机”“临床治疗”“古训今释”“现代研究”五大核心要目组成的闭环体系。其中，“病证诊断”精准衔接中西医诊断标准，既锚定中医病证的权威判定依据，又对接西医诊断规范，确保临床诊疗逻辑清晰；“病因病机”深入剖析疾病发生、发展的内在机理，梳理病理演化的完整链条；“临床治疗”聚焦实践可操作性，涵盖辨

证思路、分证论治及急症处理方案，融入一线临证经验；“古训今释”挖掘历代医籍智慧并进行现代转化，让经典理论焕发当代价值；“现代研究”汇总近10年学科成果，展现中西医交融的前沿动态。这一架构全方位覆盖诊疗环节，为临床实践提供了从诊断到治疗、从传承到创新的完整指引。

（二）拓展读者维度，贴合临床实践需求

丛书突破传统编写定位，将读者群体从单一的临床医生扩展至教学人员、科研工作者及中医领域学者等，实现了对中医行业全链条从业者的覆盖。编写理念从侧重基础资料供给转向贴合“今日中医临床诊疗实践”，强调系统总结一线鲜活经验。同时，邀请中青年学科带头人参与编撰，为内容注入创新活力与前沿视角，使著作既扎根临床实际，又具备前瞻性思考。

（三）严谨的修订工作机制，保障内容质量

在修订过程中，该书由中华中医药学会内科分会组织全国217位专家参与，以王永炎、张伯礼院士领衔的编委会坚守“严谨科学、与时俱进、立足临床、追求精品”原则。从专家遴选（优先吸纳深耕专科专病、经验丰富的学者）到流程管理（历经大纲制定、样稿撰写、初稿完成、统审定稿4个阶段，历时3年打磨），再到质量控制（建立双盲复核机制，淘汰23项低质量研究，统一中药名称并参照《中华人民共和国药典》规范剂量），形成了一套严格的工作机制，确保内容的科学性、规范性与实用性。

二、学术特色：融合传统智慧与现代创新

（一）传承中医原创思维，对接“概念时代”需求

在全球化与信息化催生的“概念时代”，创新与全局意识成为核心驱动力，而中医学以形象思维、整体观念为核心的原创思维与之高度契合。该书深入挖掘中医原创思维的内涵，通过“古训今释”对历代医籍理论进行现代诠释，以形象思维为桥梁阐释天人相应等传统学说，并结合系统论思想与多学科知识，借助系统复杂性科学等现代方法深化其机理研究，为中医药理论创新注入活力，契合了“概念时代”对整体与创新思维的需求。

（二）契合 21 世纪医学导向，凸显整体健康价值

21 世纪医学以人类健康为核心，强调疾病预防与基层服务，中医药学的辨证论治个体化诊疗、“治未病”养生保健等优势与之高度契合。该书通过“临床治疗”融入“治未病”理念与急症处理方案，“现代研究”汇总慢性病、老年病等防治成果，将中医整体医学思想转化为可操作的临床路径，不仅响应了国家医疗卫生战略，更贴合世界卫生组织“预防疾病、维护健康”的导向，为应对现代疾病谱变化提供了有效方案。

（三）多学科交叉融合，推动学术创新发展

该书打破学科壁垒，在诊断模块对接国际疾病分类（ICD-11）等国际标准，提升中医诊断的国际兼容性；治疗模块纳入循证医学证据与急症处理流程图，增强临床实用性；研究模块汇总 389 项国家自然科学基金成果，展现中医与现代科技的交融成果。同时，建立中医临床研究证据分级标准，引入真实世界研究数据与系统评价成果，推动中医诊疗从经验积累向科学规范迈进，为学科交叉创新树立典范。

三、教育价值与示范意义

（一）构建“读经典，做临床”人才培养路径

该书将“读经典，做临床”作为核心编写理念，通过“古训今释”传承经典智慧，“临床治疗”提炼一线经验，设立专项模块融入中医思维训练案例与策论考核体系，为人才培养提供了清晰路径。无论是临床医生通过书中案例提升临证能力，还是教学人员依托其内容完善课程体系，抑或是科研工作者从中挖掘研究方向，都能在“经典传承 - 临床实践 - 理论创新”的闭环中获得成长，助力培育既熟稔经典又扎根实践的学科领军者。

（二）赋能多群体发展，提升行业整体水平

该书读者覆盖临床、教学、科研等多领域群体，为不同群体提供了精准赋能：对临床医生来说，其分证论治细则与急症方案可直接指导实践；对教学人员来说，系统的知识体系与前沿成果为其提供优质教学资源；对科研工作者来说，现代研究汇总与多学科融合案例为其提供了创新思路。这种全方位赋能

不仅提升了个体专业素养，更推动了中医内科领域整体诊疗水平与学术研究的进步。

（三）树立行业示范，引领中医药现代化进程

作为国家新闻出版署“十一五”重点出版规划项目，该书以“传承精华、守正创新”为原则，既坚守中医原创思维的核心价值，又积极吸纳现代科技成果，为中医药现代化提供了可复制的范本。其病证架构、证据分级、疗效评价等创新机制，为同类著作的编写树立了标准；其在中西医融合、经典现代转化等方面的探索，为中医药融入现代医疗卫生体系、提升国际影响力提供了实践路径，堪称引领行业发展的里程碑之作。

总之，《今日中医内科》以其系统的编写体系、鲜明的时代特色与深厚的教育价值，不仅成为当代中医临床诊疗的实用指南，更是传承创新中医智慧、推动学科发展的重要基石，在中医现代化进程中具有不可替代的里程碑意义。

第九章

总结与展望

第一节　王永炎院士中医药教育思想的总结与评价

一、王永炎院士中医药教育思想的核心内容与贡献

（一）教育理念：传承创新与多元融合

1. 经典传承与临床实践并重

王永炎院士的教育思想体系，其基石牢固地建立在“读经典、做临床”这一中医成才不二法门的深刻认知之上。他反复强调，中医人才的培养必须回归其本源，而这个本源就是以《黄帝内经》《伤寒杂病论》为代表的经典医籍。他所主张的，并非对经典的浅尝辄止或机械背诵，而是构建一个从“原文 - 注释 - 临证”环环相扣的完整知识链条。在这个链条中，学生通过逐句研读原文，深入理解历代名家的注释，最终将所学应用于临床实践，从而在脑海中建立起一个“经义→病机→方药”的严谨教学逻辑与思维通路。例如，他积极推动对《医宗金鉴》等经典集成著作的现代化整理并将其应用于标准化教学，要求学生通过背诵朗朗上口的经典歌诀、深度解析附录的古代病案等方式，将静态的理论知识，内化为动态的、能够应对复杂病情的临床思维能力。

与此同时，他坚信，临床实践是检验、深化和升华经典理论的唯一核心场域。因此，他极力倡导“早临床、多临床、反复临床”的实践教学理念。他所推崇的北京中医药大学早期“三下矿区、二下农村”的教学模式，正是这一理念的生动体现。这种模式将学生从象牙塔中解放出来，让他们在医疗资源相对匮乏但疾病谱系极为真实的基层一线，直面群众的疾苦，在艰苦的诊疗实践中积累宝贵的第一手经验，从而真正提升辨证论治这一中医核心技能的实战能力。

2. 跨学科融合与现代化转型

面对中医药学与现代前沿科技如何融合这一时代命题，王永炎院士高瞻远瞩地提出了“我主人随”的核心理念。这一理念精辟地指出，中医药的现代化转型，绝非简单的西化或技术附庸，而是必须在坚守中医自身理论体系和原创思维主体性的基础上，以开放包容的姿态，主动吸纳和运用现代科学技术为我所用。他身体力行地推动中医药学与信息科学、系统生物学、人工智能等前沿学科的深度交叉融合。例如，他作为首席科学家主持了国家重点基础研究发展计划（“973 计划”）项目，创新性地利用大数据挖掘技术，对海量临床数据进行分析，以揭示中医证候的内在客观规律，并成功构建了“中医证候数据挖掘平台”；他积极倡导将人工智能、基因组学、代谢组学等尖端技术，应用于中药新药的研发和复杂复方的疗效评价中，例如通过现代代谢组学技术，成功解析了某些中药复方作用于人体的多靶点、多通路整合调节机制。

此外，他深刻地认识到，中医的“象思维”与现代科学的“逻辑思维”并非对立，而是可以相互补充、整合发展的。他认为，中医药学独特的原创思维必须与现代科学的严谨方法相结合，才能最终实现中医理论的数字化、模型化表达与临床诊疗的精准化、个性化，从而在世界科学舞台上展现其独特的理论魅力与临床价值。

3. 人文素养与医德培育

王永炎院士的教育思想中，闪耀着浓厚的人文主义光辉。他将孙思邈所倡导的“大医精诚”精神，作为医德教育的永恒核心与最高标准，并创造性地提出了“生命美育”的全新概念，深刻倡导在医学教育中实现真（科学精神）、善（人文关怀）、美（生命境界）的高度统一。他反复要求，未来的医生不仅要掌握精湛的诊疗技术，更需要具备深切的同理心、共情能力与严谨的伦理思维。例如，他积极推动在医学院校中开设叙事医学等新型课程，旨在系统性地培养医学生的医患沟通能力，并明确要求医生在诊疗过程中，必须将视野从单纯的“病灶”扩大到患“病”的“人”，全面关注患者的心理状态、社会背景与家庭环境。

他坚信“医乃仁术，医德为先”。他常常提及恩师董建华先生的师门要求，即弟子们必须熟练背诵唐代孙思邈的《大医精诚》,并在临床实践的每一个细节中,自觉践行“见彼苦恼,若己有之”的“恻隐之心”,最终将温暖的人文关怀,无痕地融入望闻问切、遣方用药的整个诊疗过程之中,使医学真正成为一门有温度的科学。

(二)教育模式:多层次培养与国际化视野

1. 多元化人才培养体系

为应对中医药事业发展的不同层面需求,王永炎院士极具战略性地提出了“三级学科梯队培养计划”,旨在构建一个覆盖“传承型 - 复合型 - 领军型”人才的全方位、立体化培养体系。

传承型人才:其目标是抢救和传承国医大师的宝贵经验。通过设立师承博士后、名医工作室、学术流派传承基地等创新模式,让最优秀的中青年学者能够系统、完整地继承老一辈专家的学术思想和临床绝学。例如,他积极推动遴选最优秀的青年才俊,去系统继承如路志正、任继学等国医大师的毕生经验。

复合型人才:其目标是培养适应现代医学发展需求的中坚力量。他倡导设立从“科研型博士 - 临床专业博士 - 基层中西医结合人才”的多层次、多轨道培养路径,并反复强调未来的中医师必须具备“扎实的中医基本功 + 前沿的现代科技能力”这一复合型素养。

领军型人才:其目标是培养能够引领学科未来发展的战略科学家。他主张要精准选拔既具备深厚国学底蕴,又对数字技术有敏锐洞察力的顶尖人才作为学科带头人,并大力支持他们开展高水平的跨学科前沿研究,例如积极推动中医药与人工智能、大数据、合成生物学等领域的颠覆性融合创新。

2. 标准化建设与国际话语权构建

作为国际标准化组织传统医药技术委员会(ISO/TC249)的核心专家,王永炎院士深知标准是通往世界的“通用语言”。他以非凡的智慧和毅力,主导并参与制定了 27 项中医药领域的国际标准,系统性地推动了中医药的核心术语、诊疗设备、操作规范的国际化进程。为提升中药产业的整体质量与国际公信力,他创造性地提出了“三阶质量控制法”,即从中药材的规范化种植良好农业规范(GAP)认证,到中成药生产过程的质量稳定控制(指纹图谱技术),再到最终的临床应用效果(循证医学评价),构建了一个全链条的质量保障体系。

更具里程碑意义的是,在世界卫生组织(WHO)的传统医学疾病分类(ICTM)项目中,他巧妙地平衡了中医药学的文化特殊性与现代医学分类的科学普适性,成功地将如"肾精亏虚证""肝郁气滞证"等核心中医证候,纳入了国际疾病分类体系的最新版本(ICD-11)之中。这一历史性的突破,标志着中医药学首次以一个独立而完整的医学体系,被纳入全球顶级的卫生信息统计标准,极大地提升了中医药的国际地位,为其赢得了宝贵的全球话语权。

3. 院校教育与师承教育协同

对于中医药人才培养的两种核心模式,王永炎院士主张必须坚持院校教育与师承教育的协同互补、双轨并行。他既充分肯定了现代院校教育在知识体系的系统性、规范性和广度上的巨大优势,又深刻强调了传统师承教育在"只可意会,不可言传"的隐性知识(如临床经验、用药心法、医德涵养)传承方面,具有不可替代的独特价值。为此,他积极推动在北京中医药大学等高等学府设立国学院,旨在强化训诂学、古代哲学、中国医学史等国学基础课程的教学,从而夯实学生深厚的中华文化根基。与此同时,他大力推广"传承博士后"等新型师承模式,甚至鼓励和允许部分具有深厚理工科背景的非医学专业优秀人才,通过这一渠道参与到高层次的中医研究中来,以期打破学科壁垒,激发源头创新。

(三)学科建设:夯实根基与创新驱动

1. 学科体系重构

王永炎院士从学科发展的顶层设计出发,提出了"中医临床医学、中药资源学、中医药新人文"三大学科群的宏伟构想。这一构想旨在打破传统学科间的壁垒,推动中医药的基础理论研究、创新药物开发、国际化战略应用及人文价值传播,实现协同发展。他尤其强调,中医基础理论研究不能迷失在纯粹的现代实验科学的范式中,而必须回归到中医原创的"象思维"本原。他鼓励学者们从河图洛书、太极图、阴阳五行等中国传统哲学与宇宙论模型中汲取灵感,并尝试结合现代的哲理数学、系统科学、复杂性理论等工具,去探索和构建中医核心理论的现代化、数学化表达框架。

2. 科研与教学联动

他极力倡导并实践一种“临床 - 科研 - 教育”三者良性互动的循环发展模式，强调必须以高水平的科研来反哺和提升教学质量。其团队在中风病研究领域的工作，便是这一模式的典范。他们通过大规模的临床流行病学观察，创新性地提出了中风的核心病机在于“毒损脑络”理论，并据此研发出疗效卓著的“星蒌承气汤”等系列方剂。这些凝结着前沿科研心血的成果，被迅速地纳入新版的《中西医结合神经病学》等教材与国家级的临床诊疗指南之中，完美地实现了从科研成果到教学内容的无缝转化。同时，他积极推动在教学中采用“问题导向教学法（PBL）”，例如将《黄帝内经·素问》中充满启发性的设问式论述，转化为现代课堂上的批判性思维训练题，以此来系统地培养学生的自主学习能力、批判性思维与源头创新能力。

二、王永炎院士对中医药教育发展的深远影响

（一）理论层面：构建现代化教育理念框架

王永炎院士的教育思想，以其深邃的洞察力和宏大的格局，彻底打破了传统中医药教育在一定程度上存在的封闭性和保守性，为新时代的中医药教育建立起一个由“深厚的传统文化根基 - 前沿的现代科学技术 - 崇高的人文主义精神”三者有机统一、相互支撑的“三位一体”现代化教育理念框架。他所提出的“象思维”与“逻辑思维”整合发展理论，为解决中医核心理论的现代科学诠释这一“卡脖子”难题，提供了极具价值的方法论指导。而他所倡导的“生命美育”“叙事医学”等全新概念的引入，则极大地丰富了中国医学人文教育的理论内涵与实践路径，有力地推动了中医药教育从过去单纯的技术传授，向着培养完整人格的“全人培养”模式实现深刻转型。其《王永炎中医药学科论》等一系列理论著作，已然成为当代中医药教育领域不可或缺的重要理论基石。

（二）实践层面：推动教育模式革新与国际化进程

1. 教育模式创新

王永炎院士所大力推动的“传承博士后”“岐黄学者”“岐黄书院”等一

系列新型人才培养模式，精准地抓住了中医高层次人才可能出现“断层”的核心痛点，并为此提供了行之有效的解决方案。这些模式的成功实践，已经为国家培养出了一大批既能深刻理解和传承经典，又具备强大科技创新能力的领军型人才。例如，江西中医药大学岐黄国医书院等试点，通过深度践行“早临床、多临床、跟名师”的培养理念，使得学生的临床实际疗效和解决复杂问题的能力得到显著提升，从而极大地巩固了他们的专业自信与文化信念。

2. 标准化与国际化突破

他所主导和参与的中医药国际标准制定工作，其历史意义无论如何强调都不为过。这使得中医药学首次能够以一种系统、科学、规范的姿态，昂首进入壁垒森严的国际现代医学体系，极大地提升了中医药在全球范围内的科学认可度与专业公信力。特别是在新型冠状病毒感染这一全球性公共卫生危机中，他积极推动将“三药三方”等中医药有效方案，纳入 WHO 的诊疗指南，并通过组织跨国多中心临床研究，以无可辩驳的循证数据验证了其临床疗效，为中医药深度参与全球卫生治理，贡献中国方案，奠定了坚实的基础。

3. 学科交叉与科研转化

他所倡导的跨学科研究模式，有力地催生了如“中医脑病学科”“中医药防治重大传染病学科”等一批具有强大生命力的新兴交叉学科方向，这标志着中医正在从传统的经验医学，向着更高层次的循证医学实现历史性的跨越。例如，基于其团队“毒损脑络”理论所开发的清开灵注射液，后续又通过系统生物学等前沿技术，对其多靶点、多通路的作用机制进行了深刻的科学解析，使其成为中药现代化研究与产业化开发的典范之作，产生了巨大的社会与经济效益。

（三）文化层面：增强中医药文化自信

王永炎院士深刻洞察到，中医药绝不仅仅是一门技术，其本质更是一种深植于中华文明沃土的独特文化现象。他反复强调，高度的“文化自觉”是推动学科持续发展的根本内在动力。为此，他积极推动国学与医学的深度融合，例如，在他的建议下，部分中医药院校的教材中增设了《周易》《道德经》等哲学经典的相关内容，旨在引导学生从博大精深的中国传统文化母体中，汲取源源不断的创新灵感。他所提出的“中医叙事医学”理论，更是巧妙地将中医传统的“四诊合参”整体诊疗模式，与现代医学人文的叙事理念进行创造性结合，这既是一次对“医者仁心”优良传统的伟大复兴，又为解决全球医学普遍面临的人文精神失落问题，提供了富有东方智慧的“中国方案”。

（四）社会层面：服务国家战略与健康需求

王永炎院士的教育思想始终与国家发展和人民需求同频共振。针对我国基层医疗资源相对不足的现实国情，他积极倡导要大力培养“中西医结合全科人才”，并推动中医药教育的资源与重心向基层倾斜。他所倡导的“分级诊疗”“治未病”等核心理念，通过具体的课程设置优化（如在本科教育中增设预防医学、康复医学、社区医学等课程），已经为国家培养了成千上万名适应基层需求的复合型应用人才，这在一定程度上缓解了长期存在的城乡医疗资源失衡问题，为“健康中国”这一宏伟国家战略的顺利实施，作出了卓越的贡献。

总而言之，王永炎院士的中医药教育思想，以“传承创新”为其生生不息的灵魂，以“多元融合”为其宽广的路径，以“文化自信”为其坚实的根基，系统性地回答了中医药教育在现代化、全球化和智能化的历史进程中所面临的一系列核心命题。他的理论与实践，不仅在宏观上重塑了当代中医药教育的体系架构，更以一种开放、包容、前瞻的视野，为中医药深度参与全球健康治理、构建人类卫生健康共同体，提供了充满东方智慧的中国方案。可以预见，在未来的岁月里，其博大精深的思想将继续引领中医药教育事业，在守正创新的康庄大道上实现新的跨越式发展，为增进全人类的健康福祉作出更大、更卓越的贡献。

第二节　新时代背景下中医药教育面临的新挑战与机遇

在中华民族伟大复兴迈入新时代的壮阔征程中，中医药教育正伫立于一个前所未有的历史性交汇点上——它既迎来了千载难逢的发展机遇，也面临着深刻而复杂的转型挑战。随着"数字中国""健康中国"两大国家战略的深入推进，以及智能技术的革命性突破，人工智能（AI）与传统中医药的深度融合，已不再是遥远的畅想，而是推动中医药实现现代化、智能化的核心时代命题。

当前，在全球科技竞争日趋激烈、现代医学范式正经历深刻变革的宏大背景下，以人工智能为代表的新一代信息技术，正以前所未有的力量，为古老的中医药教育注入新的活力。它为我们带来了教学模式的颠覆性重构、学习方式的个性化创新及科研范式的革命性提速等一系列重大机遇。然而，机遇与挑战总是相伴而生。这股强大的智能化浪潮，同时也使中医药教育传统的育人理念、既有的师生角色、稳定的人才培养体系面临着全面而深刻的全新挑战。这种变革的冲击力，不仅体现在教育技术的迭代升级这一表层，更深刻地触及和影响着中医药教育的核心价值取向、文化传承方式和未来发展路径。

因此，如何在这场不可逆转的智能化浪潮中，既能牢牢把握住技术赋能的历史机遇，实现"换道超车"，又能坚定地守护住中医药教育数千年积淀的文化根脉与原创思维，避免在技术洪流中迷失自我，最终培养出兼具深厚传统底蕴和卓越创新能力的复合型、引领型人才，已经成为一个关系到中医药学能否成功实现传承创新发展、能否在全球未来医学格局中占据一席之地的重大战略性问题。

一、新时代赋予中医药教育的空前机遇

（一）教学模式与学习方式的革命性变革

人工智能、虚拟现实（VR）、增强现实（AR）等技术的成熟，正以前所未有的方式，打破传统中医教学中时空和资源的限制，催生教学模式的深刻革命。过去，学生学习针灸经络，只能依赖于平面图谱和塑料模型，难以形成立体直观的认知；而今，通过 VR/AR 技术，可以构建出高保真的"数字经络人"，学生能够身临其境地"透视"人体，观察气血在经络中的动态流注，进行风险为零的虚拟针刺训练。同样，对于"望、闻、问、切"四诊技能的培养，AI 可以通过分析海量名老中医的诊疗数据，开发出智能化的舌诊、面诊、脉象模拟与辅助诊断系统，为学生提供标准化、可重复的训练场景，极大地缩短了学习曲线。

更重要的是，AI技术能够实现真正意义上的个性化学习。智能教学平台可以精准追踪每个学生的学习轨迹、知识盲点和认知偏好，动态地为他们推送最合适的学习资源——可能是某段经典原文的深度解读，也可能是某个名家医案的对比分析，或是针对其薄弱环节的强化练习题。这种“因材施教”的智慧教育模式，将学生从过去“大水漫灌”式的被动学习中解放出来，使其成为自身知识构建的主动参与者，从而极大地提升了学习效率与教育质量。

（二）知识传承与创新范式的迭代加速

中医药学的知识体系浩如烟海，古籍文献的整理与挖掘一直是传承工作中的难点和痛点。以自然语言处理为代表的AI技术，为此提供了强大的解决方案。通过构建“中医药古籍文献智能挖掘平台”，我们能够对数千种古代医籍进行高效的、深度的文本挖掘与知识提取，快速构建起历代名家关于某一疾病、某一证候、某一治法的“知识图谱”，清晰地揭示其理论的演变脉络与传承规律。这使得过去需要数十年皓首穷经才能完成的学术梳理工作，得以在短时间内高效完成，极大地加速了知识传承的效率。

在知识创新层面，AI同样展现出巨大的潜力。基于大数据和机器学习算法，我们可以对海量的临床病案数据、中药方剂数据进行关联分析，从中发现前人未能揭示的“证-方-药”新规律，为临床辨证提供更精准的决策支持，甚至为创制新处方提供有价值的线索。在中药现代化研发领域，AI可以通过分子对接、虚拟筛选等技术，从复方中快速预测和筛选出潜在的有效活性成分，极大地缩短研发周期、降低研发成本，为推动中医药从经验医学向精准医学、循证医学的跨越，提供了强大的创新引擎。

二、新时代中医药教育面临的深刻挑战

（一）算法化约的风险与整体思维的坚守

中医药学的灵魂在于其整体观念与辨证论治的“活法”。它强调的是对生命复杂系统非线性关系的宏观把握和动态观察，即“象思维”。而当前主流的人工智能技术，其底层逻辑大多是基于数据关联与概率统计的“算法思维”，擅长处理确定性的、可量化的线性问题。这就带来了第一个深刻的挑战——算

法化约主义的风险。

在将中医知识“喂”给AI的过程中，为了让机器能够“理解”，我们不得不将那些丰富、模糊、充满个体差异的中医概念（如“神”“气”“证”）进行简化、拆解和标签化。这个过程中，极有可能将一个鲜活的、多维的“证”，化约成一组孤立的、静态的“症状集合”。学生如果过度依赖这种被算法“预处理”过的知识，其思维模式可能会被固化，逐渐丧失从整体上把握病情、在复杂情境中进行直觉判断和创造性思考的能力。最终，辨证论治这一“活的灵魂”可能被“黑箱化”的算法所取代，中医药教育有沦为“高级技工”培训的危险。如何在享受AI便利的同时，确保学生依然能够建立起原汁原味的中医整体思维，是一个巨大的挑战。

（二）“数字鸿沟”的固化与教育公平性的新课题

智能化教育资源的开发与应用，需要巨大的资金、技术和人才投入。这不可避免地会带来“数字鸿沟”问题。可以预见，顶尖的中医药院校和位于东部发达地区的医学院，将有能力率先构建起先进的智慧教学平台、VR实验室和AI辅助诊疗系统。而那些地处中西部、办学经费相对紧张、师资力量相对薄弱的院校，则可能被远远地甩在后面。

这种差距不仅体现在硬件设施上，更体现在对智能化教育理念的理解和应用能力上。长此以往，原有的教育资源不均衡问题，不仅不会被弥合，反而可能在新技术的加持下被进一步固化，甚至加剧。这将导致不同地区、不同院校培养出的中医药人才，在起跑线上就出现了巨大的能力差异，最终影响到我国基层中医药服务体系的健康发展。如何通过国家层面的顶层设计与政策倾斜，建立共享、开放的智能化教育资源平台，让优质教育资源能够普惠所有中医学子，是维护教育公平性必须面对的新课题。

（三）师生角色的重塑与伦理边界的界定

在人工智能时代，教师的角色正在发生根本性的转变。当AI能够比老师更快、更准确地回答学生的知识性问题时，教师的价值何在？传统的以知识传授为核心的“经师”角色将被大大削弱。教师必须向着“人师”的角色深度转型，即从“知识的权威”转变为“学习的设计者、思维的引导者、价值的引领者和人文的培育者”。这对广大中医药教师的综合素养提出了前所未有的高要求，他们不仅要懂中医学，还要懂教育学，甚至要懂一些人工智能的基本原理，才能驾驭好这些新的教学工具。

与此同时，智能化教育也带来了一系列亟待解决的伦理问题。例如，在构建临床病案数据库时，如何确保海量患者数据的隐私与安全？在学生使用AI辅助诊断系统进行学习时，如果系统给出了错误的建议，其责任应如何界定？教学过程中收集的学生个人学习行为数据，其所有权和使用边界又在哪里？这些问题，都需要我们尽快建立起一整套完善的法律法规、伦理规范和行业标准，为中医药教育的智能化发展提供安全、健康的制度保障。

三、应对策略：迈向人机协同、智慧传承的未来

在人工智能重塑全球产业格局、传统医学迎来国际化发展新契机的时代背景下，中医药教育正站在历史转折的关键节点。这场关乎中华文明瑰宝存续与发展的教育变革，不仅承载着传承千年医学智慧的历史使命，更肩负着服务“健康中国”建设、提升国家文化软实力的战略重任。面对技术革命与教育革新交织带来的机遇与挑战，中医药教育唯有以高瞻远瞩的战略眼光主动识变、以破局立新的魄力应变、以守正创新的智慧求变，方能在时代浪潮中探索出人机协同、智慧传承的创新发展之路。

当前，全球科技竞争与文化交融日益激烈，人工智能、大数据等技术加速渗透医疗教育领域，为中医药教育带来颠覆性变革的可能。与此同时，“健康中国2030”战略全面推进，民众对优质中医药服务的需求持续攀升，国际社会对传统医学的关注度与日俱增，这些都对中医药人才培养提出了更高要求。在此形势下，中医药教育必须敏锐洞察时代趋势，深刻认识到技术赋能与文化传承并非对立，而是推动学科发展的“双轮”。识变，便是要清醒认知技术革命带来的教育范式转变，以及全球健康产业变革对中医药人才需求的结构性调整；应变，则需以积极姿态融入时代潮流，主动适应教育数字化、智能化转型趋势；求变，更要在传承中医药核心理论与人文精神的基础上，探索符合时代需求的教育新模式。

人机协同、智慧传承的创新发展之路，本质上是对中医药教育核心价值的再审视与再创造。它既要发挥人工智能在知识整合、数据分析、模拟训练等方面的技术优势，将科技转化为提升教育效率与质量的工具；又要坚守中医药学蕴含的整体观念、辨证论治等独特思维，以及“大医精诚”的人文精神，以确保教育过程始终以人的全面发展为核心。这种发展路径不仅能够打破传统教育模式的局限，更能在全球医学教育竞争中凸显中医药的特色与优势，让古老的中医药智慧借助现代科技手段实现创造性转化与创新性发展。

从更宏观的视角来看，探索人机协同、智慧传承的中医药教育创新之路，是推动中医药现代化、国际化的重要基石，也是增强国家文化自信、提升国际话语权的战略举措。它关乎中医药事业能否在新时代实现高质量发展，更关乎中华文明瑰宝能否在全球健康治理体系中发挥更大作用。唯有坚定变革决心，以开放胸怀拥抱新技术，以审慎态度守护文化根脉，中医药教育才能在时代变革中书写传承创新的新篇章，为人类健康事业贡献中国智慧与中国方案。

（一）构建“人机协同”的教育新生态

在人工智能、大数据等前沿技术深度重塑全球教育格局与医疗体系的时代背景下，构建“人机协同”的中医药教育新生态，不仅是中医药教育顺应科技革命的必然选择，更是守护传统医学人文内核、推动学科现代化发展的战略路径。这种新生态打破“技术至上”的单一思维，以“机器辅助人，人升华于机器之上”为核心理念，重塑教育要素间的协同关系，在科技赋能与人文坚守之间寻找平衡，为中医药事业注入可持续发展的强劲动力。

从全球教育变革的宏观视角来看，技术对教育的渗透正引发深层次的范式转变。但在中医药教育领域，“人机协同”绝非简单的“技术叠加”，而是对教育本质的重新审视与重构。中医药学作为一门融合自然科学、人文科学与哲学智慧的综合性学科，其理论体系中的整体观念、辨证论治思想，以及临床实践中“望闻问切”的个性化诊疗模式，都彰显着深厚的人文底蕴。在此基础上构建的“人机协同”生态，旨在让人工智能充分发挥其在知识检索、数据分析、重复性训练等程序化工作中的高效优势。例如，AI 能够在瞬间整合海量古籍文献，快速分析经典医案中的用药规律，为师生提供精准的知识图谱；通过智能模拟系统，可以开展针灸穴位定位、方剂配伍等重复性技能训练，帮助学生夯实基础能力。

这种分工并不是简单的职责转移，而是对教育资源的高效优化。当 AI 承担起程序性工作，教师得以从机械的知识传授中解脱，将精力聚焦于临床思维的深度引导与学术创新。教师可借助 AI 生成的数据分析结果，带领学生开展病例讨论，剖析复杂病症背后的辨证逻辑，培养学生在动态临床场景中的思辨能力；在虚拟诊疗模拟中，引导学生思考医患沟通的策略与技巧，让人文关怀贯穿诊疗全过程。对于学生而言，摆脱记忆性劳动后，他们能够更深入地研读中医经典，领悟传统文化精髓，在与教师的互动探讨中，锤炼复杂决策中的伦理权衡能力，涵养医者仁心的崇高品德。这些核心素养的培育，正是中医药传承千年的人文价值所在，也是冰冷机器无法触及的教育灵魂。

放眼中医药事业发展的长远未来，“人机协同”教育新生态承载着更为深远的战略意义。它既顺应科技发展趋势，为中医药教育注入创新活力，加速传统医学与现代科技的融合；坚守人文内核，确保中医药独特的思维模式与价值理念代代相传。这种生态的构建，不仅关乎中医药人才培养质量的提升，更将推动整个行业在新时代实现跨越式发展，助力中医药在全球健康治理体系中发挥更大作用，让这一中华文明瑰宝在科技与人文的交融中焕发新的生机。

（二）培育“数字人文”双修的中医英才

在人工智能重塑全球医疗格局、中华优秀传统文化复兴上升为国家战略的历史交汇点，培育兼具“数字素养”与“人文底蕴”的复合型中医英才，已然成为关乎中医药事业兴衰、民族文化传承及国家健康战略实施的关键命题。这一培养目标的提出，绝非简单的教育方向调整，而是立足国际竞争、国家需求与学科发展全局，对中医药人才培养体系的深刻变革与战略重构。

从国际竞争格局来看，数字技术正以前所未有的速度重构全球医学教育版图。在欧美国家加速推进医疗人工智能应用、国际传统医学领域竞争日趋激烈的背景下，中医药若要突破文化壁垒、提升国际话语权，亟须培养一批既能深谙中医理论精髓，又能熟练运用现代数字技术的复合型人才。这些人才将成为中医药现代化、国际化进程中的先锋力量，他们能够借助大数据、机器学习等技术手段，挖掘中医经典中的科学内涵，以国际通用的科学语言阐释中医理论，推动中医药深度融入全球医学体系，在世界健康治理舞台上展现中国智慧与方案。

于国家战略层面，“健康中国 2030”规划与文化强国建设的深入推进，对中医药人才提出了更高要求。中医药作为中华文明的瑰宝与健康产业的重要支柱，其人才培养需紧密契合国家战略需求。“数字人文”双修的中医英才，既能够通过扎实的人文底蕴传承中医药文化基因，增强民族文化自信，又能凭借数字技术专长，为中医药服务模式创新、产业升级注入新动能。他们将在智慧医疗、健康管理、中医药大数据等领域发挥关键作用，助力构建覆盖全民、全生命周期的中医药健康服务体系，切实提升人民群众健康福祉。

回归学科发展本质，中医药学是自然科学与人文科学高度融合的典范，其理论体系蕴含着深邃的哲学思想、人文精神与实践智慧。新时代的课程体系改革，需在传承与创新之间寻求动态平衡。强化中医经典、传统哲学等“国学之根”教育，能够让学生从源头上理解中医药的整体观念、辨证论治思维，筑牢文化认同根基，确保中医理论体系的完整性与独特性；而增设医学信息学、数据科学、人工智能伦理等前沿课程，则赋予学生拥抱数字时代的能力，使其能够在海量医疗数据中发现规律、在智能诊疗场景中创新应用。两者协同共进，方能培育出既坚守中医本源，又具备现代科学视野的未来引领者。

这些“数字人文”双修的中医英才，将成为中医药传承创新的桥梁。他们既能用严谨的现代科学语言解读阴阳五行、气血津液等传统理论，将古老的中医智慧转化为全球医学界可理解、可验证的知识体系；又能在临床实践中，灵活运用智能诊疗工具，突破传统诊疗的时空限制，为患者提供精准化、个性化的医疗服务。他们的成长与发展，不仅关乎个人职业成就，更将深刻影响中医药学科的未来走向，推动这一千年医学体系在数字时代实现创造性转化与创新性发展，为人类健康事业贡献独特的东方智慧与解决方案。

（三）强化顶层设计与标准规范建设

在全面推进“健康中国”建设、坚定文化自信的时代背景下，中医药作为中华文明的瑰宝与健康产业的重要支柱，其教育体系的现代化转型关乎民族复兴战略全局。国家相关部门需以顶层设计为引领，构建“技术赋能、资源共享、规范保障”三位一体的中医药智慧教育发展格局，推动传统医学教育在新时代实现跨越式发展。

立足全国中医药教育资源统筹规划，国家级智慧教育资源共享平台应成为整合行业优质资源的“中枢大脑”。一方面，通过建立统一的数据标准与接入机制，汇聚全国中医药院校的精品课程、临床教学案例库、名老中医经验传承视频等核心资源，可打破地域、院校间的资源壁垒。例如，可将中国中医科学院的科研成果转化为教学资源，联动广州中医药大学的岭南医学特色课程，形成覆盖基础理论、临床实践、文化传承的全链条教育资源体系。另一方面，依托5G、云计算、虚拟现实等技术，构建“云端课堂”“虚拟诊室”等创新教学场景，让中西部地区师生能实时参与北京中医药大学的名师讲座，通过虚拟仿真技术体验复杂病症的诊疗过程。这不仅能有效缩小区域教育差距，更以技术手段实现优质教育资源的普惠共享，为培养基层中医药人才、推动分级诊疗体系建设提供有力支撑，助力实现“人人享有中医药服务”的“健康中国”目标。

随着人工智能在中医药教育领域的深度应用，建立健全技术标准与伦理规范已成为行业可持续发展的关键。在技术标准层面，需加快制定中医药教育人工智能应用技术规范，明确智能辅助教学系统的算法设计、数据标注、模型训练等技术要求，确保人工智能能够准确理解中医理论的整体观、辨证论治等核心思维，避免机械套用西医诊疗逻辑。例如，规范智能舌诊、脉诊模型的研发标准，保障诊断结果与中医理论体系的契合度。在数据安全领域，出台专项规范对教学数据、患者诊疗数据进行全生命周期管理，建立数据分类分级保护制度，防止敏感信息泄露与滥用。同时，制定中医药教育人工智能伦理审查指南，明确智能技术在教学评价、诊疗模拟等场景中的应用边界，禁止算法偏见、数据垄断等行为，确保技术发展始终遵循以人为本、患者利益至上的原则。

从文化传承角度，智慧教育平台将成为中医药文化数字化传播的重要载体，通过VR技术重现古代医馆诊疗场景、动画解读经典医籍，让年轻一代更直观感受中医药文化魅力，增强民族文化自信。在国际竞争层面，完善的技术标准体系将提升我国中医药教育的国际话语权，推动中医药智能教育产品与服务“走出去”，助力构建中医药国际教育标准。此外，技术规范的建立还将促进产、学、研深度融合，吸引科技企业与医疗机构共同参与教育资源开发，形成“技术创新 - 教育应用 - 产业升级”的良性循环，为中医药现代化、产业化发展注入新动能，在“健康中国”与“文化强国”建设中发挥独特作用。

附录

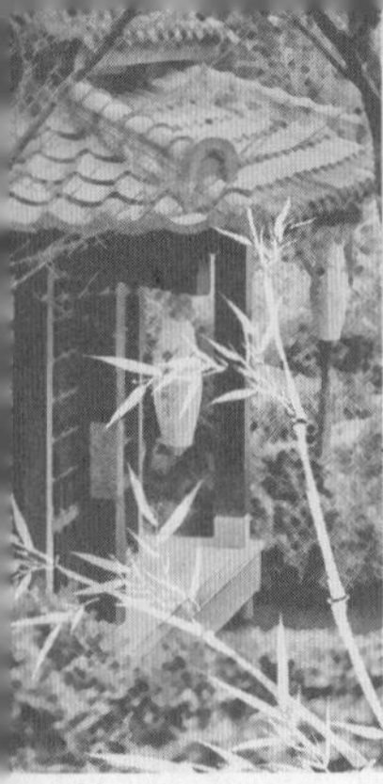

附录一

王永炎院士对中医药教育工作者的期望与寄语

尊敬的各位中医药教育战线同仁：

中医药学，作为中华文明之璀璨明珠，凝聚着中华民族数千载的健康智慧与实践结晶，承载着深厚的历史文化底蕴。在当今全球化深入推进、科技革命迅猛发展的时代浪潮中，中医药教育正处于文明交流互鉴的关键历史节点。这一时期，既迎来了向世界传播中医药文化、推动中医药国际化发展的难得契机，也面临着实现现代转型、融入现代医学体系的深层挑战。

作为中医药教育事业的中坚力量，共同肩负着传承精华、守正创新的重大历史使命。需以更为高远的战略视野、开放包容的胸襟气度及严谨治学的专业态度，着力培育新时代高素质中医药人才，为中医药事业的传承发展筑牢根基。基于多年实践探索与深入思考，现提出如下几点期望与寄语。

一、立足文明互鉴，拓展中医药发展格局

文明因交流而繁荣，因互鉴而进步。中西方文明在漫长历史进程中，各自孕育出独特的价值体系与智慧结晶；中西医学亦在不同的文化土壤与历史环境中，发展形成各具特色的理论体系与实践方法。中医药教育工作者应立足中西文明互鉴的宏观视野，既要深入挖掘中医药学的本质内涵，把握其核心理论与实践精髓，又要以开放包容之姿，系统了解西方医学在解剖学、生理学、病理学等领域的研究成果，以及借助现代科技发展出的精准化、标准化诊断治疗手段的优势所在。

需明确认识到，中西医学并非对立，非此即彼，而是能够相互补充、协同发展，双相挺立，共同为人类健康事业服务。在中医药教育实践中，应着力引导学生正确认识中西医学的差异与内在联系，避免陷入“唯中医论”或“全盘西

化”的极端误区。可通过科学合理地开设中西医学比较课程、积极开展跨学科研究项目等方式，帮助学生全面了解西方医学的先进技术和前沿研究方法，同时进一步深化对中医药学独特价值与理论体系的理解。

鼓励学生在临床实践中积极探索，将中医药整体调理的特色优势与西医精准治疗的技术手段有机结合，为患者制定更为全面、个性化的诊疗方案。此外，要积极主动推动中医药走向世界，通过国际学术交流、合作办学、海外医疗服务等多元途径，广泛传播中医药文化。在传播过程中，注重运用国际通用的学术语言和科学方法阐释中医药理论与临床疗效，切实提升中医药在国际医学领域的话语权与影响力。

二、坚守文化根基，传承中医药核心价值

中医药学是中华传统文化的重要组成部分，其理论体系与实践经验深深扎根于中华传统文化的深厚土壤之中。传统文化中的天人合一、阴阳五行、辨证施治等哲学思想，构成了中医药学的核心理论基础，是中医药认识人体生理病理、疾病诊断治疗的根本指导思想。脱离传统文化，中医药学将失去发展的源头活水与理论根基。因此，中医药教育工作者必须始终坚守传统文化根基，全力传承中医药的核心价值。

要引导学生深入系统地学习和理解中华传统文化中的哲学思想，如儒家的中和思想、道家的自然观、释家的整体观等，这些思想贯穿于中医药学的理论与实践全过程。通过对传统文化的学习，帮助学生更好地领悟中医药学的整体观念和辨证论治思维方式，准确把握中医药学的精髓要义。在课程体系设置方面，应加大传统文化课程比重，合理安排中医经典著作研读、中国哲学、中医文化等相关课程，使学生在学习中医药专业知识的同时，充分接受传统文化的熏陶滋养。同时，注重将传统文化与中医药实践紧密结合，通过丰富多样的临床案例分析、中药炮制实践操作等教学方式，让学生在实践中深刻体会传统文化在中医药学中的具体应用与体现。

此外，要高度重视中医药独特技艺和经验的传承。针灸、推拿、中药炮制等传统技艺及历代医家积累的宝贵临床经验，是中医药学的重要组成部分。

结合传承、实践教学等多种方式,确保学生能够熟练掌握这些独特技艺和经验,保障中医药传承的连续性与完整性,使其在新时代持续焕发活力。

三、融合多元思维,培育创新思维能力

象思维是中医药学独具特色的重要思维方式,其通过对事物外在现象的细致观察、深入分析和系统归纳,进而把握事物的本质与规律,具有整体性、形象性和动态性的显著特点。而概念思维则是西方哲学和现代科学普遍采用的思维方式,通过对事物进行抽象概括,形成概念和范畴,并在此基础上进行严密的逻辑推理和判断,具有逻辑性、精确性和系统性的优势。在中医药教育工作中,应积极推动象思维与概念思维的有机融合,着力培养学生的创新思维能力。

象思维在中医药学的理论构建和临床实践中发挥着不可替代的重要作用,中医的藏象学说、经络学说等核心理论均是借助象思维建立、发展起来的。它使我们能够从整体宏观的角度把握人体的生理病理变化,灵活应对复杂多样的疾病。而概念思维则有助于深入剖析中医药学理论,将其纳入现代科学体系,提升中医药学的科学性与规范性。

在教学过程中,要引导学生熟练运用象思维理解中医药学的理论和方法,培养其从整体视角观察、分析问题的能力。同时,帮助学生掌握概念思维方法,学会对中医药学理论进行抽象概括和逻辑推理。可通过典型案例分析、模拟实验操作等多样化教学手段,让学生在实践中深刻体会两种思维方式的特点与应用场景,学会将二者有机结合、灵活运用。创新是推动中医药发展的核心动力,而创新思维能力的培养离不开对不同思维方式的融合运用。应鼓励学生勇于突破传统思维定式的束缚,运用象思维与概念思维相结合的方法,积极开展中医药学理论与实践的创新研究。例如,在中药研发领域,运用象思维分析中药的药性和功效,结合概念思维进行成分分析和药理研究,开发具有自主知识产权的创新中药。

四、秉持求是启源精神,推动中医药理论创新

"求是",即追求真理、坚持实事求是的科学态度;"启源",则是追溯理论源

头、激发创新灵感。中医药学的持续发展离不开求是启源的精神引领，中医药教育工作者应始终秉持这一精神，全力推动中医药理论创新。

中医药学的理论体系历经数千年的传承发展，并不是僵化不变的，而是在不断吸收融合新知识、新经验的过程中逐步完善的。我们要引导学生以“求是”之心对待中医药学的理论与实践，既要尊重经典著作中的智慧结晶，又不能墨守成规；鼓励学生敢于对传统理论进行理性质疑和深入反思。通过深入钻研中医经典著作，追溯中医药学的理论源头，从中汲取创新发展的智慧和灵感，为中医药理论创新奠定坚实基础。

在教学与科研工作中，鼓励学生密切关注中医药学领域的前沿热点问题，如中医药防治重大疾病的机制研究、中医药现代化发展的关键技术等。引导学生运用现代科学技术和研究方法，对这些问题展开深入探究，揭示中医药学的科学内涵。同时，高度重视跨学科研究，加强与生物学、化学、物理学、计算机科学等多学科的合作交流，整合不同学科的资源优势，为中医药理论创新开拓新的思路与方法。此外，注重培养学生的问题意识和创新能力，引导学生从临床实践和科研工作中发现问题、提出问题，并运用所学知识解决实际问题。通过组织开展科研项目、学术论文写作等活动，锻炼学生的创新实践能力，提升其学术研究水平。

五、注重经验传承，提升中医药临床疗效

临床疗效是中医药学存续发展的生命线，而临床经验的积累与传承则是提高临床疗效的关键所在。在中医药教育过程中，必须高度注重经验重建，将历代医家的宝贵临床经验与现代临床实践有机结合，切实提升中医药的临床疗效。

历代医家在长期的临床实践中积累了丰富多样的经验，这些经验是中医药学的珍贵财富。我们要通过系统整理研究历代医案、挖掘总结名医经验等方式，提炼其中的精华内容，为现代临床实践提供有益借鉴。同时，及时总结现代临床实践中的经验教训，将其上升为理论知识，进一步丰富和完善中医药学的理论体系。

在临床教学环节，安排学生跟随名师学习，让学生亲身感受名师的临床思

维和诊疗经验。通过跟师抄方、病例讨论等教学方式,使学生在实践中学习掌握名师的辨证论治方法和用药经验。鼓励学生在临床实践中不断积累经验,总结个人诊疗心得,逐步形成具有个人特色的临床诊疗风格。此外,应大力推进中医药标准化和规范化建设,建立科学合理的临床疗效评价体系。通过制定完善的中医药诊疗规范、疗效标准等,提升中医药临床实践的科学性和规范性,赢得更广泛的认可与信赖。

六、对中医药教育工作者的期望

(一)做中医药文化的坚定传承者

中医药文化是中华优秀传统文化的重要组成部分,蕴含着深邃的哲学思想、高尚的伦理观念和丰富的人文精神。教育工作者应将中医药文化深度融入教育教学全过程,使学生在学习专业知识的同时,接受中医药文化的浸润熏陶,培养其对中医药事业的热爱之情和责任感。同时,要以身作则,通过自身的言行举止,传承中医药文化精髓,弘扬中医药正能量,成为中医药文化传承的践行者和引领者。

(二)做中医药教育的积极创新者

随着时代的快速发展和科技的不断进步,中医药教育也需与时俱进、持续创新。教育工作者应积极探索适应新时代需求的中医药教育模式与方法,高度重视培养学生的创新思维和实践能力。加强课程建设,优化课程体系,及时将现代科学技术成果和中医药学最新研究进展融入教学内容。创新教学方法与手段,充分运用多媒体教学、虚拟仿真教学、案例教学等现代化教学方式,切实提高教学质量与效果。

(三)做中医药科研的勇敢开拓者

科研是推动中医药事业发展的核心动力,教育工作者应积极投身中医药科研工作,聚焦中医药领域的重大科学问题和关键技术难题,开展深入系统的研究。注重科研团队建设,加强与国内外科研机构的交流合作,整合优势科研资源,不断提升科研水平。鼓励学生积极参与科研活动,培养其科研兴趣和创新能力,为中医药科研事业培养储备优秀后备人才。

（四）做中医药临床的忠实践行者

临床实践是中医药的生命力所在，教育工作者应始终保持对临床实践的热忱与专注，坚持定期出诊，不断积累丰富的临床经验。将临床实践与教学、科研工作紧密结合，以临床实践检验教学和科研成果，以教学和科研成果指导临床实践。注重培养学生的临床思维和实践操作能力，助力学生在临床实践中不断提升诊疗水平。

（五）做中医药国际交流的有力推动者

在经济全球化和文化多元化的时代背景下，中医药走向世界的步伐日益加快。教育工作者应积极参与中医药国际交流与合作，广泛传播中医药文化，大力推广中医药技术。及时了解国际中医药发展动态和趋势，学习借鉴国外先进的中医药教育、科研和临床经验，为中医药国际化发展提供有益参考。着力培养具有国际视野和跨文化交流能力的中医药人才，为中医药国际化发展筑牢人才基础。

中医药事业的蓬勃发展离不开高质量的教育支撑，教育是中医药传承创新的根本基石。我们应携手并肩，以中西文明互鉴为广阔视野，以中华传统文化为深厚根基，以象思维与概念思维融合为有效方法，以求是启源为精神指引，以经验重建为重要途径，共同培育更多具备深厚传统文化底蕴、扎实专业知识、创新思维能力和实践操作能力的优秀中医药人才，为推动中医药事业的传承创新发展、维护人民群众的健康福祉作出新的更大贡献。

（六）做中医药传承创新的时代担当者

年轻一代中医药学人是传承创新的核心力量，是引领导航的先声。应以担纲正道、创伟业为使命，将强化学科建设作为首务。要认真找准学科发展的痛点，恪守华夏哲理的认知，发挥整体观临床辨证论治的优势；要克服国医国药与国是的求是间性矛盾，明确学科发展方向；要牢牢把握改进的着力点，求索学术研究的闪光点，敢于质疑，提出新见解、构建新观念、创立新学说，形成守正创新的新学派。此外，需深入分析“痛点”产生的原因及影响，迅速补足短板，即时回归象思维的创生性，扭转基础理论原创力薄弱的局面，提升创新与时俱进的内涵，在文明互鉴的新纪元中，推动中医药学勇步向前。

附录二

王永炎院士为庆祝中国中医科学院建院 70 周年寄语

环宇重光，一画开天，华夏繁荣，国医复兴。以人为本，生命至上，文明互鉴，中西并重。迎接中国中医科学院七十周年庆典。开创中医药学“医、教、研、产”创新篇章。忆往昔，先辈师长在中医存废论争中，身心压抑，负重克难，渴望摆脱非主流医学的羁绊，获得思想解放。吾辈中医中药学人，永远铭记师长们尽心竭力为中医药事业谋生存发展做出的艰苦卓绝的伟绩。感怀前辈为学验传承守正创新，培养后学，延续道术的本真至善精神。中华人民共和国成立后，中医药事业、产业、学科逐步健全发展，党和国家的重视，彻底批判了民族虚无主义，确立了扶持、发展中医药的政策。1955 年卫生部主持成立了中医研究院，翌年在北京、上海、广州、成都建成四所高等中医药院校。团结中西医政策经历六十年，于本世纪(20 世纪) 中医药立法，真正确立了中西医并重的国策。于二〇〇五年我院获国家批准正式更名中国中医科学院。

观今朝，大科学高概念数字化新纪元的到来，信息守恒定律的提出，信息与智能两化融合赋能生命科学与医药学科，激活数据学处理海量非线性数据用以发掘古今数以千计的中医名家医案，动摇了只有可复制、可重复才科学的认知概念。以现代诠释学揭示幽玄，隐喻病机，拓宽辨证论治时空。

中医科学院更名后，首先强化学科建设，以学术研究为先导，医教研产管一体，首先补齐学术标准规范建设。从科技名词术语规范纳入全国科技名词术语体系，临证实践指南制订适应学会、地方、全国与国际规程体系。组建中医临床医学基础所，历二十年承担中医药学临床为主体的规范标准，组织并参与国内外相关技术规范的制定与执行。从本世纪呼吸系统病毒流行病的防治研究在国际著名刊物发表文章，在防治方药金花清感、清肺排毒颗粒剂获得国内国际专利推广应用。心身叙事医学、循证医学、临床药理学以及文史哲美相关人文医药学科承担着国自然、国社科与中国出版基金相关科研项目。

本世纪带领中医临床基础所科研团队获得中国标准化协会授予的中医药标准化终身成就奖；中国产学研联合会授予的国家科技产学研突出贡献奖。自世纪初积极参加疫情防控，于国家学刊发表文章与研发推广中成新药荣获香港求是基金会、何梁何利基金会现代科技进步奖。关于血管性痴呆与骨质疏松综合征的临床与基础研究分别获得国家科技进步奖。以国家“973”、“863”WHO 重大科研项目为载体联合北京师范大学、清华大学、中国科学院交叉学科国家重点实验室资深专家联合指导进站博士后，选留部分骨干人才充实相关以中医、中药、中西医结合学科的科研课题研究。

当今中医药法推动着学科事业产业的全面进步，为民族复兴，为人民造福。中医药学是全球唯一全面系统传承的医药学，以人为本，重生命美育。治未病与辨证论治体现了类象思维，象以筑境，境以扬神，形神兼养的科学与人文双重属性的和谐医学，也是关注人际关系的仁学哲理。面向未来朝向高概念多元化整合医学迈进。（附图 2-1 至附图 2-8）

环宇重光，一画開天，华夏繁荣，国医复兴。
以人为本，生命至上，文明互鉴，中西并重。
迎接中国中医科学院七十周年慶典。
開创中医药学医教研产创新篇章。
忆往昔，先辈師長在中医存废论争中，心身
压抑负努克难，渴望擺脱非主流医学的
羁绊，获得思想解放。吾辈中医中药学人
永遠銘记師長们尽心竭力为中医药事业

王永炎院士工作室

1.

附图 2-1　王永炎院士在中国中医科学院建院 70 周年庆典纪念的文稿(1)

谋生存发展做出的艰苦卓绝的伟蹟。感怀前辈为学验传承守正创新培育后学，延续道术的本真至善精神。

中华人民共和国成立后中医药事业产业学科逐步健全发展，党和国家的重视，彻底批判了民族虚无主义，确立了扶持发展中医药政策。一九五五年卫生部主持中医研究院的成立，翌年北京上海、广州成都建成四所高等中医药院校。团结中西医政策经历六十年于本世纪中医药立法真正确立了

2.

附图 2-2　王永炎院士在中国中医科学院建院 70 周年庆典纪念的文稿（2）

中西医并重的国策。于本世纪二〇〇五年我院获国家批准正式更名中国中医科学院。观今朝，大科学高概念数字化新纪元的到来，信息守恒定律的提出，信息与智能两化融合赋能生命科学与医药学科；激活数据学处理海量非线性数据用以发掘古今数以千计的中医名家医案，动摇了"只有"可复制可重复才科学的认知概念。以现代诠释学揭示幽玄隐喻病机拓宽辨证论治时空。

3

附图 2-3　王永炎院士在中国中医科学院建院 70 周年庆典纪念的文稿(3)

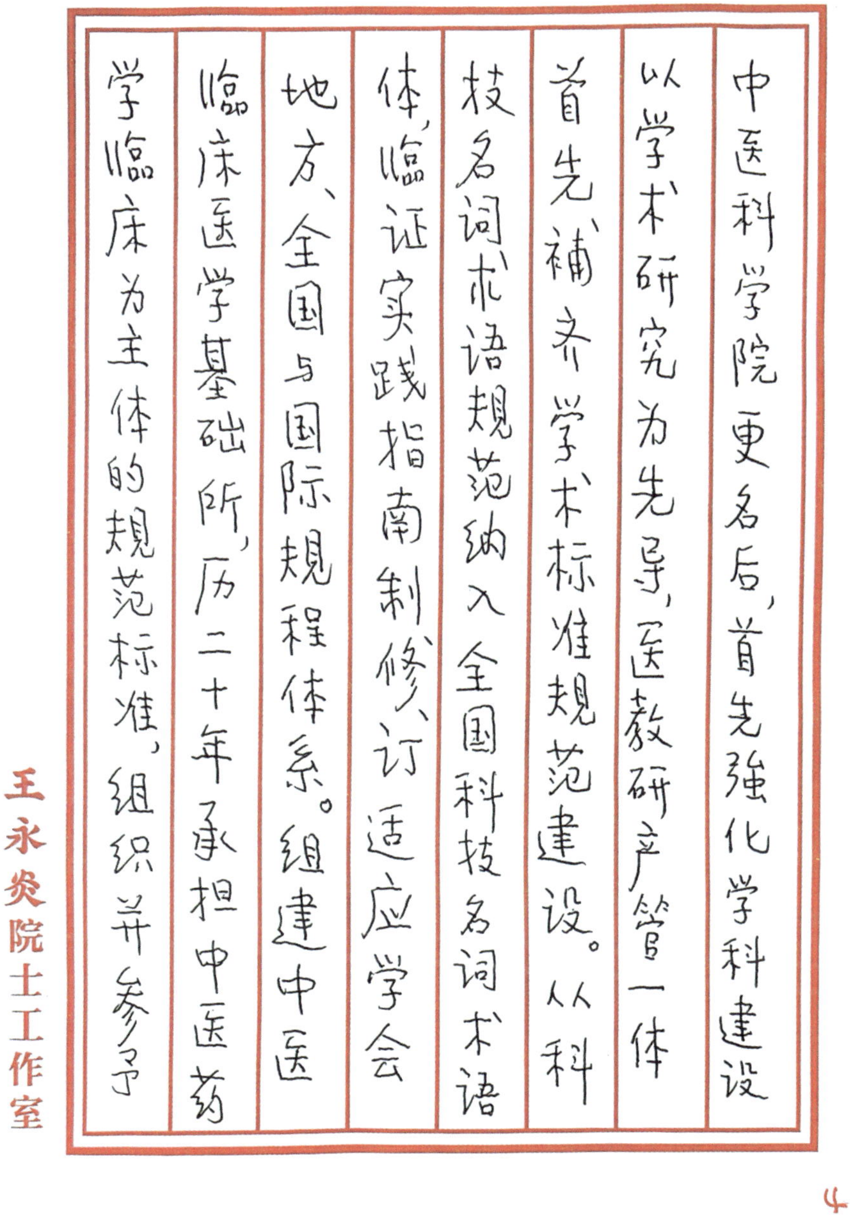

中医科学院更名后，首先强化学科建设以学术研究为先导，医教研产管一体首先、補齐学术标准规范建设。从科技名词术语规范纳入全国科技名词术语体，临证实践指南制修、订适应学会地方、全国与国际规程体系。组建中医临床医学基础所，历二十年承担中医药学临床为主体的规范标准，组织并参予

附图 2-4　王永炎院士在中国中医科学院建院 70 周年庆典纪念的文稿(4)

国内外相关技术规范的制订与执行。
从本世纪呼吸系统病毒流行病的防
治研究在国际著名刊物发表文章，在
防治方药金花清感、清肺排毒颗粒剂
获得国内国际专利推廣应用。心身叙
事医学、循征医学、临床药理学以及文
史哲美相关人文医药学科承担着国自
然国社科与国出版基金相关科研項目。

王永炎院士工作室

5

附图 2-5　王永炎院士在中国中医科学院建院 70 周年庆典纪念的文稿(5)

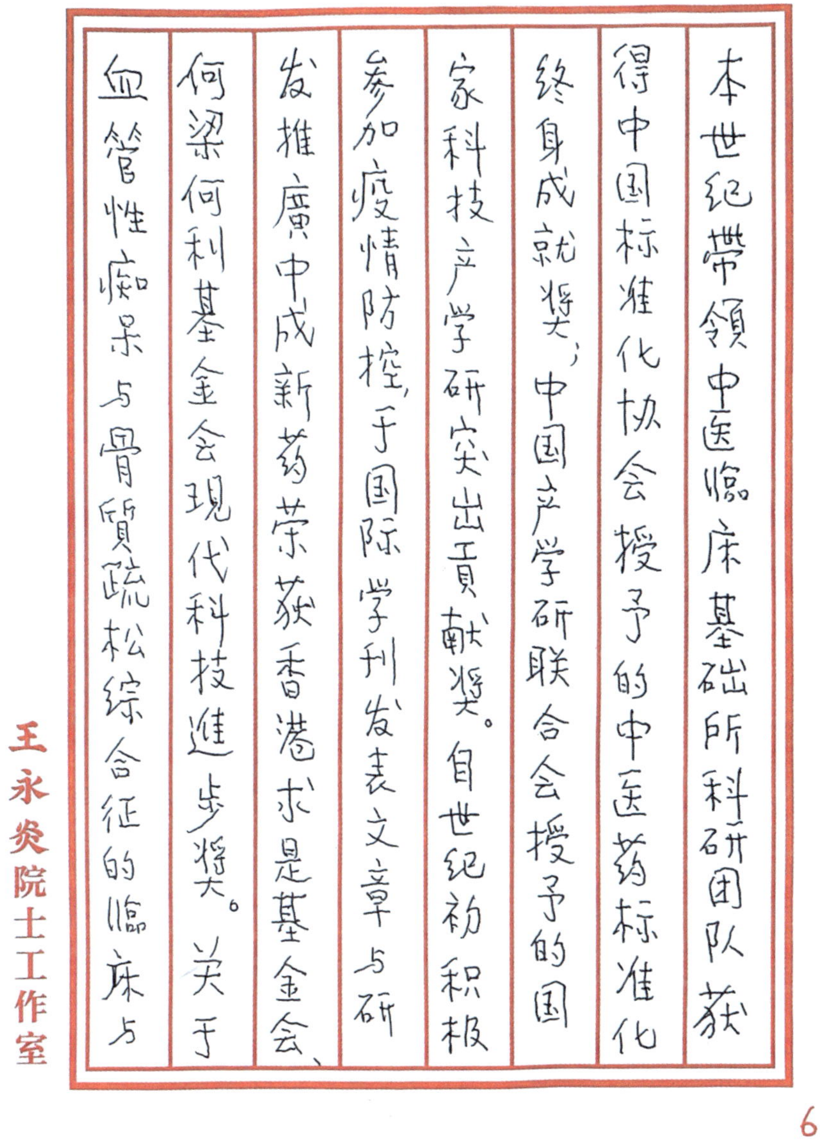

本世纪帶領中医临床基础所科研团队获得中国标准化协会授予的中医药标准化终身成就奖；中国产学研联合会授予的国家科技产学研突出貢獻奖。自世纪初积极参加疫情防控，于国际学刊发表文章与研发推廣中成新药荣获香港求是基金会、何梁何利基金会现代科技進步奖。关于血管性痴呆与骨質疏松综合征的临床与

附图 2-6　王永炎院士在中国中医科学院建院 70 周年庆典纪念的文稿(6)

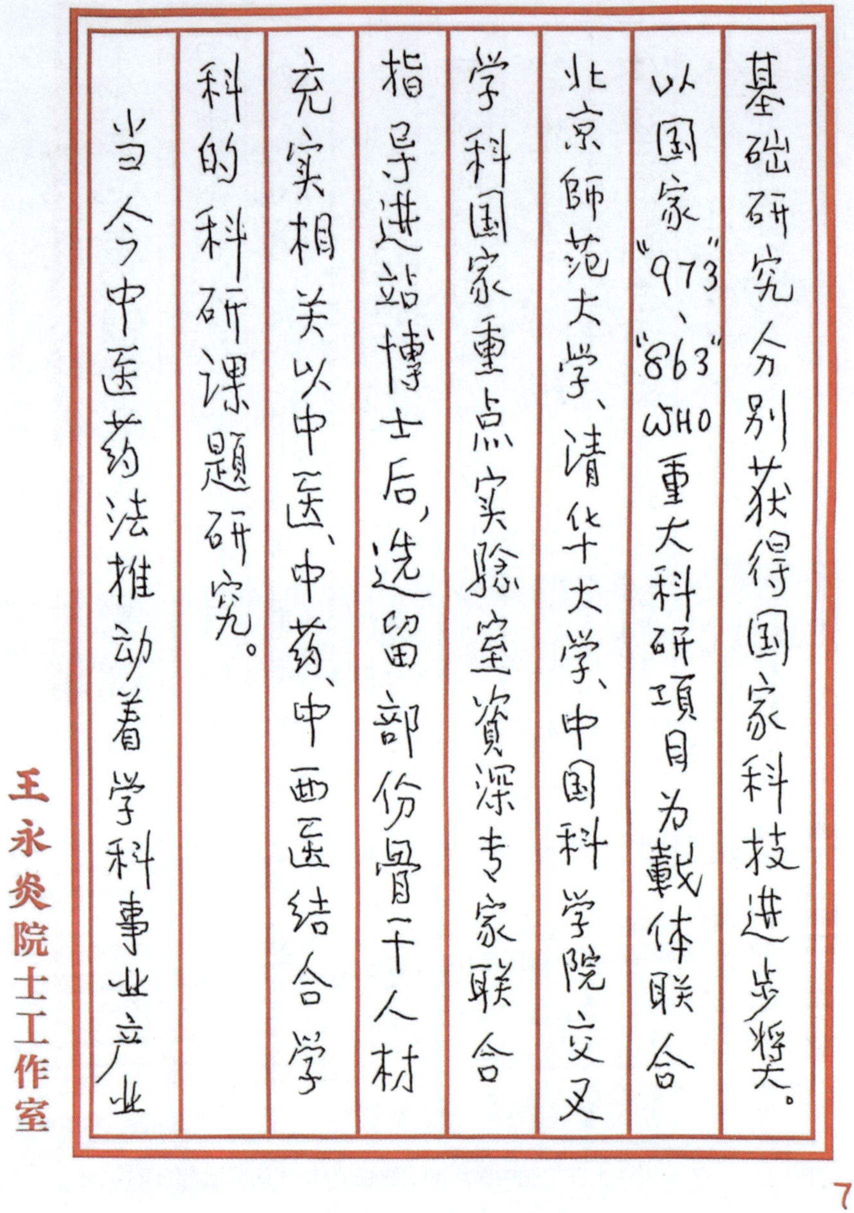

基础研究分别获得国家科技进步奖。
以国家"973"、"863"WHO重大科研項目为載体联合
北京師范大学、清华大学、中国科学院交叉
学科国家重点实验室資深专家联合
指导进站博士后，选留部份骨干人材
充实相关以中医、中药、中西医结合学
科的科研课题研究。
当今中医药法推动着学科事业产业

王永炎院士工作室

7

附图 2-7　王永炎院士在中国中医科学院建院 70 周年庆典纪念的文稿(7)

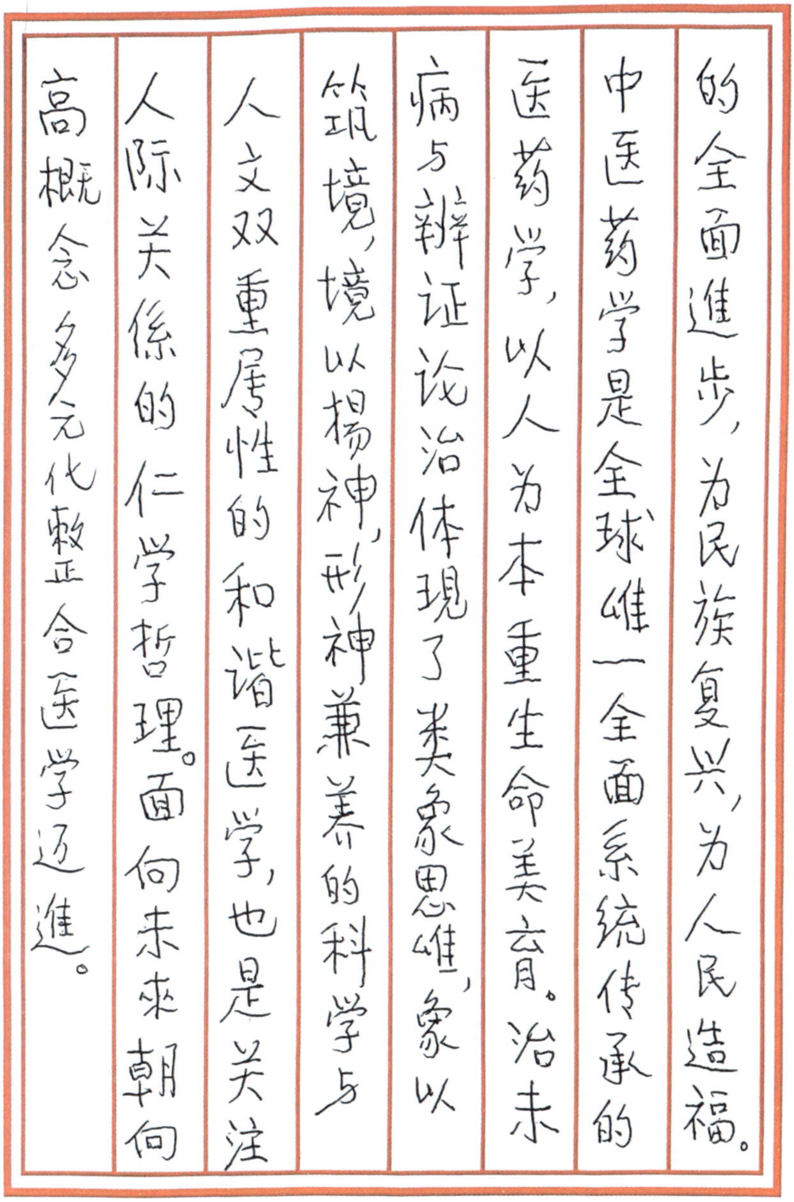
的全面進步，为民族复兴，为人民造福。中医药学是全球唯一全面系统传承的医药学，以人为本重生命美育。治未病与辨证论治体現了类象思维，象以筑境，境以揚神，形神兼善的科学与人文双重属性的和谐医学，也是关注人际关係的仁学哲理。面向未来朝向高概念多元化整合医学迈進。

王永炎院士工作室

8

附图 2-8　王永炎院士在中国中医科学院建院 70 周年庆典纪念的文稿(8)

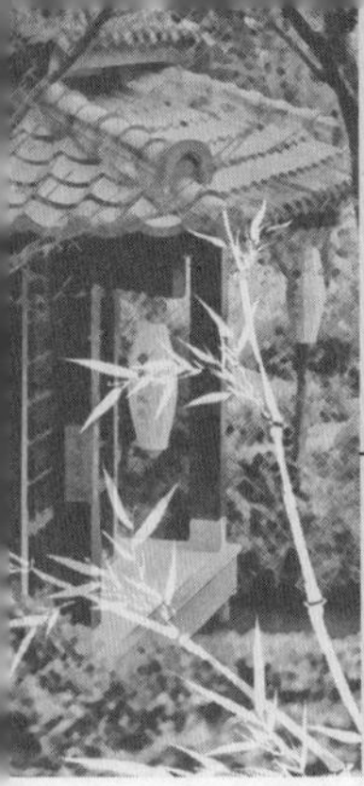

附录三

王永炎院士人生格言

崇仁德，尚和合，重教化。天心任我，做好环宇一员。

人自然化，自然人化，让自然真正成为自然。无朴纯素，恬憺虚无，识常达变，无我天命。

儒家哲学，入世人格，伦理至圣。

太一、有、无、常即使道。“反者道之动”。

逝曰远，远曰反，谨防任何事物走向极端发展。毋太过一切顺遂。显幽既位，混暗彰明，宇宙万物都是一气，我们应当事乾如父，事坤如母，把一切人当做自己的兄弟。侍奉宇宙的父母做平常事，只要有觉解，就是侍奉父母的行为。“宋·张载”正蒙·西铭，二非数排位，二为正负幽显。太极一也，不动，生二，二则神也。

神生数，数生象，象生器。“邵雍·皇极经世”，格物致知与致知格物形下学与形上学关联；唯物主义与唯心主义互动互鉴。意象气血神一体；品质性效用协同共用；医产学研资共管。

太虚寥廓不是真空，只是消除一切差别状态，只有经验者被经验者冥合不分的经验才知不知之知。

学者须先识仁，仁与万物同体，识得此理，然后以诚敬存之，自信一往直前。哲学正负方法相辅相成。一个形而上学系统，应当始于正的方法而终于负的方法。如果它不终于负的方法，它就不能达到哲学的最后顶点。历史常以悖论为引领。学哲学必当通过其复杂性，克服单纯性，把握正负。

护正气，守静笃为先。守静安宁祥和。上工守神，净化心灵则应自然。守和制衡天人合德。守仁德求真至善。守敬守诚，诚可代静。守常达变，知荣守辱，守平复衡法效中正,承制调平。悟平常道,做平常人。凡人悟道,复从凡再入凡,为见道人生。

大人者以天地万物为一体也。视天下犹一家。

明明德者,立其天地万物一体之体也,亲民者,达其天地万物之用也。故明明德必在于亲民,而亲民乃所以明其明德也。至善者,明德亲民之极者也。天命之性,粹然至善,其灵昭不昧者,此其至善之发现,是乃明德之体也。致良知,良知是本心的表现,人人有做圣人的潜能。

人生崇儒为骨,道法自然,守常为器,儒道互补。仁心,仁德,仁术,见道,体道,悟道。顺自然,合规律,尚一尚同,惟仁惟学,求真储善,以美立命!

大医精诚乃仁德也。夫仁者,己欲立而立人,己欲达而达人,己所不欲,勿施于人。推己及人,立己达仁,惟仁惟学,守神素朴,仁德和合,以人格完善为至要。

我们所说的哲学,就是对于人生的有系统的反思的思想。学哲学必须对人生反思的思想做有系统的表达。思想思想的思想是反思的思想,坚持在我们思想之前必须首先思想我们的思想。中华哲学注重社会今生。仁德和合内圣外王,无朴纯素,净心悟道。(附图 3-1 至附图 3-7)

人生格言

崇仁德，尚和合，重教化。天心任我

做好环宇一员。

人自然化，自然人化，让自然真

正成为自然。无朴纯素，恬憺虚无

识常述变，無我天命。

儒家哲理，入世人格，倫理至聖。

太一、有、无、常即是道。“反者道之动”

王永炎院士工作室

1.

附图 3-1　王永炎院士人生格言手稿(1)

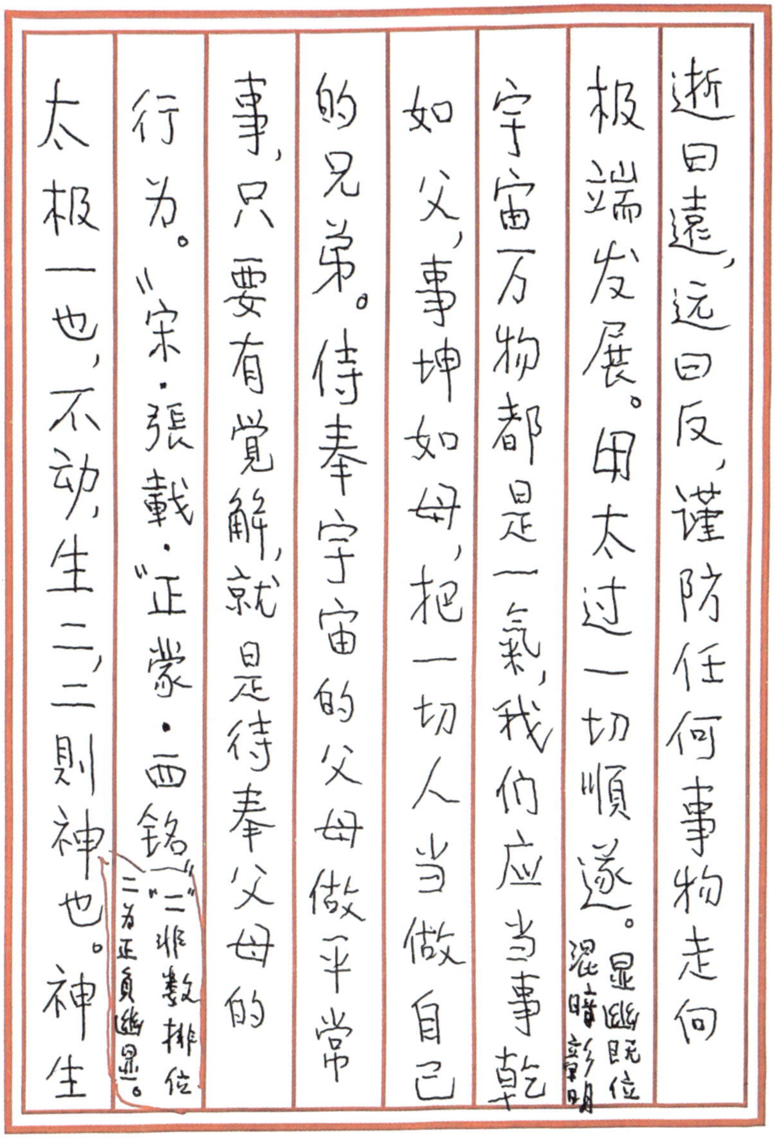

逝曰远，远曰反，谨防任何事物走向极端发展。用太过一切顺遂。显幽既位 混暗彰明宇宙万物都是一氣，我们应当事乾如父，事坤如母，把一切人当做自己的兄弟。侍奉宇宙的父母做平常事，只要有觉解，就是待奉父母的行为。"宋·張載·"正蒙·西銘""二"非数排位 二为正負幽显。太极一也，不动，生二，二则神也。神生

王永炎院士工作室

2.

附图 3-2　王永炎院士人生格言手稿(2)

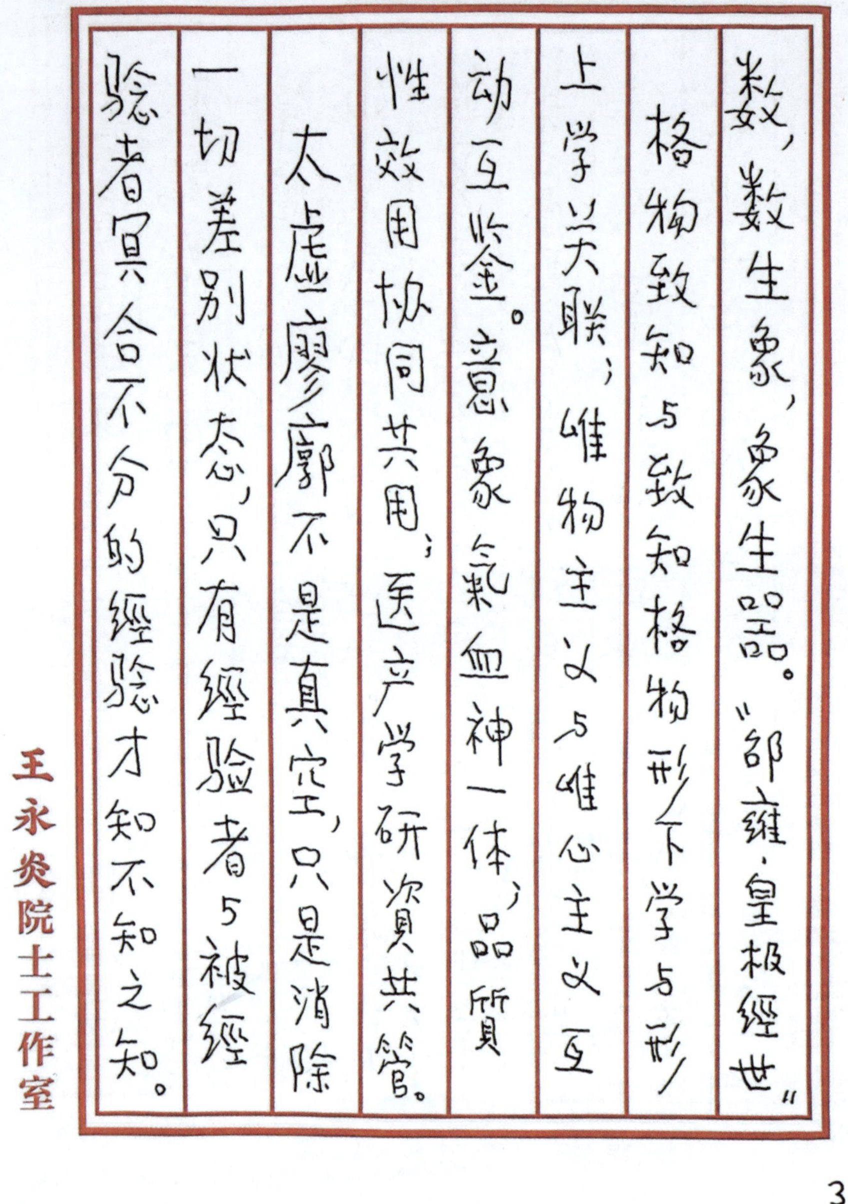

数，数生象，象生器。“邵雍·皇极经世”格物致知与致知格物形下学与形上学关联；唯物主义与唯心主义互动互鉴。意象气血神一体，品质性效用协同共用；医产学研资共管。太虚廖廓不是真空，只是消除一切差别状态，只有经验者与被经验者冥合不分的经验才知不知之知。

王永炎院士工作室

3

附图 3-3　王永炎院士人生格言手稿(3)

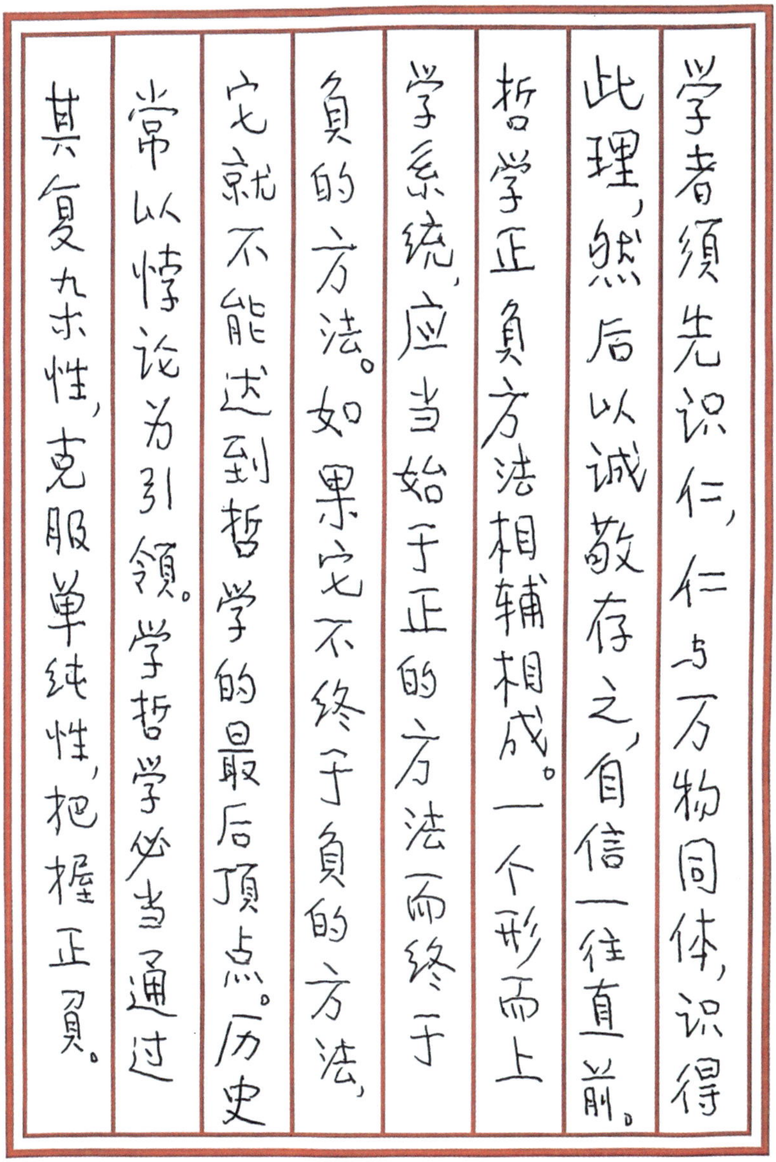

学者须先识仁，仁与万物同体，识得此理，然后以诚敬存之，自信一往直前。哲学正负方法相辅相成。一个形而上学系统，应当始于正的方法而终于负的方法。如果它不终于负的方法，它就不能达到哲学的最后顶点。历史常以悖论为引领。学哲学必当通过其复杂性，克服单纯性，把握正负。

王永炎院士工作室

4.

附图 3-4　王永炎院士人生格言手稿（4）

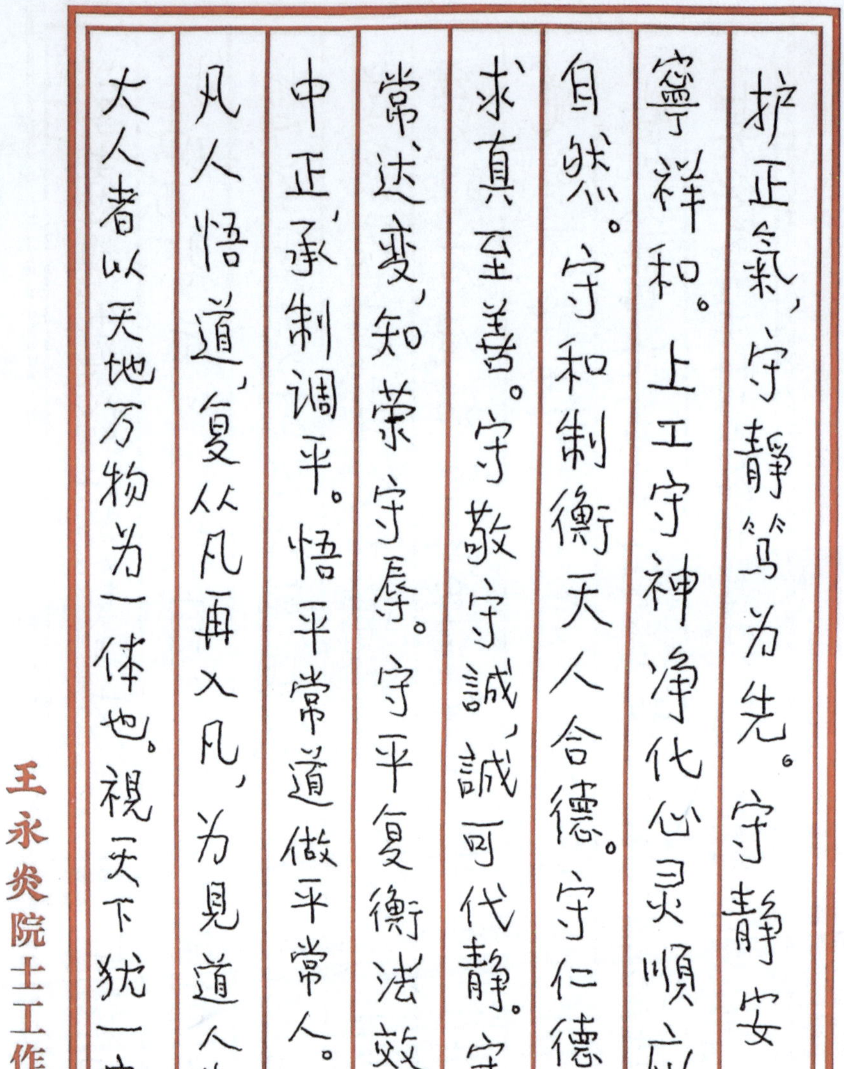
护正氣，守静笃为先。守静安寧祥和。上工守神净化心灵顺应自然。守和制衡天人合德。守仁德求真至善。守敬守誠，誠可代静。守常达变，知常守序。守平复衡法效中正，承制调平。悟平常道做平常人。凡人悟道，复从凡再入凡，为見道人生。大人者以天地万物为一体也。視天下犹一家。

王永炎院士工作室

5.

附图 3-5　王永炎院士人生格言手稿(5)

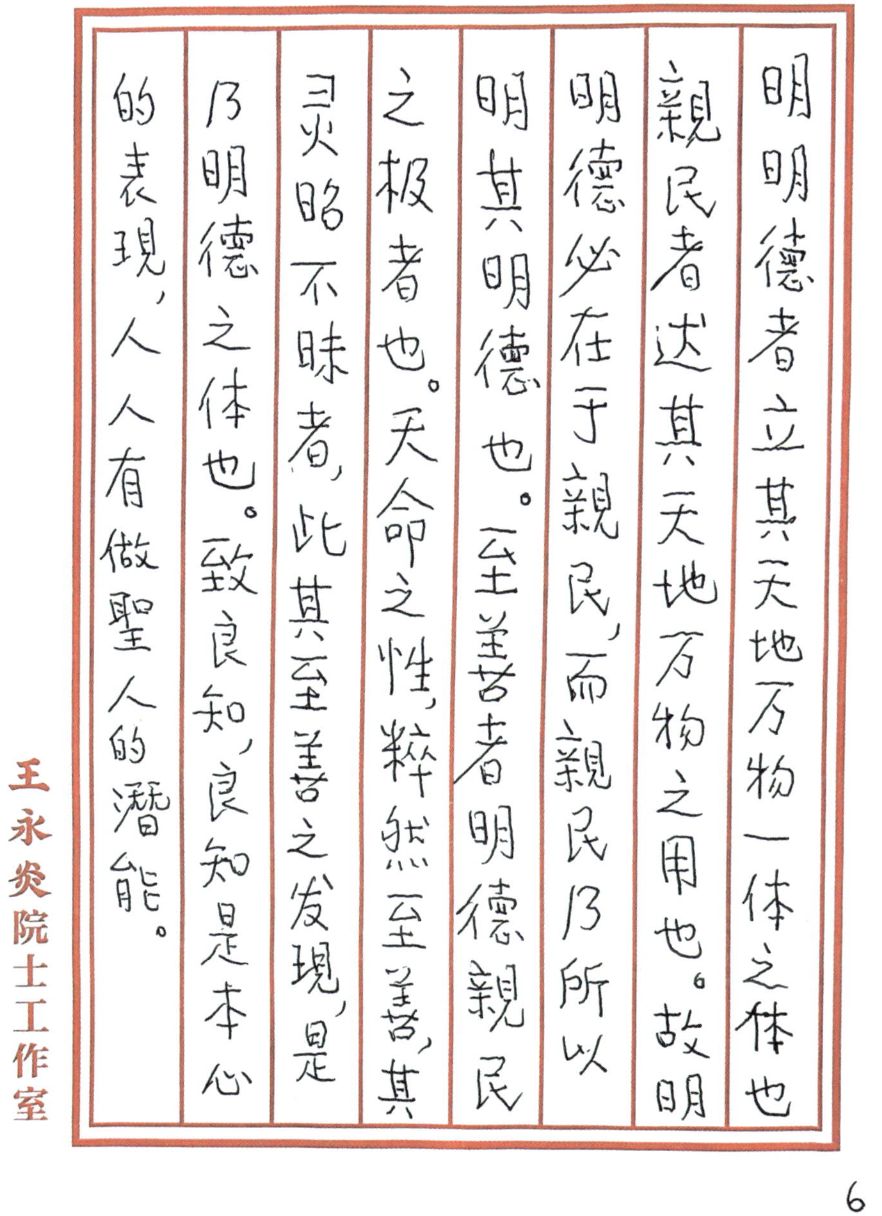

附图 3-6　王永炎院士人生格言手稿(6)

人生崇儒为骨，道法自然，守常为器。儒道互补，仁心、仁德、仁术，見道、体道、悟道。顺自然，合規律，尚一尚同，惟仁惟学，求真储善，以美立命。大医精诚乃仁德也。夫仁者，己欲立而立人；己欲达而达仁；己所不欲勿施人。推己及人，立己达仁。惟仁惟学，守神素朴，仁德和合以人格完善为至要。

王永炎院士工作室

7

附图 3-7　王永炎院士人生格言手稿(7)

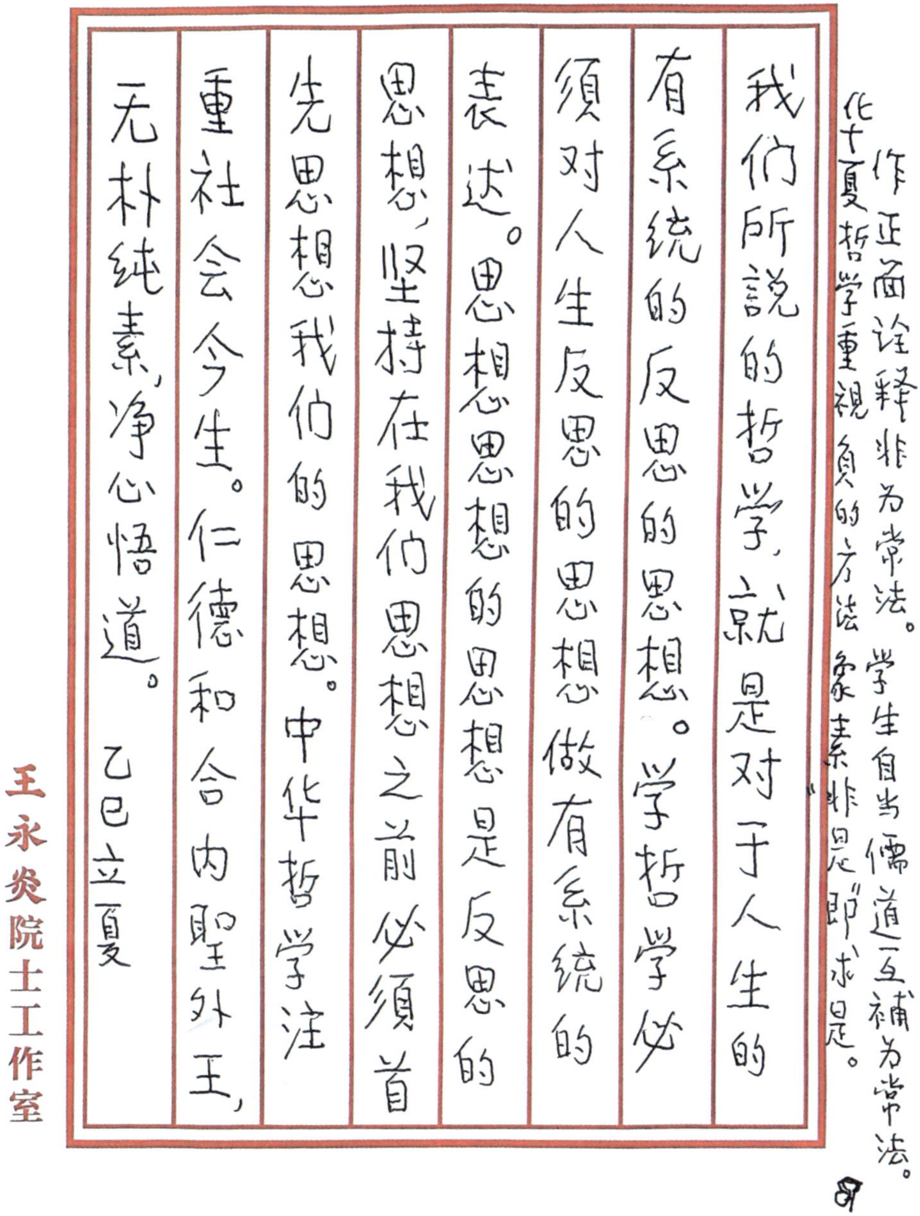

附图 3-8　王永炎院士人生格言手稿(8)

附录四

王永炎院士学术经历大事记

1956 年 9 月至 1962 年 10 月，就读于北京中医学院医疗系，并获得学士学位。

1962 年 10 月至 1983 年 12 月，在北京中医学院东直门医院工作，先后担任内科副主任、医务处主任、副院长、副教授。

1972 年 3 月至 1973 年 9 月，在北京协和医院学习神经内科、临床脑电图学。

1979 年 1 月，加入中国共产党。

1981 年 3 月至 10 月，在日本九州宫崎小林市神经精神病院进修“神经与精神病学”。

1983 年 12 月至 1985 年 10 月，担任北京中医学院院长、教授。

1985 年 10 月至 1997 年 3 月，担任北京中医药大学脑病研究室主任、第一副校长、学位委员会主席、教授。

1997 年 3 月至 1998 年 12 月，担任北京中医药大学校长、教授。中国科学技术协会第六、七届常务委员。

1997 年，当选中国工程院院士。

1998 年 3 月，担任国务院学位委员会中医学与中药学学科评议组召集人(三至五届)。

1998 年 12 月至 2001 年 3 月，担任中国中医研究院院长。

1999 年 3 月，当选国家“973 计划”项目“方剂关键科学问题的基础研究”首席研究专家。

2001 年 3 月，担任中国中医科学院名誉院长、科技委员会主任委员。

2001 年 9 月，被聘为国家药典委员会执行委员（五至八届）。

2002 年，担任国家自然科学基金委员会重大计划项目专家指导组组长。

2005 年，担任世界卫生组织（WHO）中医优势病种循证指南研究首席研究员。

2012 年 6 月，被聘为中央文史研究馆馆员。

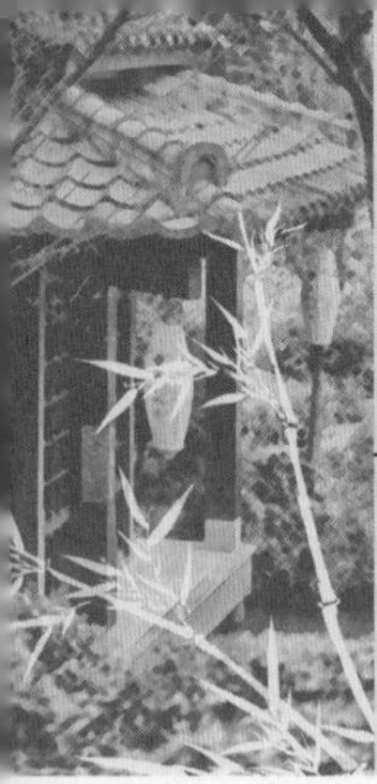

附录五

王永炎院士获奖项目

1. 1986年11月，“星蒌承气汤合用清开灵注射液治疗中风病急症”获1986年卫生部科研成果乙级奖。

2. 1991年11月，“清开灵注射液治疗中风病痰热证的临床与实验研究”获1991年度国家科学技术进步奖三等奖。

3. 1998年10月，获何梁何利基金科学与技术进步奖医学、药学奖。

4. 1998年12月，“中风病证候学与诊断标准及推广应用的研究”获国家科学技术进步奖三等奖。

5. 1999年10月，中华中医药学会建会20周年纪念大会获得“国医楷模”称号。

6. 2001年10月，“益肾化浊法治疗血管病性痴呆”获国家科学技术进步奖二等奖。

7. 2003年7月，获教育部、国务院学位委员会颁发的全国优秀博士学位论文指导教师奖（学生李梢博士获全国优秀博士学位论文奖）。

8. 2004年5月，获全国总工会授予的“全国五一劳动奖章”。

9. 2005年5月，获“全国先进工作者”荣誉称号。

10. 2005年11月，获中国中医科学院唐氏中药发展奖。

11. 2007年7月，获教育部、国务院学位委员会颁发的全国优秀博士学位论文指导教师奖（学生张占军博士获全国优秀博士学位论文奖）。

12. 2008年11月，获北京中医药大学中药学院建院50周年特别贡献奖。

13. 2009年6月，获中华中医药学会急诊分会中医急症工作突出贡献奖。

14. 2010年11月，获中国中医科学院“岐黄中医药传承发展奖”。

15. 2014 年 9 月，获中国标准化协会“中国标准创新贡献奖终身成就奖”。

16. 2014 年 11 月，“补肾益精法防治原发性骨质疏松症的疗效机制和推广应用”获得上海市科学技术进步奖一等奖。

17. 2015 年 1 月，“我国首次对甲型 H_1N_1 流感大流行有效防控及集成创新性研究”荣获 2014 年国家科学技术进步奖一等奖。

18. 2015 年 12 月，“骨质疏松标准与防治研究”获 2015 年国家科学技术进步奖二等奖。

19. 2015 年 12 月，由人民卫生出版社 2010 年著作《实用中风病康复学》获中华中医药学会著作类一等奖。

20. 2015 年 12 月，“中医药名词术语规范研制与推广的管理”获中华中医药学会政策研究奖。

21. 2015 年 12 月，获中华医学会授予的“中华医学会百年纪念荣誉状”。

22. 2015 年 12 月，获北京师范大学优秀博士学位论文指导教师荣誉证书。

23. 2017 年 9 月，获世界中联中药上市后再评价专业委员会授予的“突出贡献”荣誉称号。

24. 2018 年 1 月，著作《任应秋医学全集》获国家新闻出版广电总局授予的第四届中国出版政府奖图书奖。

25. 2021 年 12 月，获 2021 年产学研合作创新与促进奖产学研合作突出贡献奖。

26. 2023 年 1 月，获第三届北京中医药大学岐黄奖。

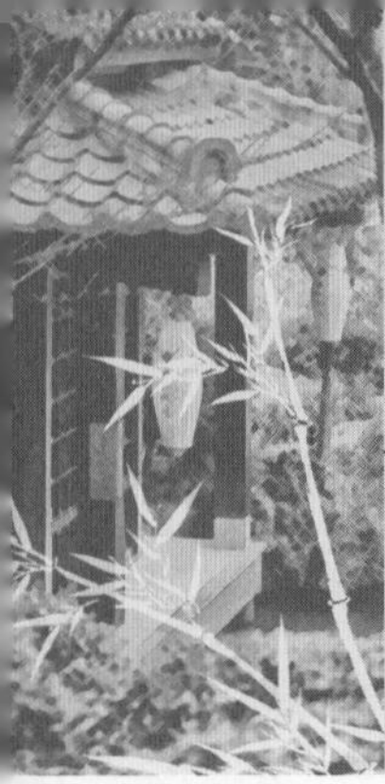

附录六

王永炎院士承担国家、国际科研项目

1. “七五”国家科技攻关计划血瘀证的临床基础研究。

2. “八五”国家科技攻关计划脑出血治疗临床研究。

3. “九五”国家科技攻关计划血管性痴呆防治研究。

4. 1999—2004 年国家“973 计划”项目“方剂关键科学问题的基础研究”。

5. 2008—2013 年国家“863”项目缺血性中风早期康复和避免复发中医方案研究。

6. 2009—2016 年国家中医药行业科研专项中医药防治甲型 H_1N_1 流感、手足口病与流行性乙型脑炎的临床方案与诊疗规律研究。

7. 1997—2005 年 WHO 合作项目“脑血管病中医康复治疗”。

8. 2002—2012 年国家自然科学基金重大研究项目中医证候方剂针灸诊治原理研究。

9. 2004—2012 年 WHO 合作项目“中医临床优势病循证指南的规范研究”。

附录七

王永炎院士所获科研奖励部分证书

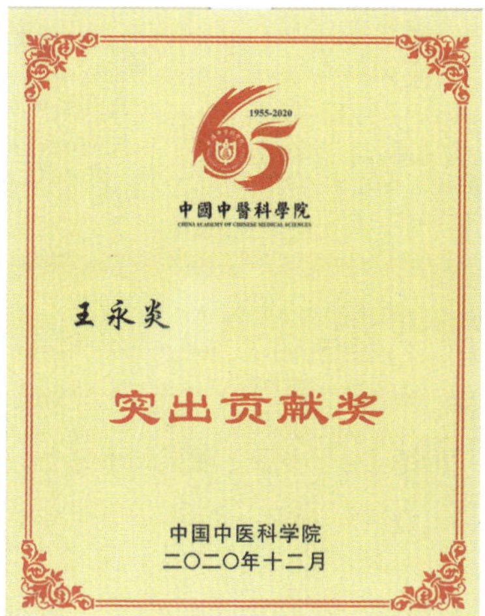

附图 7-1　中国中医科学院突出贡献奖

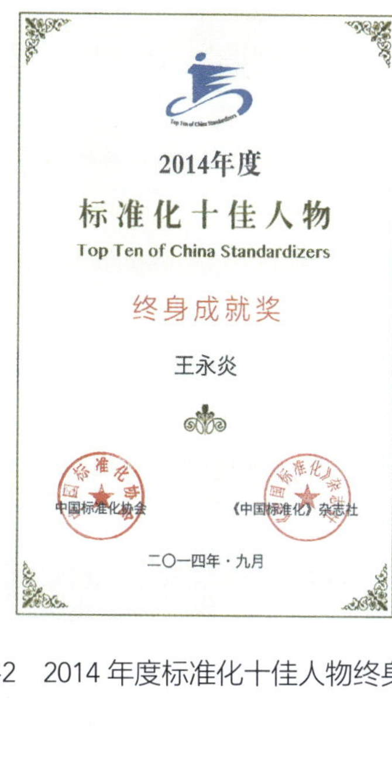
2014年度
标准化十佳人物
Top Ten of China Standardizers
终身成就奖
王永炎
中国标准化协会
《中国标准化》杂志社
二〇一四年·九月

附图 7-2　2014 年度标准化十佳人物终身成就奖

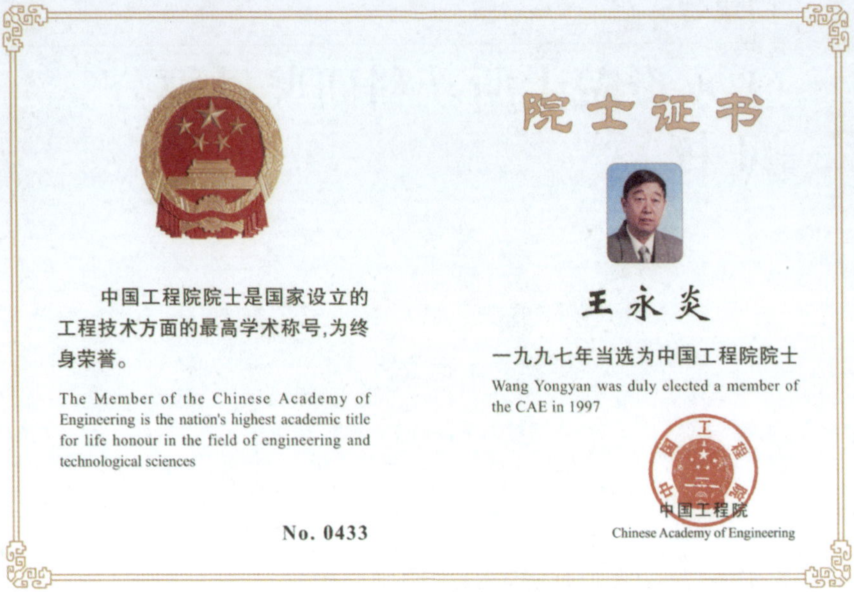
院士证书

中国工程院院士是国家设立的工程技术方面的最高学术称号,为终身荣誉。

The Member of the Chinese Academy of Engineering is the nation's highest academic title for life honour in the field of engineering and technological sciences

No. 0433

王永炎

一九九七年当选为中国工程院院士

Wang Yongyan was duly elected a member of the CAE in 1997

中国工程院

Chinese Academy of Engineering

附图 7-3　中国工程院院士证书

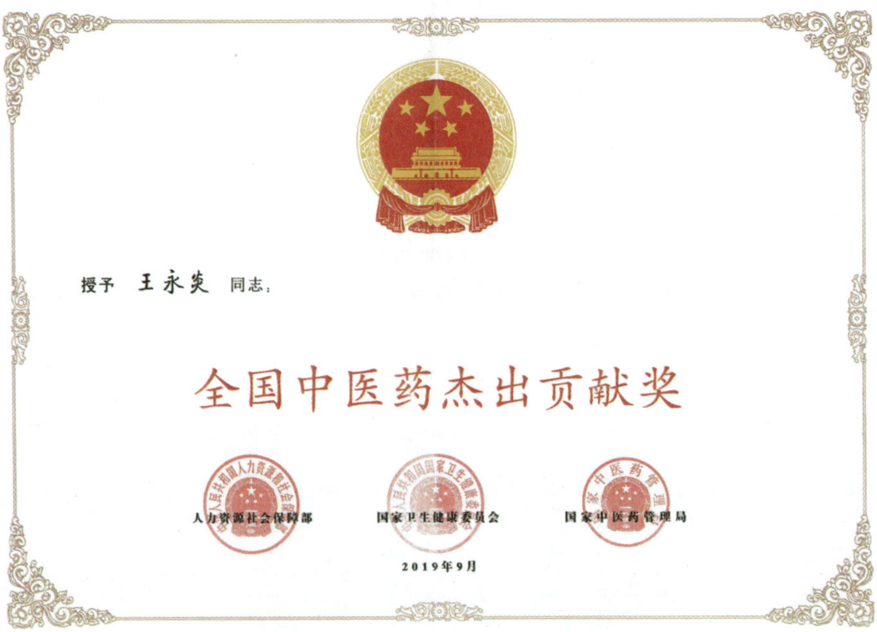
授予　王永炎　同志：

全国中医药杰出贡献奖

人力资源社会保障部　国家卫生健康委员会　国家中医药管理局

2019年9月

附图 7-4　全国中医药杰出贡献奖

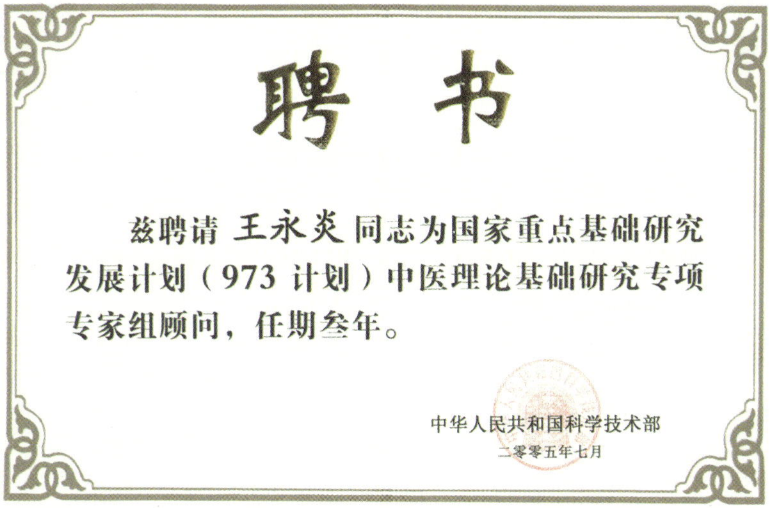

聘书

兹聘请 王永炎 同志为国家重点基础研究发展计划（973 计划）中医理论基础研究专项专家组顾问，任期叁年。

中华人民共和国科学技术部
二零零五年七月

附图 7-5　973 计划专家聘书

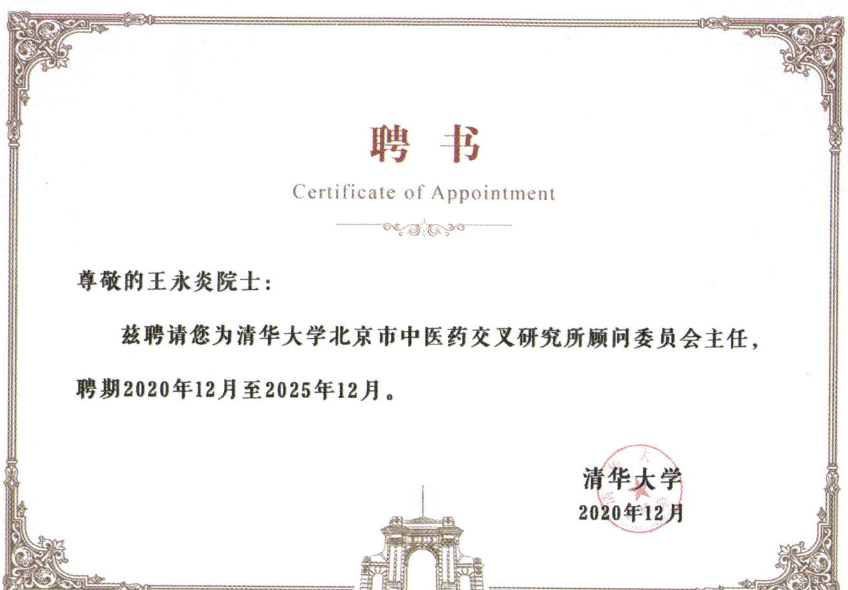

聘书
Certificate of Appointment

尊敬的王永炎院士：

兹聘请您为清华大学北京市中医药交叉研究所顾问委员会主任，聘期2020年12月至2025年12月。

清华大学
2020年12月

附图 7-6　清华大学北京市中医药交叉研究所顾问委员会主任聘书

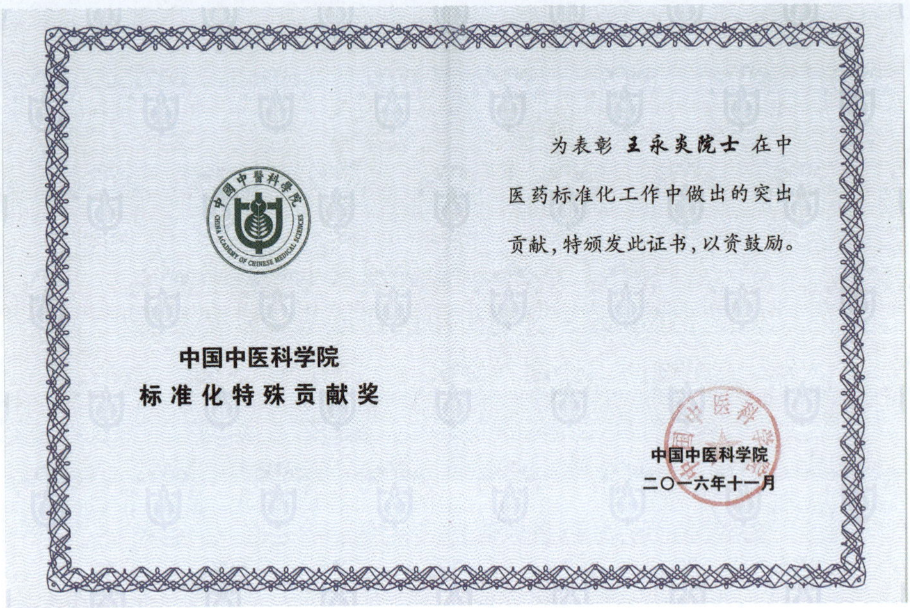

为表彰 王永炎院士 在中医药标准化工作中做出的突出贡献，特颁发此证书，以资鼓励。

中国中医科学院
标准化特殊贡献奖

中国中医科学院
二〇一六年十一月

附图 7-7　中国中医科学院标准化特殊贡献奖

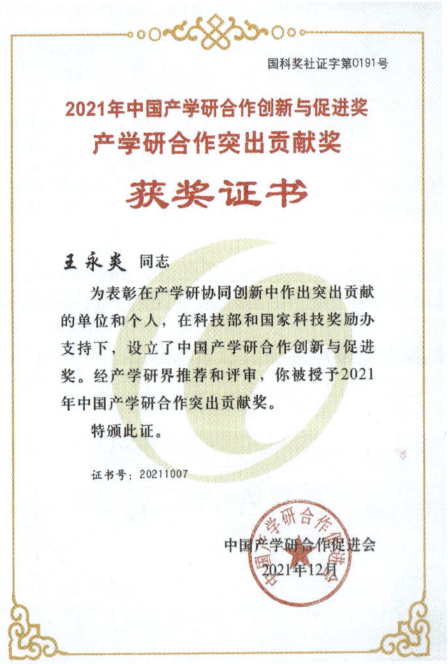

国科奖社证字第0191号

2021年中国产学研合作创新与促进奖
产学研合作突出贡献奖

获奖证书

王永炎 同志

为表彰在产学研协同创新中作出突出贡献的单位和个人，在科技部和国家科技奖励办支持下，设立了中国产学研合作创新与促进奖。经产学研界推荐和评审，你被授予2021年中国产学研合作突出贡献奖。

特颁此证。

证书号：20211007

中国产学研合作促进会
2021年12月

附图 7-8　2021 年产学研合作突出贡献奖

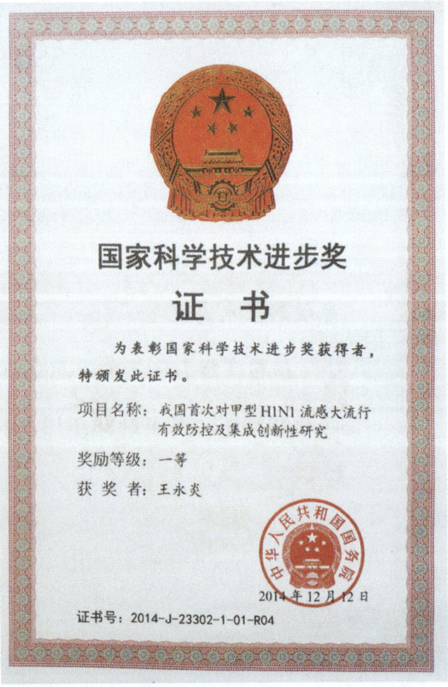

国家科学技术进步奖
证　书

为表彰国家科学技术进步奖获得者，特颁发此证书。

项目名称：我国首次对甲型H1N1流感大流行有效防控及集成创新性研究

奖励等级：一等

获 奖 者：王永炎

2014年12月12日

证书号：2014-J-23302-1-01-R04

附图 7-9　国家科学技术进步奖一等奖证书

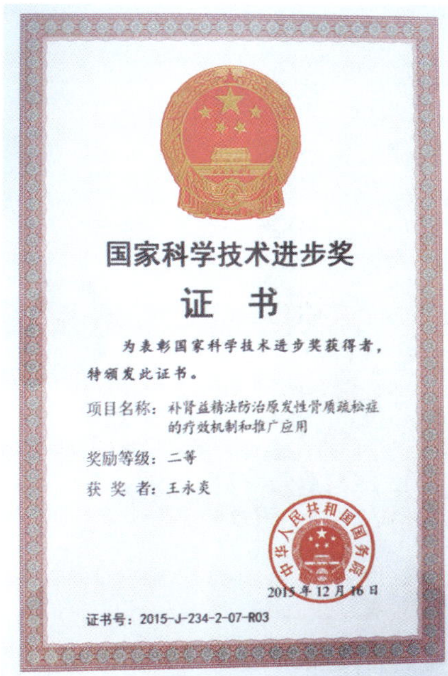
国家科学技术进步奖
证　书
为表彰国家科学技术进步奖获得者，特颁发此证书。
项目名称：补肾益精法防治原发性骨质疏松症的疗效机制和推广应用
奖励等级：二等
获 奖 者：王永炎
中华人民共和国国务院
2015年12月16日
证书号：2015-J-234-2-07-R03

附图 7-10　国家科学技术进步奖二等奖证书

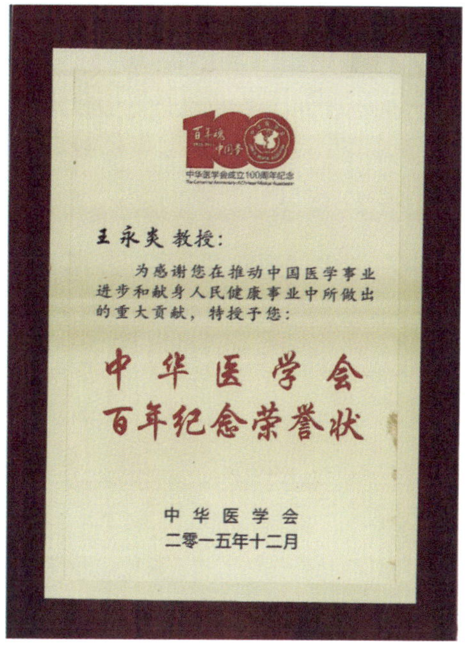
王永炎教授：
为感谢您在推动中国医学事业进步和献身人民健康事业中所做出的重大贡献，特授予您：
中华医学会
百年纪念荣誉状
中华医学会
二零一五年十二月

附图 7-11　中华医学会百年纪念荣誉状

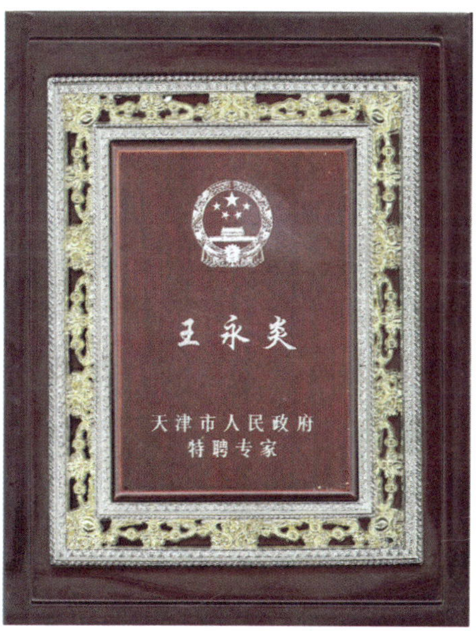
王永炎
天津市人民政府
特聘专家

附图 7-12　天津市人民政府特聘专家证书

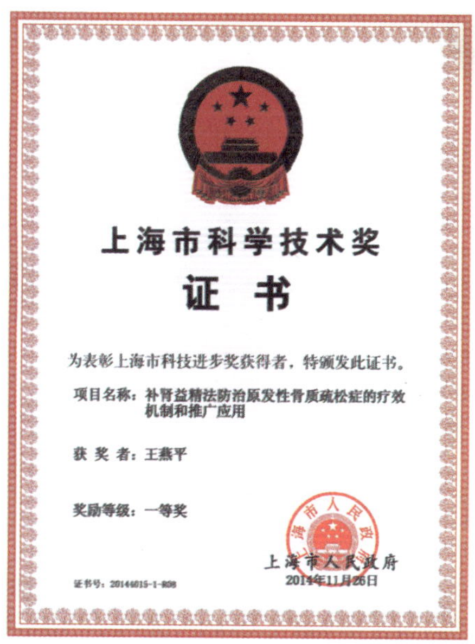
上海市科学技术奖
证　书
为表彰上海市科技进步奖获得者，特颁发此证书。
项目名称：补肾益精法防治原发性骨质疏松症的疗效机制和推广应用
获 奖 者：王燕平
奖励等级：一等奖
上海市人民政府
2014年11月26日

附图 7-13　上海市科学技术奖证书

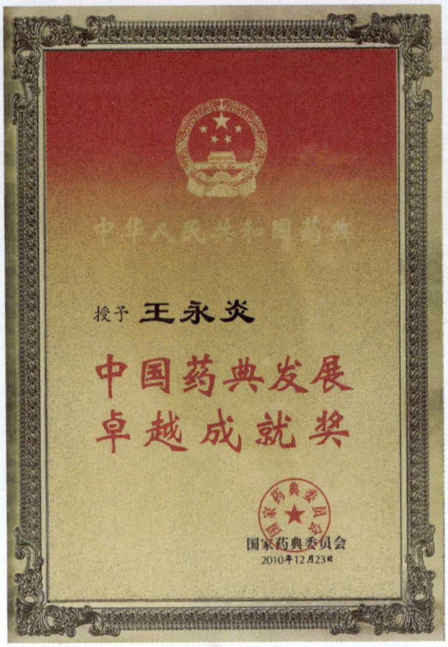
中华人民共和国药典
授予 王永炎
中国药典发展
卓越成就奖
国家药典委员会
2010年12月23日

附图 7-14　中国药典发展卓越成就奖

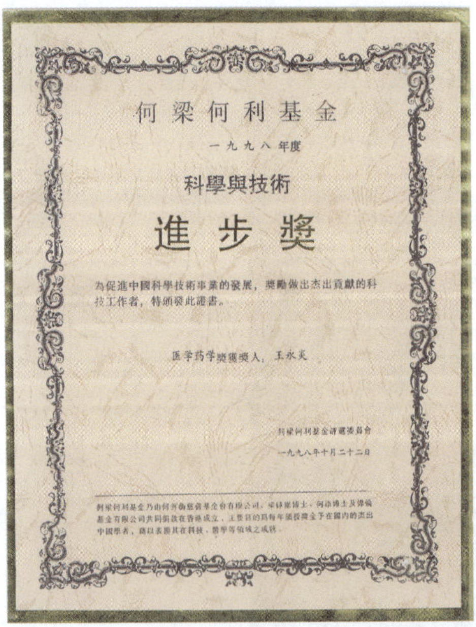
何梁何利基金
一九九八年度
科學與技術
進步獎
為促進中國科學技術事業的發展，獎勵做出杰出貢獻的科技工作者，特頒發此證書。
医学药学獎獲獎人：王永炎
何梁何利基金評選委員會
一九九八年十月二十二日

附图 7-15　何梁何利基金科学与技术进步奖

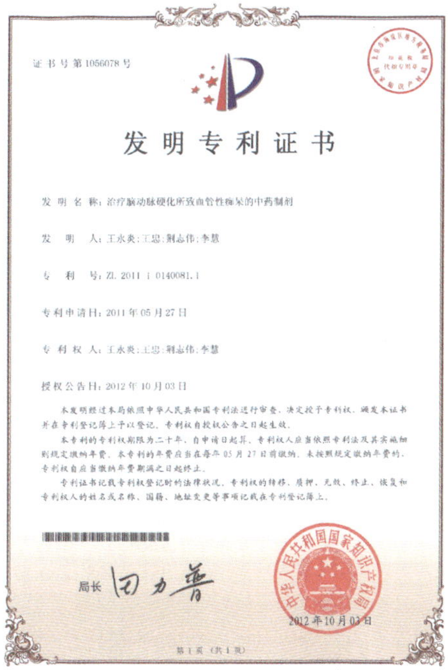

证书号第1056078号

发明专利证书

发 明 名 称：治疗脑动脉硬化所致血管性痴呆的中药制剂

发 明 人：王永炎；王忠；荆志伟；李慧

专 利 号：ZL 2011 1 0140081.1

专利申请日：2011年05月27日

专 利 权 人：王永炎；王忠；荆志伟；李慧

授权公告日：2012年10月03日

本发明经过本局依照中华人民共和国专利法进行审查，决定授予专利权，颁发本证书并在专利登记簿上予以登记。专利权自授权公告之日起生效。

本专利的专利权期限为二十年，自申请日起算。专利权人应当依照专利法及其实施细则规定缴纳年费。本专利的年费应当在每年05月27日前缴纳。未按照规定缴纳年费的，专利权自应当缴纳年费期满之日起终止。

专利证书记载专利权登记时的法律状况。专利权的转移、质押、无效、终止、恢复和专利权人的姓名或名称、国籍、地址变更等事项记载在专利登记簿上。

局长 田力普

中华人民共和国国家知识产权局

2012年10月03日

第1页（共1页）

附图 7-16　发明专利证书

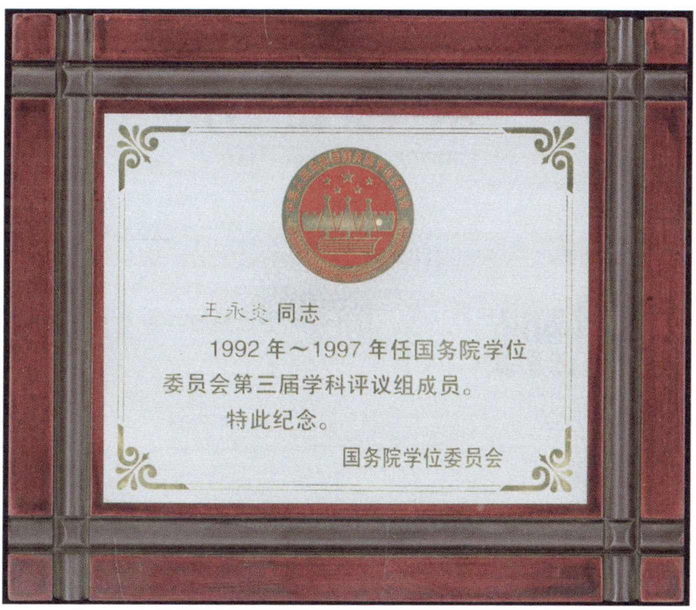

王永炎同志

1992年～1997年任国务院学位委员会第三届学科评议组成员。

特此纪念。

国务院学位委员会

附图 7-17　国务院学位委员会第三届学科评议组成员纪念状

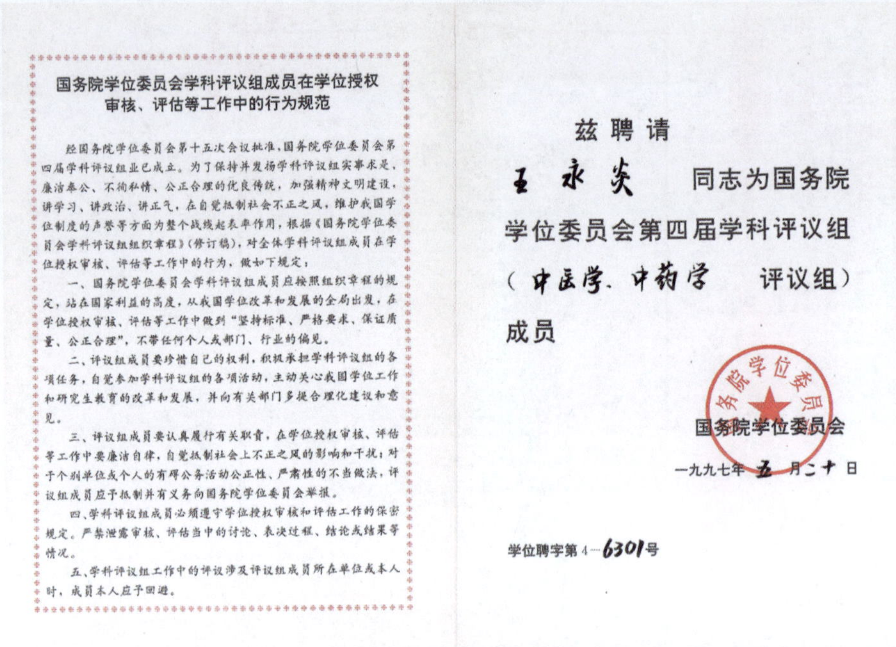

国务院学位委员会学科评议组成员在学位授权审核、评估等工作中的行为规范

经国务院学位委员会第十五次会议批准，国务院学位委员会第四届学科评议组业已成立。为了保持并发扬学科评议组实事求是，廉洁奉公、不徇私情、公正合理的优良传统，加强精神文明建设，讲学习、讲政治、讲正气，在自觉抵制社会不正之风，维护我国学位制度的声誉等方面为整个战线起表率作用，根据《国务院学位委员会学科评议组组织章程》（修订稿），对全体学科评议组成员在学位授权审核、评估等工作中的行为，做如下规定：

一、国务院学位委员会学科评议组成员应按照组织章程的规定，站在国家利益的高度，从我国学位改革和发展的全局出发，在学位授权审核、评估等工作中做到“坚持标准、严格要求、保证质量、公正合理”，不带任何个人或部门、行业的偏见。

二、评议组成员要珍惜自己的权利，积极承担学科评议组的各项任务，自觉参加学科评议组的各项活动，主动关心我国学位工作和研究生教育的改革和发展，并向有关部门多提合理化建议和意见。

三、评议组成员要认真履行有关职责，在学位授权审核、评估等工作中要廉洁自律，自觉抵制社会上不正之风的影响和干扰；对于个别单位或个人的有碍公务活动公正性、严肃性的不当做法，评议组成员应予抵制并有义务向国务院学位委员会举报。

四、学科评议组成员必须遵守学位授权审核和评估工作的保密规定。严禁泄露审核、评估当中的讨论、表决过程、结论或结果等情况。

五、学科评议组工作中的评议涉及评议组成员所在单位或本人时，成员本人应予回避。

兹聘请

王永炎 同志为国务院学位委员会第四届学科评议组

（中医学、中药学 评议组）

成员

国务院学位委员会

一九九七年五月二十日

学位聘字第4—6301号

附图 7-18 国务院学位委员会第四届学科评议组成员证

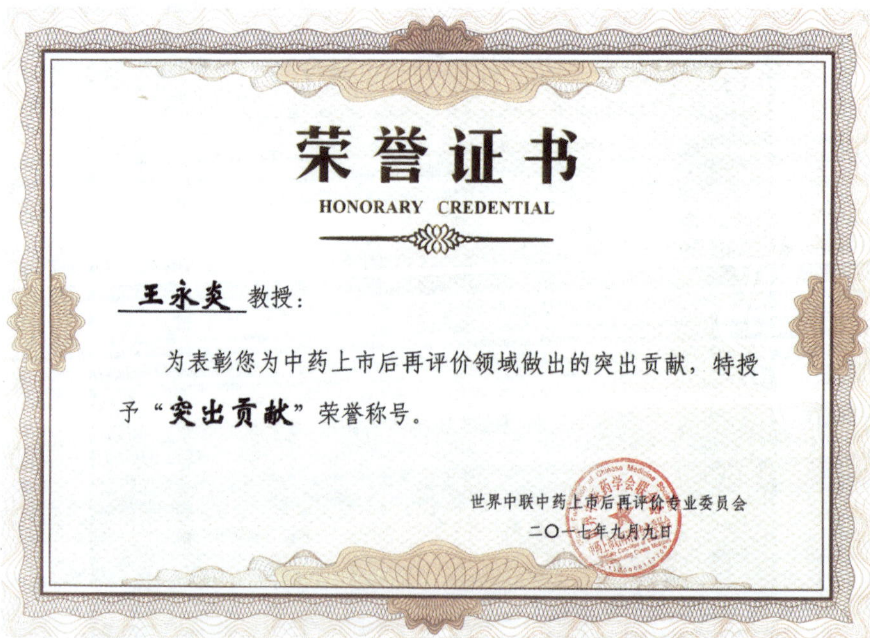

荣誉证书

HONORARY CREDENTIAL

王永炎 教授：

为表彰您为中药上市后再评价领域做出的突出贡献，特授予“**突出贡献**”荣誉称号。

世界中联中药上市后再评价专业委员会

二〇一七年九月九日

附图 7-19 中药上市后再评价突出贡献荣誉证书

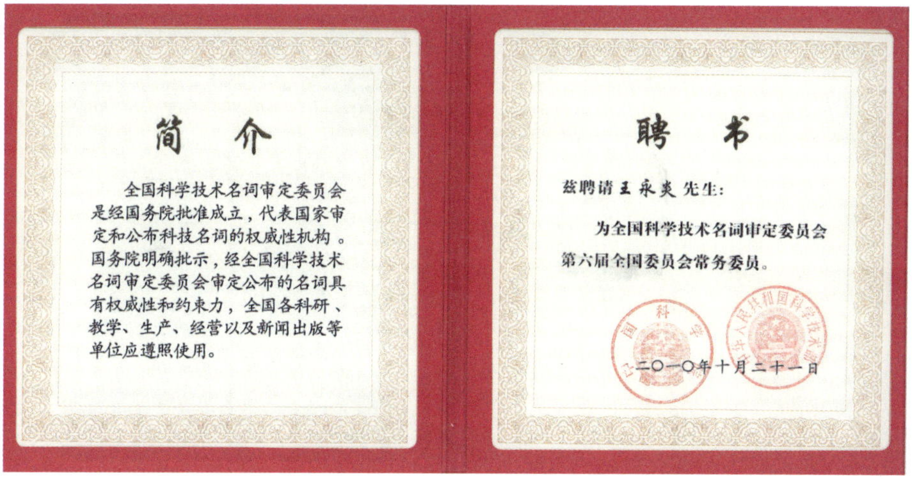
简 介

全国科学技术名词审定委员会是经国务院批准成立，代表国家审定和公布科技名词的权威性机构。国务院明确批示，经全国科学技术名词审定委员会审定公布的名词具有权威性和约束力，全国各科研、教学、生产、经营以及新闻出版等单位应遵照使用。

聘 书

兹聘请王永炎先生：

为全国科学技术名词审定委员会第六届全国委员会常务委员。

二〇一〇年十月二十一日

附图 7-20 全国科学技术名词审定委员会第六届常委聘书

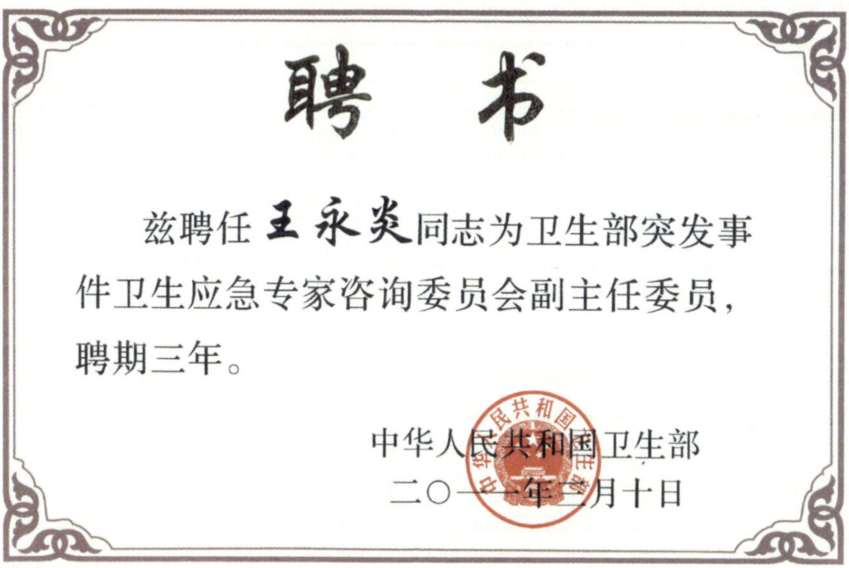
聘 书

兹聘任王永炎同志为卫生部突发事件卫生应急专家咨询委员会副主任委员，聘期三年。

中华人民共和国卫生部

二〇一一年三月十日

附图 7-21 卫生部突发事件卫生应急专家咨询委员会副主任委员

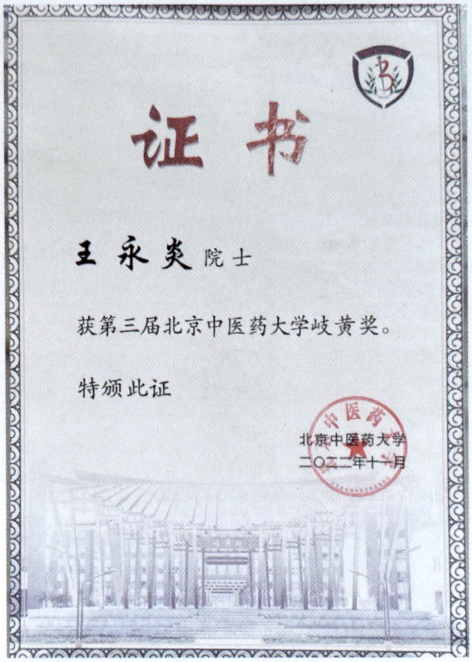
证书
王永炎院士
获第三届北京中医药大学岐黄奖。
特颁此证
北京中医药大学
二〇二二年十一月

附图 7-22　第三届北京中医药大学岐黄奖证书

附录八

王永炎院士所获部分奖章

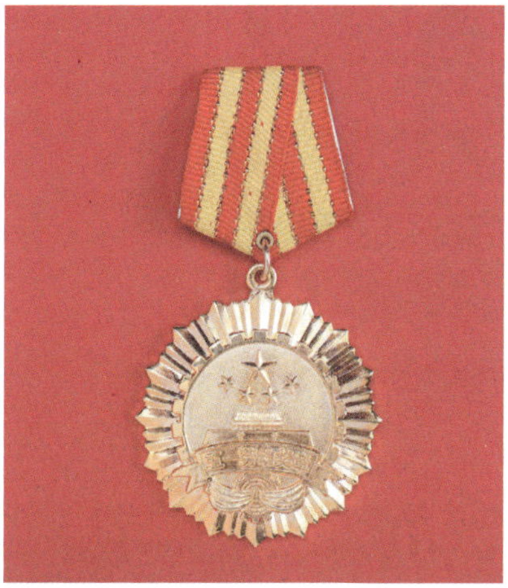

附图 8-1　五一劳动奖章

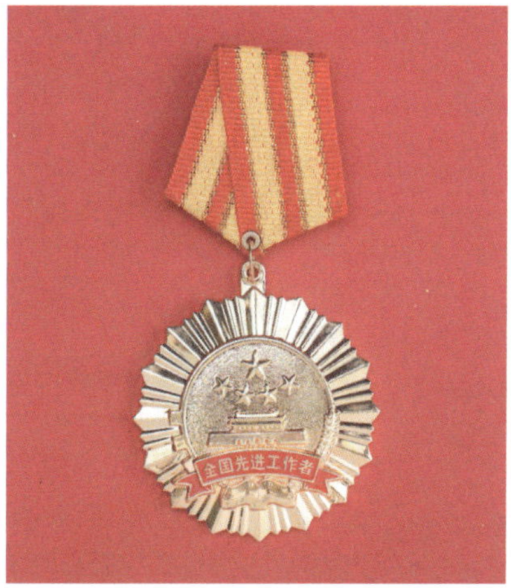

附图 8-2　全国先进工作者

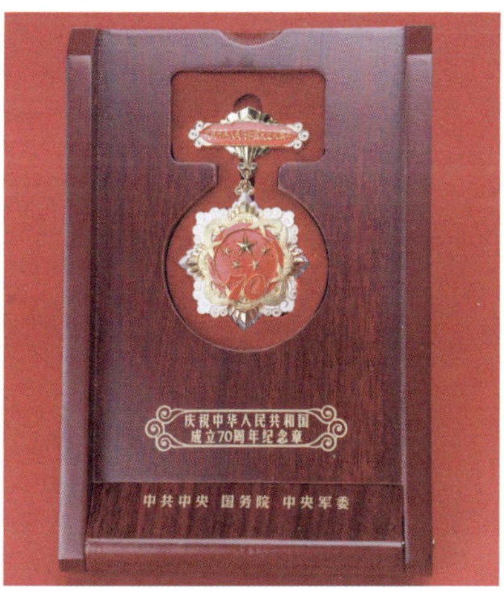

附图 8-3　庆祝中华人民共和国成立
70 周年纪念章

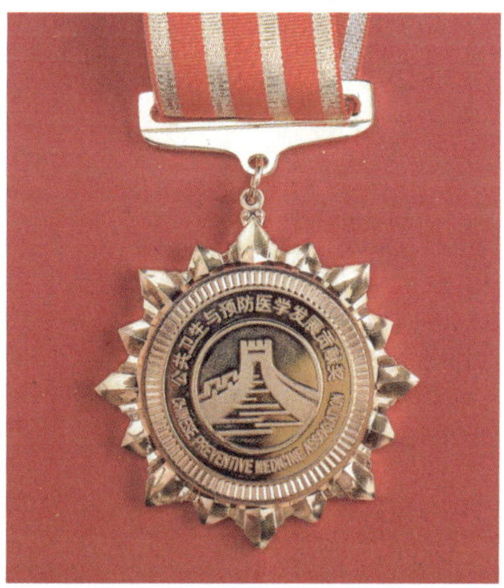

附图 8-4　公共卫生与预防医学发展贡献奖

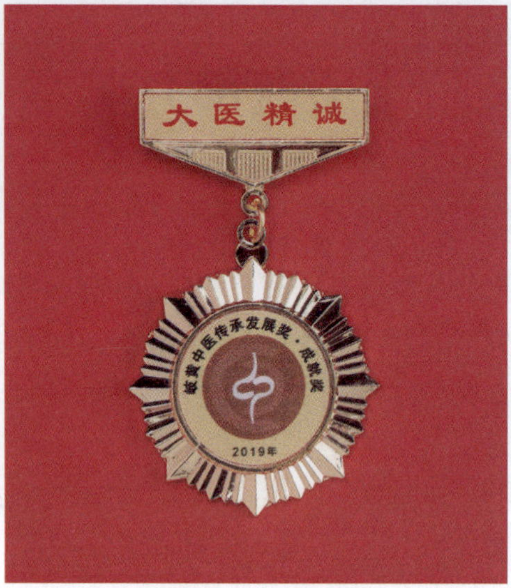

附图 8-5　岐黄中医传承发展奖·成就奖

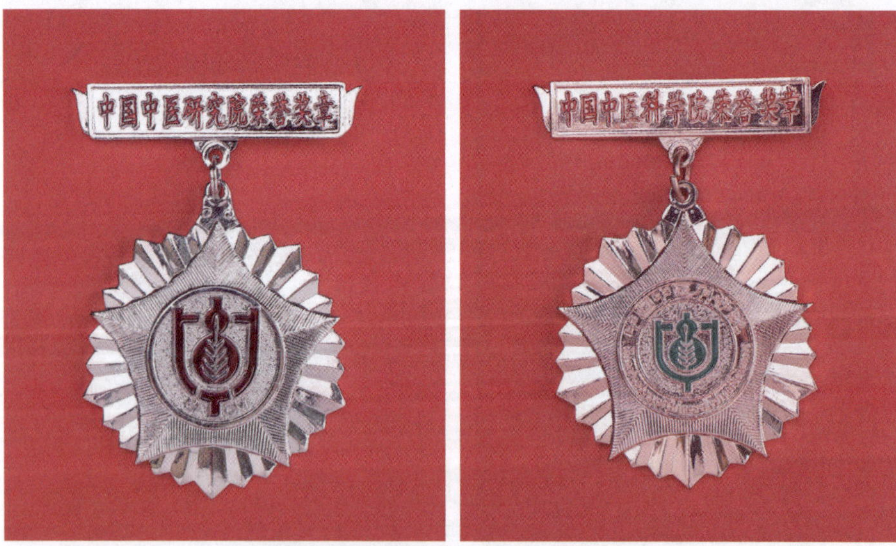

附图 8-6　中国中医研究院荣誉奖章

跋一

中医药学源远流长，承载着中华民族数千年的智慧与实践，既是民族瑰宝，亦是打开中华文明宝库的钥匙。在时代浪潮中，中医药教育的发展对传承这一伟大医学体系至关重要。这部《王永炎院士中医药教育论》所录所思，非我一人之功，实乃数十年躬耕杏林、上下求索的点滴体悟，亦是无数前辈先贤智慧与同仁同道实践的结晶。回望中医药教育的历史，从先秦奠基到汉唐官学化转型，再到宋元体系完善与创新，先贤构建的传承体系既闪耀着系统性光辉，也带着时代局限，皆为今日镜鉴。我个人的教育理念，从早年专业学习的艰辛、边陲临床的淬炼，到现代科学思维的启蒙碰撞，每一步足迹都在叩问育人真谛——如何在坚守文化主体性的“我主人随”中，实现与现代科技文明“人主我随”的创造性融合？理念从初成、深化到传播的历程，正是对此时代命题的回应，其核心始终指向培育能肩负传承与创新双重使命的“明医”。

基于这样的认知，在中医药教育的实践中，理念的阐释始终紧扣知行合一的原则。学科建设是根基，既要直面现代难治病以共识疗效彰显价值，又要以多学科交叉融合拓宽研究领域，始终以中医药主体思维为根，以开放胸襟汲取新知。学术团队的建设，首重德才兼备的领军者，需包容偏才怪才，营造学术民主、自由探索的氛围，让创新活水奔涌。人才培养是根本，“读经典、做临床、参明师”是不二法门，精髓在于“承妙道、重人文”；“兼通文史，透视组学”的融合教育，旨在培育兼具深厚人文素养与现代科技视野，且具“独立之精神，自由之思想”的学术人格。临床实践是中医的生命线，“早临床、多临床”且注重基层历练，方能让理论在服务民众中生根。

理念的生命力更需依托教育改革与社会服务得以延续。中医药高等教育目前存在教学与临床脱节、培养模式单一等问题，改革势在必行。高校教学计划应差异化培养民需国用人才，重视全科技能与通才教育，加强文化自觉与道德学风建设，引导学生立志明医，走向人生美育之路，而中医药教育最终应指向终身教育。教学改革中，青年教师需强化临床实践，通过“选修课”与“学分制”实现分类培养，提升教学质量。社会服务则是中医药教育的灵魂与归宿，培养服务社会的人才，促进中医药与社会发展融合，既是传承创新的意义，也为其发展提供实践基础与创新动力。

在临床带教的实践中，我秉持中西医融合与传承创新的理念，以“问、查、阅、议、结”五步查房法构建标准化流程，注重从症状学到辨证思维的进阶，培养学生“以象测机”的能力，更强调经典活化与人文浸润，实现从“治病”到“治人”的升华。中医药临床优秀人才培养计划的实施、《今日中医内科》的里程碑意义，以及田金洲、高秀梅、王忠、高颖、李梢等杰出人才在前沿领域的开拓，皆印证了“传承是根基，创新是生命，国际化是方向”的要义。面对未来，中医药教育虽面临人才培养质量与科研创新能力的挑战，但“人机协同、智慧传承”的方向已然明晰，善用现代科技，方能培养更多适应时代需求的人才。

抚卷沉思，中医药教育的伟业贵在代代相继。我寄望于各位学长后学，能立根固本、文明互鉴，深扎中华文化沃土，亦能融汇世界精华；能求是创新、知行并进，将“读经典、做临床”奉为圭臬，在求知求理中悟得真谛；能用仁心仁术、服务苍生，在基层实践中砥砺真才；更能薪火相传、矢志不渝，让“立志明医”的火种照亮前路。中医药学是中华民族献给世界的瑰宝，其教育传承与创新关乎国粹存续，更关乎人类健康福祉。只要坚守初心、博采众长、笃行不怠，中医药教育必将在新时代焕发璀璨光芒，为构建人类卫生健康共同体贡献独特的东方智慧。

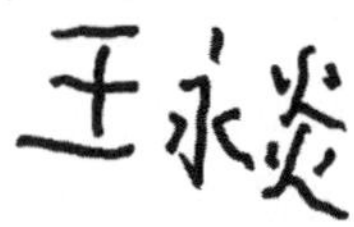

2025 年 7 月

跋二

读《王永炎院士中医药教育论》有感

《礼记》云"建国君民,教学为先"。"教学育人"不但是文明传承的基因密码,也是社会进步的阶梯引擎,更是民族复兴的基石工程,在科教兴国战略引领下,教育始终是塑造国家未来、培育时代新人的根本大计。

中医药学是以自然科学为主体、融合人文社会的医学科学,其本质是"人学",既探究生命规律与疾病防治的科学属性,更以"天人合一"哲学为根基,注重人与自然和谐共生,同时彰显出对生命整体健康与人文关怀的终极追求。

中医药领域的教育事业尤为重中之重,王永炎院士(本文尊称王永炎院士为"先生")的《王永炎院士中医药教育论》可谓给当代中医人才培养破解了难题,指明了方向,提出了路径,优化了框架。先生强调在培养人才的过程中,要"以人为本",注重德才兼备,人尽其才,因材施教,知人善任。

先生一直重视德育优先,强化品德教育。《周易》曰"观乎人文以化成天下"。先生曾深刻指出,培养人才必须兼顾"仁心明德"的品行修养,尊崇"大医精诚",将文化自觉战略化,嘱薪火相传明本源,扬立德树人强自信。先生经常倡导青年学人要好好补补国学课业以通经致用,勤修"敬事而信"之德,力行"己所不欲勿施于人"之恕,更当效法张仲景"勤求古训,博采众方"之精神,在"明明德"中悟医道真谛,于"格物致知"里养济世仁心,方能成就"上医医国,中医医人,下医医病"之大医。

先生一直践行因材施教,实施个性化教育。先生一再嘱咐叮咛导师们要善于发现学生的长处,并能引导学生纠正自己的失误过错,以达到"教也者,长善而救其失者也"的效果。教学相长,遵循"深其深,浅其浅,益其益,尊其尊"之则,同时通过学分制达到"适性扬才"的目的。导师要"待其疑而启,候其思而发",同时鼓励青年学人充分利用现代资源平台、AI 辅学系统等进行选课修课,激发青年学人的好奇心和内驱力,在"好之而乐之"中,追寻"苟日新,日日新，又日新”的学思至境。

先生一直倡导知行合一，强化实践教学。要求“新教师需参加临床工作两年，其他专业或基础课新教师须在实践基地或实验室开展实践工作”，并叮嘱青年学人，学贯“守正创新”之要，融和“中西合璧”之智，效仿“博极医源，精勤不倦”之志，秉承“辨证如执钧，治急若拯溺”之能，胸怀“仁者爱人”之心，才能更好践行“知行合一”，达到“上工治未病，中工治已病”之参悟。

先生一直推行启发式教学，培养创新思维。在育人中遵循“不愤不启，不悱不发”之教，鼓励青年学人协同合作，并立“以案证道，以史明医”的案例教学法，既要研学《黄帝内经》中提到的“圣人不治已病治未病”，提升诊疾察病的预测能力，又需结合《朱子全书》“博观约取”之法，培养抽丝剥茧的分析能力，更需践行《本草纲目》“躬行实践”的治学精神，最终抵达“融会贯通，博古通今，中西汇通，兼容并蓄”的医学境界。

先生一直倡导终身学习，构建终身学习体系。先生鼓励以“经史子集为根，临床实践为干，智能平台为翼”的多维学习体系，先生更是以身作则，以毕生之学践行此道，躬身读尽《十三经注疏》，贯毕生之志于岐黄之道，承“薪火相传，生生不息”之脉，既法“法于阴阳，和于术数”之规，于临床实践中参悟“纸上得来终觉浅”之真，更以信息平台和AI智能为“他山之石”，借大数据之妙解析千年医案。

先生一直重视科技融合，推动创新发展。先生秉持“穷则变，变则通”之智，以学科为舟楫，创新作櫓棹，稳舵定向而破浪前行。告诫青年学人，既要有“我主人随”之强，“执古之道以御今之有”之根，守原创之根；又要持“人主我随”之谦，以“三人行必有我师”之态，纳百家之长；更要以“独立之精神，自由之思想”铸青年之魂，引“他山之石可以攻玉”，促跨界交融，借智能之器，承托“天工人巧日争新”之盛。

先生一直融合国际视野，培养青年学人跨文化交流能力。先生鼓励青年学人始终以开放包容的胸怀推动中医走向世界，既立足本土文化根基，又主动融入全球化进程。他常说“要吸纳八面来风，为我所用”，要有“海纳百川，有容乃大”的精神，激励青年学人在尊重差异中“发现机理，规范标准，共识疗效”，在跨文化实践中，既秉持“医通中外，道贯古今”的传承，又实现“中西方文明互鉴生辉”的创新，真正诠释了“各美其美，美人之美，美美与共”的当代价值。

先生一直惜才如金，优化人才培养环境。先生始终把教育事业放在首位，始终把中医人才视为最珍贵的财富，既传承“师者如光，微以致远”的育人古风，又创新“青出于蓝而胜于蓝”的培养模式，通过“经典实训”让青年学人在反复研习中夯实根基，用“跨学科联动”打破壁垒促进融会贯通，更以“应急实战演练”锤炼临危不乱的硬本领。如今中医行业院士、国医大师、名老中医、岐黄学者等如雨后春笋，同时大批优秀青年骨干不断涌现，真正实现了“一枝独秀不是春，百花齐放春满园”中医药学的蓬勃发展，构建出人才辈出、薪火相传的良好学术生态。

回首地球的亿万年，人类不过是沧海一粟，而中医药学恰似暗夜中的星火，虽微弱却蕴含着人类无尽的希望与力量，于混沌中辟出一条通往生命奥秘的幽径。在拜读《王永炎院士中医药教育论》的时候，唯有庆幸前贤的遗泽，如执炬火于长夜，得前人倾囊以授之薪传，我辈当怀“江山代有才人出”之壮志，将这千年岐黄智慧淬炼成的明珠，以敬畏之姿，从先生手中接过来，再以赤诚之心，传递于后学，鼓励他们续写杏林辉煌壮阔的新篇。在合上本书的刹那，唯有如潮涌般的感恩与敬佩，向王永炎院士致以最崇高敬意！

后学支英杰乙巳大暑拜撰

跋三

明医证道心，薪火照夜行
——写在《王永炎院士中医药教育论》付梓之际

受恩师亲托执笔本论之跋，我深感惶恐，更觉无上荣光。先生将毕生教育思想的系统梳理托付于我辈，不仅是对学生们的信任，更彰显其对中医药教育传承的深重寄望。作为学生，曾亲历王永炎院士组织的学科会议、读书会、查房等，在书稿整理过程中幸有深入的长谈，老师声音不高，目光却如古井深潭，老师毕生最重视的就是中医药的人才教育，这部书的编纂，原是先生以身为筏的渡人宏愿。

王永炎院士身兼两任北京中医药大学校长、中国中医科学院院长、工程院院士、中央文史馆馆员、国务院学位委员会学科评议组召集人等重要职务，力行大量的中医药教育改革，培养了众多的优秀学生，筑基现代中医药学科的建设，其对于中医药教育事业乃至中医药发展厥功至伟。王永炎院士1956年就读于北京中医学院医疗系，在系统院校教育的基础上，又师承董建华先生，并跟随王绵之、任应秋、任继学、王玉川、祝谌予等名师襄诊。其后亲历中医药发展的时代浪潮，培养教育了大量优质的高水平中医药人才，推动了中医药学科建设。既往者，开来者。正如本书之序中刘景源先生所言，王永炎院士“既是高等中医药院校教育培养的人才，又是为院校培养人才的导师”，其在中医药教育改革、人才培养、学科建设发展方面的贡献为后学敬仰。

王永炎院士的教育思想，植根于六十载中医药学术耕耘与创新实践，其一生受明医指导，以成为明医为座右铭，以教育培养明医为传承中医药发展的使命。1962年经卫生主管部门批准，王永炎院士拜董建华先生为师，老先生的第一课即申明需重补庭训，深谙做人、业医的道德准则，强化尊师重教的“养成”教育，要求青年时期的王永炎院士每日晨起以毛笔誊抄半小时文稿，且强调对经典医著必须背诵，方可咀嚼消化、验于临证。先生整理自己的教育理论，常感念自己受诸明医之栽培提携，曾于《现代中医临床》杂志开设专栏《零金碎玉》，记录跟随明师明医的心悟历程。先生读中学时，暑假常事农业劳动；大学毕业后曾下放安徽枞阳，于乡村既躬耕陇亩，亦悬壶济世。生活耕作在大自然之中，浸淫于日出而作、日落而息的田园熏陶，使先生得以体验中国悠久的农耕文明及生活方式，于理解、感悟天人合一的宇宙观、中医学的整体观获益良多，亦深化了对明医的理解。当现代文明科技浪潮对中医学形成强烈冲击之际，先生深感中国人的学问不同于工业文明的线性科学，根基在于哲学观之异。因此他强调崇尚国故，我主人随，主张以独立之精神，自由之思想来构建中国医者的思想境界、精神境界与学术境界。

先生在为团队和事业殚精竭虑之际，恒以明医为治学为师之典范。其亦期能培养出胸怀天地的苍生大医，此即所谓明医。学生体会，“明医精神”凝练了先生对中医药人才专业素养与人格修为的最高要求，是其临床、执教、治学、管理风范的生动写照，值中医药发展的关键拐点，处文明互鉴、科技人文交融互补之际，为青年一代的中医药教育指明了方向。

日月为明。远见未萌，照临四方为明。2024年先生作《明医赋》一文，文中以“明医”为标杆，以仁心立命，以明理求真，以践行固本，堪为中医药教育之灵魂所系。

明医精神以仁心立命。明医将“天心仁心”视为根基，以苍生为本，以止于至善为方向，内心澄澈，身心安定（“舍生忘死”与“挥汗研习”并重），不分贵贱（“不因富贵阿谀，更怜贫弱助力”），勇于担当（疫情时“顶流逆行”）。先生重教化、崇仁德，处世以“德”“信”为本。先生身居教育管理要位三十余年，回顾过往，功绩虽著，然其常言：“自己也曾遇‘非德’、‘非善’之事，但从未开除过一个学生或员工”，恒以“德”感化之，践行“尊道贵德”之生命教育哲学。此亦从事教育事业令先生深以为慰者之处。

明医精神以明理求真。“明医”非“名医”，重在融通天文、农学、药学、物候学等自然学科，以及历史、文化、心理、哲学等人文学科之广博；“察病以至精微”，诊疗胆大心细（“放胆如开岳，覆杯而愈”）之精湛；预见未病（“远见于未萌”），明辨病机循环之睿智。荀子《解蔽》有云：“凡人之患，蔽于一曲而暗于大理”，“明”，诚为突破认知局限之能。先生常强调中医药人才需汇通中西视野，融聚古今文明，倡导“中西挺立”，破除门户之见，以培养文化自信与开放思维。故先生尤推崇陈寅恪为王国维所作悼词中之“独立之精神，自由之思想”。

明医精神以践行固本。其坚守“读经典，做临床，参名师，悟妙道”之教育圭臬，重视“兼通文史，透视组学”之学术理念，我主人随，以创新驱动学科精进，教学相长，广开杏坛，躬身实践以造福国民健康，担承中医药历史使命。

明医精神重塑了培养“明理悟道之医”的现代中医药人才目标，重构了经典与临床融合、跨界知识整合、中西医融通的人才培养路径，确立了以“仁心天心”为魂，将医德教育内化为精神追求（“止于至善”）的人文伦理内核。其不仅是对医者的期许，更是对中医学教育体系的深刻重构：从汲汲于技术名望，转向培育“通天人之际、怀苍生之念”的大医，为中医药在当代的守正创新擎指明灯。

一灯可破千年暗。

先生之论，非止于言，乃明灯炬火，照彻杏林迷津；先生之道，非囿于书，乃渡世宝筏，引航后学征程。今书稿付梓，非为终点，实乃新程之肇启。

愿我辈承日月之华，秉天地正气——

守明医之烛火，永续仁心仁术；

传岐黄之星辉，光耀千秋万代！

学生　王昊

乙巳年仲夏